乳がん薬物療法ハンドブック

編集 佐治 重衡

南江堂

■編集

佐治　重衡	さじ　しげひら	福島県立医科大学医学部腫瘍内科学 主任教授

■執筆（執筆順）

増田　慎三	ますだ　のりかず	国立病院機構大阪医療センター乳腺外科 科長
遠山　竜也	とおやま　たつや	名古屋市立大学大学院医学研究科乳腺外科学分野 教授
坂東　裕子	ばんどう　ひろこ	筑波大学医学医療系乳腺・甲状腺・内分泌外科 准教授
吉波　哲大	よしなみ　てつひろ	大阪大学大学院医学系研究科乳腺・内分泌外科学
澤木　正孝	さわき　まさたか	愛知県がんセンター中央病院乳腺科部 医長
枝園　忠彦	しえん　ただひこ	岡山大学大学院医歯薬学総合研究科呼吸器・乳腺内分泌外科 講師
山内　照夫	やまうち　てるお	聖路加国際病院腫瘍内科 部長
青儀健二郎	あおぎ　けんじろう	国立病院機構四国がんセンター乳腺科 臨床研究推進部長
柏葉　匡寛	かしわば　まさひろ	社会医療法人博愛会相良病院乳腺科
徳永えり子	とくなが　えりこ	国立病院機構九州がんセンター乳腺科 部長
安藤　正志	あんどう　まさし	愛知県がんセンター中央病院薬物療法部 医長
小野麻紀子	おの　まきこ	がん研有明病院総合腫瘍科
指宿　睦子	いぶすき　むつこ	熊本大学大学院生命科学研究部乳腺・内分泌外科 特任准教授
荒木　和浩	あらき　かずひろ	兵庫医科大学病院乳腺・内分泌外科 准教授
三好　康雄	みよし　やすお	兵庫医科大学病院乳腺・内分泌外科 教授
大竹　徹	おおたけ　とおる	福島県立医科大学医学部乳腺外科学 主任教授
三好雄一郎	みよし　ゆういちろう	国立病院機構四国がんセンター乳腺科
原　文堅	はら　ふみかた	国立病院機構四国がんセンター乳腺科 医長
野口　瑛美	のぐち　えみ	国立がん研究センター中央病院乳腺・腫瘍内科
内藤　陽一	ないとう　よういち	国立がん研究センター東病院乳腺・腫瘍内科
下井　辰徳	しもい　たつのり	国立がん研究センター中央病院乳腺・腫瘍内科
木川雄一郎	きかわ　ゆういちろう	神戸市立医療センター中央市民病院乳腺外科 医長

山田　遙子	やまだ　ようこ	埼玉県立がんセンター乳腺腫瘍内科 医長
永井　成勲	ながい　しげのり	埼玉県立がんセンター乳腺腫瘍内科 副部長
鶴谷　純司	つるたに　じゅんじ	昭和大学先端がん治療研究所 教授
岩朝　　勤	いわさ　つとむ	近畿大学医学部内科学腫瘍内科 講師
山口　美樹	やまぐち　みき	地域医療機能推進機構久留米総合病院乳腺外科 部長
田中　眞紀	たなか　まき	地域医療機能推進機構久留米総合病院 病院長
上野　貴之	うえの　たかゆき	がん研有明病院乳腺外科 部長
新倉　直樹	にいくら　なおき	東海大学医学部乳腺内分泌外科 教授
山本　　豊	やまもと　ゆたか	熊本大学大学院生命科学研究部乳腺・内分泌外科 准教授
林　　直輝	はやし　なおき	聖路加国際病院ブレストセンター乳腺外科 医長
木澤　莉香	きざわ　りか	虎の門病院臨床腫瘍科
高野　利実	たかの　としみ	虎の門病院臨床腫瘍科 部長
齊藤　光江	さいとう　みつえ	順天堂大学医学部乳腺腫瘍学講座 教授
三浦　佳代	みうら　かよ	順天堂大学医学部乳腺腫瘍学講座
長瀬　通隆	ながせ　みちたか	佐久医療センター腫瘍内科 部長
華井　明子	はない　あきこ	国立がん研究センター中央病院支持療法開発部門
石黒　　洋	いしぐろ　ひろし	国際医療福祉大学病院腫瘍内科 教授
水野　聡朗	みずの　としろう	三重大学医学部附属病院腫瘍内科 副部長
四方田真紀子	よもた　まきこ	がん・感染症センター都立駒込病院呼吸器内科
細見　幸生	ほそみ　ゆきお	がん・感染症センター都立駒込病院呼吸器内科
小野寺恵子	おのでら　けいこ	日本医科大学武蔵小杉病院看護部
勝俣　範之	かつまた　のりゆき	日本医科大学武蔵小杉病院腫瘍内科 教授
池田　公史	いけだ　まさふみ	国立がん研究センター東病院肝胆膵内科 科長
岡﨑　　舞	おかざき　まい	筑波大学附属病院乳腺・甲状腺・内分泌外科
清水千佳子	しみず　ちかこ	国立国際医療研究センター病院乳腺腫瘍内科 科長
星野　奈月	ほしの　なつき	がん研有明病院緩和治療科
奈良林　至	ならばやし　まさる	埼玉石心会病院緩和ケア内科 部長
大西　秀樹	おおにし　ひでき	埼玉医科大学国際医療センター精神腫瘍科 教授
石田　真弓	いしだ　まゆみ	埼玉医科大学国際医療センター精神腫瘍科 講師

序　文

　webサイトで，"ハンドブック"を検索してみると，「ハンドブック（英：Handbook）：便覧とも呼ばれる．ある分野において，使用頻度が高い内容を簡潔にまとめた書物のことである」と出てきます．

　本書は，"乳がんの薬物療法"分野において，"使用頻度の高いレジメンと有害事象"を簡潔にまとめた，"診療現場で使える手軽な書物"です．

　とはいえ，目次をみていただくとわかりますが，使用頻度は低いものの，"あれ，どうするんだっけ？"となりそうなクラシカルなレジメンや，保険適用のないもの，エビデンスレベルの低めなものも編者の特権で入れさせていただきました．これらは，いざというときに，またふっと忘れかけた頃に役立ってくれると思います．目の前の患者さんに対して使いやすいように，治療設定（術前・術後，進行・再発）とレジメン（薬剤ごとではなく組み合わせとして）の組み合わせで1項目にしています．そのため，同じ薬剤のレジメンが術前・術後と進行・再発の2回登場することがあります．

　レジメンはそのまま投与指示に使えるように，支持療法や生食流しなども含め，各執筆者が普段使用しているものを一例として掲載しています．投与・減量・中止基準は，そのまま現場では適用できないかもしれませんが，薬剤によっては，ふっと忘れてしまいそうな重要なチェック項目の見逃しを避けられると思います．また，時系列の副作用発現タイミング図や，「私の工夫」のようなワンポイントアドバイスは現場できっとお役に立つと思います．「基本的な治療成績」と「患者への指導」は，患者さんに治療の説明をする前に是非ちらっとご覧ください．

　執筆者の先生方には，何度かご苦労をおかけしつつできるだけ正しく，工夫して書いていただいています．しかし，どうしても細かな間違いが残っているかもしれません．そのときは，是非出版社へご一報ください．みなさまのご意見をいただきな

がら，本当に"診療現場で使える手軽な書物"に育てていきたいと思います．

2019 年 1 月

佐治　重衡

目 次

I章 総論
1. 乳がん治療の基本アルゴリズム ……………… 増田慎三 2
2. 乳がん薬物療法の概要 ………………………… 遠山竜也 14

II章 薬物療法の実践

A. 術前・術後薬物療法

a. 化学療法
1. FEC（前）/EC, AC（前・後） ………………… 坂東裕子 22
2. weekly paclitaxel（前・後） …………………… 吉波哲大 30
3. 3-weekly docetaxel（前・後） ………………… 澤木正孝 35
4. TC（後） ………………………………………… 枝園忠彦 40
5. ddAC–ddPAC（後） …………………………… 山内照夫 45
6. classical CMF（後） …………………………… 青儀健二郎 51
7. tegafur・uracil（後） …………………………… 青儀健二郎 55
8. capecitabine（後） ……………………………… 柏葉匡寛 59
9. weekly paclitaxel + weekly trastuzumab（前・後）
   ………………………………………………… 徳永えり子 64
10. 3-weekly docetaxel + 3-weekly trastuzumab（前・後）
    ………………………………………………… 徳永えり子 70
11. docetaxel + carboplatin + trastuzumab ……… 安藤正志 76
12. trastuzumab（後） ……………………………… 小野麻紀子 82

b. ホルモン療法
1. アロマターゼ阻害薬（ANA, LET, EXE）（前・後）
   ………………………………………………… 指宿睦子 86
2. tamoxifen・toremifene（前・後） …… 荒木和浩, 三好康雄 90
3. LH-RH アナログ（前・後） ……………………… 大竹 徹 94

B. 進行・再発乳がんに対する薬物療法

a. HER2 陽性乳がん
1. paclitaxel + trastuzumab + pertuzumab
   ………………………………………… 三好雄一郎, 原 文堅 99
2. docetaxel + trastuzumab + pertuzumab
   ………………………………………… 三好雄一郎, 原 文堅 103

- **3.** trastuzumab emtansine ……………………………… 小野麻紀子 **107**
- **4.** capecitabine + lapatinib ……………………………… 野口瑛美 **112**
- **5.** trastuzumab + lapatinib ……………………………… 野口瑛美 **118**
- **6.** 《番外編》その他の化学療法 + trastuzumab + pertuzumab もしくは + trastuzumab ……………………………… 内藤陽一 **123**

b. HER2 陰性乳がん
- **1.** EC/AC ……………………………………………………… 坂東裕子 **128**
- **2.** weekly paclitaxel ……………………………………… 吉波哲大 **134**
- **3.** weekly paclitaxel + bevacizumab …………………… 吉波哲大 **139**
- **4.** 3-weekly docetaxel …………………………………… 澤木正孝 **145**
- **5.** nab-paclitaxel ………………………………………… 下井辰徳 **149**
- **6.** eribulin ………………………………………………… 下井辰徳 **155**
- **7.** capecitabine …………………………………………… 柏葉匡寛 **160**
- **8.** S-1 ……………………………………………………… 木川雄一郎 **164**
- **9.** vinorelbine …………………………………………… 木川雄一郎 **168**
- **10.** gemcitabine ………………………………… 山田遙子, 永井成勲 **172**
- **11.** CPT-11 ……………………………………… 山田遙子, 永井成勲 **176**
- **12.** paclitaxel + gemcitabine ……………………………… 鶴谷純司 **180**
- **13.** docetaxel + capecitabine ……………………………… 岩朝 勤 **185**
- **14.** XC (capecitabine + cyclophosphamide) ………………………………………………… 山口美樹, 田中眞紀 **190**

c. ホルモン陽性乳がん
- **1.** アロマターゼ阻害薬 (ANA, LET, EXE) ……… 指宿睦子 **195**
- **2.** tamoxifen・toremifene ……………………… 荒木和浩, 三好康雄 **199**
- **3.** fulvestrant …………………………………………… 上野貴之 **203**
- **4.** EXE + everolimus …………………………………… 新倉直樹 **206**
- **5.** ホルモン療法 + palbociclib ………………………… 新倉直樹 **210**
- **6.** アロマターゼ阻害薬 + lapatinib (+ trastuzumab) ……………………………………………………… 上野貴之 **214**
- **7.** medroxyprogesterone acetate (MPA) ………………… 山本 豊 **219**
- **8.** ethinylestradiol ………………………………………… 山本 豊 **223**

d. 骨修飾薬
- **1.** zoledronic acid ………………………………………… 林 直輝 **227**
- **2.** denosumab …………………………………………… 林 直輝 **231**

Ⅲ章　有害事象への対策

1. 白血球減少と発熱性好中球減少症 …………… 木澤莉香, 高野利実　**236**
2. 貧血・血小板減少 …………………………………… 木澤莉香, 高野利実　**242**
3. 悪心・嘔吐 ……………………………………………………………… 齊藤光江　**247**
4. 便秘・下痢 ……………………………………………… 三浦佳代, 齊藤光江　**252**
5. 口内炎 …………………………………………………………………… 長瀬通隆　**257**
6. 手足症候群 ……………………………………………………………… 長瀬通隆　**260**
7. 浮腫 ………………………………………………………… 華井明子, 石黒 洋　**264**
8. 脱毛 ………………………………………………………… 華井明子, 石黒 洋　**268**
9. infusion reaction …………………………………………………… 水野聡朗　**272**
10. 心臓毒性 ………………………………………………………………… 水野聡朗　**275**
11. 間質性肺炎 ………………………………………… 四方田真紀子, 細見幸生　**279**
12. 末梢神経障害 …………………………………………… 小野寺恵子, 勝俣範之　**284**
13. B 型肝炎の再活性化対策 ……………………………………………… 池田公史　**289**
14. 妊孕性低下 ……………………………………………… 岡﨑 舞, 清水千佳子　**293**

Ⅳ章　症状緩和のための支持療法

1. 疼痛に対するオピオイドや支持薬の使い方
………………………………………………………………… 星野奈月, 奈良林 至　**300**
2. うつ・不眠などの心理反応に対する支持薬の使い方
………………………………………………………………… 大西秀樹, 石田真弓　**304**

付録

有害事象共通用語規準（CTCAE）………………………………………… **309**

索引 ——————————————————————————— **327**

謹告　著者ならびに出版社は，本書に記載されている内容について最新かつ正確であるよう最善の努力をしております．しかし，薬の情報および治療法などは医学の進歩や新しい知見により変わる場合があります．薬の使用や治療に際しては，読者ご自身で十分に注意を払われることを要望いたします．　　　　　　　　　　株式会社　南江堂

略語一覧

5-FU	fluorouracil	フルオロウラシル
ACE	angiotensin-converting-enzyme	アンジオテンシン変換酵素
ALP	alkaline phosphatase	アルカリフォスファターゼ
ALT	alanine aminotransferase	アラニンアミノトランスフェラーゼ
ANA	anastrozole	アナストロゾール
ARDS	acute respiratory distress syndrome	急性呼吸窮迫症候群
AST	aspartate aminotransferase	アスパラギン酸アミノトランスフェラーゼ
AUC	area under the blood concentration-time curve	血中濃度-時間曲線下面積
BAL	bronchoalveolar lavage	気管支肺胞洗浄
Bv	bevacizumab	ベバシズマブ
CAP	capecitabine	カペシタビン
CBDCA	carboplatin	カルボプラチン
Ccr	creatinine clearance	クレアチニンクリアランス
CDK	cyclin dependent kinase	サイクリン依存性キナーゼ
CIA	chemotherapy-induced amenorrhea	化学療法誘発卵巣機能不全
CINV	chemotherapy-induced nausea and vomiting	化学療法誘発悪心・嘔吐
CIPN	chemotherapy-induced peripheral neuropathy	化学療法誘発末梢神経障害
CPA	cyclophosphamide	シクロホスファミド
CPT-11	irinotecan	イリノテカン
CTCAE	Common Terminology Criteria for Adverse Events	有害事象共通用語規準
DFS	disease-free survival	無病生存期間
DLCO	diffusing capacity of lung for carbon monoxide	肺拡散能力
DOC	docetaxel	ドセタキセル
ESAs	erythropoiesis-stimulating agents	エリスロポエチン製剤
EXE	exemestane	エキセメスタン
FN	febrile neutropenia	発熱性好中球減少症
FSH	follicle stimulating hormone	卵胞刺激ホルモン
G-CSF	granulocyte colony stimulating factor	顆粒球コロニー形

	成刺激因子
GEM	gemcitabine　ゲムシタビン
HBV	hepatitis B virus　B型肝炎ウイルス
HER	trastuzumab　トラスツズマブ
HRCT	high-resolution computed tomography　胸部高分解能CT
IDSA	Infectious Diseases Society of America　米国感染症学会
IHC	immunohistochemistry　免疫組織化学
ISH	*in situ* hybridization　*in situ* ハイブリダイゼーション
ITP	idiopathic thrombocytopenic purpura　特発性血小板減少性紫斑病
KGF	keratinocyte growth factor　ケラチン細胞増殖因子
LET	letrozole　レトロゾール
LH-RH	luteinizing hormone-releasing hormone　黄体形成ホルモン放出ホルモン
LVEF	left ventricular ejection fraction　左室駆出率
MPA	medroxyprogesterone acetate　メドロキシプロゲステロン酢酸エステル
MUGA	multigated acquisition technique　マルチゲート収集法
NSAIDs	non-steroidal anti-inflammatory drugs　非ステロイド性抗炎症薬
ONJ	osteonecrosis of the jaw　顎骨壊死
ORR	overall response rate　全奏効率
OS	overall survival　全生存期間
PAC	paclitaxel　パクリタキセル
PCA	patient controlled analgesia　自己調節鎮痛法
pCR	pathological complete response　病理学的完全奏効
PFS	progression-free survival　無増悪生存期間
PS	performance status　パフォーマンスステータス
PSL	prednisolone　プレドニゾロン
QOL	quality of life　生活の質
S-1	tegafur gimeracil oteracil　テガフール・ギメラシル・オテラシル配合
SLE	systemic lupus erythematosus　全身性エリテマトーデス
SRE	skeletal related event　骨関連事象
SSRI	selective serotonin reuptake inhibitor　選択的セロトニン再取り込み阻害薬
TAM	tamoxifen　タモキシフェン
T-DM1	trastuzumab emtansine　トラスツズマブエムタンシン
TPC	treatment of physician's choice　主治医選択治療

TSAT	transferrin saturation	トランスフェリン飽和度
TTP	time to disease progression	無増悪期間
ULN	upper limit of normal	（施設）基準上限値
VNR	vinorelbine	ビノレルビン

I章 総論

I章 総論

1 乳がん治療の基本アルゴリズム

1 乳がん診療総論

a. 乳がんの分類と治療概念

- 乳がんは主に終末乳管小葉単位（terminal ductal lobular unit：TDLU）と呼ばれる乳管内上皮から発生する．
- 乳管内にがん巣が留まる非浸潤がんと，乳管壁を破り周囲組織に浸潤し病巣を形成する浸潤がんに大別する．
- がん巣のすべてにおいて非浸潤がんであれば，理論的に血管やリンパ管内へのがんの浸潤は起こりえないので，全身転移のリスクはゼロである．ゆえに非浸潤がんは Stage 0 とされる．
- 浸潤がんであれば，比較的早期の段階から，リンパ節，肺，肝，骨などの全身臓器への転移リスクを有するため（乳がん全身病説），微小転移巣に対する治療が重要になる．
- 乳房内と領域リンパ節（腋窩リンパ節・鎖骨下リンパ節と一部の鎖骨上リンパ節）にがん巣が留まる場合を，局所病と捉える．
- 治療は，局所治療（外科治療ならびに放射線治療）と全身治療（薬物療法）に大別される．

b. 乳がんのバイオロジーと Staging

- 臨床病期は腫瘍径（T），領域リンパ節転移状況（N），全身転移の有無（M）により，いわゆる TNM 分類にて決定される．日本乳癌学会の『臨床・病理乳癌取扱い規約』[1]や UICC 分類の最新版を参照する．
- 最新の UICC 分類では，Oncotype DX®，MammaPrint®，PAM50（ProSigna®）などの多遺伝子発現プロファイル（genomic profile）の結果も加味した病理組織学的予後分類（pathological prognostic stage）が紹介されている．
- 乳房病巣から針生検（CNB）または吸引型組織生検（VAB）により組織採取を行い，組織型，悪性度ならびにエストロゲ

ンレセプター（ER），プロゲステロンレセプター（PgR），HER2 発現状況，増殖指標である Ki67 の状態を精査する．主に薬物療法を中心とする初期治療の決定に必須の検査である．

2 原発性乳がんの治療
a. 原発性乳がんの治療の基本
- 局所治療（外科治療ならびに放射線治療）と全身治療（薬物療法）を個々の状況に応じてその重みバランスを考慮し，組み合わせた集学的治療を行う．診断→外科的手術±放射線治療→薬物療法の流れが標準ストラテジーである．
- Stage 0 の非浸潤がんは，外科治療による完全切除もしくは放射線治療を組み合わせた乳房内コントロールを第一にする．全身転移は非常にまれなので，薬物療法は不要である．良性増殖性病変などの高リスク乳房をベースに有する際は，tamoxifen やアロマターゼ阻害薬による化学予防を考慮する．
- 乳がん検診の進歩により，非浸潤がんの発見契機が増えている．早期発見は予後改善に有効である一方，あまりにも早期の介入はかえって患者への身体的・精神的負担をも増強している可能性も懸念される．ゆえに，低リスクの非浸潤がんの場合，治療の介入が本当に必要かどうか，必要な場合どのタイミングかの議論がさかんで，非手術を検討する前向き試験がわが国を含め（JCOG1507），グローバルで進行中である．
- 薬物療法は，その作用機序からホルモン療法，化学療法，抗HER2 療法に大別される．また，乳がん細胞における ER/PgR/HER2 発現状況により，ER 陽性 HER2 陰性乳がん（ルミナルタイプ），HER2 陽性乳がん，トリプルネガティブ乳がん（TNBC）に分類される．
- 乳房に対する手術は，全摘術もしくは乳房温存術が選択される．前者の場合，人工バッグを用いた同時もしくは二期的再建の保険適用が承認された．後者の場合，基本的に温存乳房への照射を加えることが標準治療である．十分に切除マージンが確保できている限局性の場合，温存乳房への照射の省略も検討されるべき課題である．

- 腋窩リンパ節に対しては，従来の腋窩郭清から，センチネルリンパ節概念による郭清省略の標準化がなされ，昨今では，センチネルリンパ節転移個数が少ない（特に1～2個の）場合は，転移があっても腋窩郭清の省略も試みられている．全身治療の進歩が，局所治療の縮小化に貢献している．
- メスを加えない（乳房皮膚に傷の残らない）ラジオ波焼灼療法や，凍結凝固療法，重粒子線療法など患者に優しい治療法の開発が期待されている．

b. HER2陽性乳がん

- trastuzumab＋化学療法が適応となる．浸潤径10 mm以上もしくはpN（＋）であれば必須であり，浸潤径5～9 mmでpN0の場合は，他の予後因子や宿主側因子も考慮してその適応を判断する．
- 化学療法薬はタキサン系薬剤とアンスラサイクリンが基本である．タキサン系薬剤使用時にはtrastuzumabを同時併用するほうが，逐次併用よりも再発予防効果が高い．アンスラサイクリンの期間は，心毒性の増強リスクのため，trastuzumabを併用しないのが原則である．
- タキサン系薬剤はweekly paclitaxel，docetaxel（3週ごと）が基本であるが，アンスラサイクリン回避のレジメンを適応する際には，TCb（docetaxel＋carboplatin），TC（docetaxel＋cyclophosphamide）[HER-TC（US Oncology 06038試験）から]の併用レジメンを適応することもある．APT試験結果から，腫瘍径が小さくpN0の場合にはweekly paclitaxel 12回＋trastuzumab 1年のレジメンも有望である．
- trastuzumabの投与期間は，HERA試験やPHARE試験，SOLD試験，Short-HER試験，それらのメタ解析結果から，12ヵ月が標準である．
- Stageの低い予後良好が想定される場合にはアンスラサイクリン省略の"de-escalating"の取り組み，逆に一定の再発リスクを有するタイプには"escalating"の取り組みがなされている（図1）．

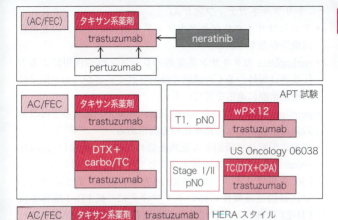

図1 HER2陽性乳がん治療における"escalating"と"de-escalating"の取り組み

pertuzumabもしくはneratinibの1年間の追加（escalating）は成功し，また早期がんにおけるアンスラサイクリン省略（de-escalating）も成功した．

- pertuzumab併用についてはAPHINITY試験から，4年の無浸潤がん生存期間（IDFS）で，92.3％［標準群に＋1.7％，HR 0.81（95％CI 0.66〜1.00）］の成績が得られ，特に高リスクの場合，周術期の抗HER2療法については，trastzumab＋pertuzumabの併用1年間が標準化された．
- ExteNET試験から，trastuzumab 1年を終了後に，neratinibを1年間追加する有用性が，特にER陽性タイプにおいて証明されている．今後，neratinibの承認が得られるかに注視したい．
- ER陽性タイプでは，化学療法終了後に，ホルモン療法を開始する．trastuzumab投与中はホルモン療法と安全に併施可能である．閉経前であれば，tamoxifen±LH-RHアナログ，閉経後の場合はアロマターゼ阻害薬が第1選択である．基本5年間の完遂を目指す．

c. トリプルネガティブ乳がん

- アンスラサイクリンとタキサン系薬剤のレジメンの逐次併用療法が基本である．
- carboplatin のタキサン系薬剤のレジメンへの併用による予後改善は海外の多くの試験で証明されているが，わが国では周術期治療に適応を得ていない．
- pegfilgrastim を用いた dose-dense レジメンによる予後改善の効果が証明され，標準化の方向にある．
- 術前化学療法で浸潤がん遺残を認めた場合，術後に capecitabine を 6〜8 コース追加することで予後改善が得られる[2]．
- BRCA 陽性タイプへの PARP 阻害薬の追加，乳がんのなかで比較的免疫原性の高いタイプゆえに，抗 PD-1 抗体や抗 PD-L1 抗体などの併用追加の工夫について臨床試験が進行中である．

d. ER 陽性 HER2 陰性乳がん（化学療法の必要性の判断）

- 基本，ホルモン療法を 5 年間投与する．投与期間については，さらに 5 年延長して 10 年投与するほうが遠隔再発ならびに乳房内の新規発生を抑制することが証明されている．5 年以降の晩期再発のリスクが高い場合（その正確な予測はまだむずかしいが），10 年延長を検討する．薬剤選択については各論を参照されたい．
- さらに予後改善を狙う場合は，化学療法の追加を検討する．ベースラインの再発リスク，さらに化学療法の感受性も考慮する．ER 発現状況，histological grade，Ki67（増殖活性，Oncotype DX® の多遺伝子発現プロファイルも参考に加えることも可能）のがんバイオロジー（化学療法感受性）の側面と，腫瘍径，リンパ節転移，脈管侵襲の有無の進行度（再発リスク）の側面から，化学療法の適応を検討する．
- ホルモン療法感受性が高く，Grade も 1 で進行が緩徐なタイプで，Ki67 に代表される増殖活性の低いタイプは，予後良好で，基本的にホルモン療法のみで十分である．そのようなタイプをルミナル A タイプ，逆に化学療法を必要とする増殖活性が高いタイプをルミナル B タイプと総称することがある．

- 遺伝子発現プロファイルをベースとした，予後予測，化学療法追加の効果予測が進歩している．現時点で，最も信頼性が高く汎用されているのはOncotype DX®である．そのRSが10以下と低リスクの場合は，ホルモン療法単独でも5年無遠隔再発生存率は99.3%，局所再発も含めた無乳がん再発率は98.7%，全生存率は98%と非常に良好な成績であることが前向き試験でも確認された．
- 化学療法を選択する際は，他のタイプと同様に，アンスラサイクリンとタキサン系薬剤を勧めるのが基本である．
- わが国で行われたいくつかの試験のメタ解析から，ER陽性ではUFTのCMFに対する非劣性が証明され，特に閉経後集団ではその有用性が示されている．標準化学療法の適応がむずかしい場合，UFT（経口5-FU製剤）の適応も考慮する価値はある．
- ER陽性HER2陰性タイプの予後改善には，従前のホルモン療法薬や化学療法の工夫以外に新たなbreakthroughが望まれている．CDK4/6阻害薬の周術期治療への応用の検証が大規模臨床研究にて遂行中である．

e. 術前薬物療法

- Stage Ⅲの局所進行乳がんをより安全に根治手術を行う目的で開発された術前化学療法であるが，NSABP-18試験により，術前・術後の化学療法は予後に影響なく，また乳房温存手術の可能性を高める利点があることから，術後に化学療法を必須とする場合，そのレジメンを術前に施行する工夫が進歩してきた．
- 術後の標準治療である，アンスラサイクリンとタキサン系薬剤のレジメンを逐次投与するのが基本である．画像評価により，各薬剤への感受性を把握できる利点もある．
- わが国ではJBCRG-01，02，03試験が各々単アーム試験ではあるが，乳がんバイオロジーにより，薬剤感受性が異なること［がんの完全消失である病理学的完全奏効（pCR）率が異なること］が示された．また，そのメタ解析では，pCRが得られた場合その予後は良好であるが，一方，浸潤がん遺残

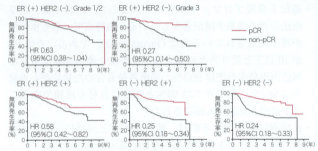

図2　pCRと術後治療成績との相関

12試験11,955例のpooled analysisがなされ，乳がんバイオロジー別の無イベント生存曲線を示す．pCRかnon-pCRかは悪性度の高いサブタイプにおける予後予測因子である．

[Cortazar P et al：Lancet 384：164-172, 2014 を参考に著者作成]

を認めたnon-pCRの場合は，予後不良であることが確かめられた[3]．

- 図2は，12の臨床試験から11,955例のpooled analysisによるpCRと予後の相関をみた結果である．pCRか否かが予後に与える影響は，ER陰性タイプならびにER陽性のなかでも悪性度の高いGrade 3のタイプではその差が大きい[4]．
- non-pCR例を対象としたCREATE-X試験[2]から，術後にcapecitabineを6〜8コース追加する臨床的意義が証明され，術前化学療法により，治療の個別化が可能であることが示唆された．
- ER陽性HER2陰性のサブタイプの場合，術前ホルモン療法に関する様々な臨床研究が実施されている．ホルモン療法により，がん巣の縮小が得られ，より整容性の高い乳房温存手術が実施できる．一方，そのバイオロジーやStagingから術後化学療法の必要性が示唆される場合は，原則，術前化学療法から開始すべきである．
- 術前ホルモン療法の効果は，臨床的ながんの縮小度と増殖マーカー（Ki67）の低下を指標とする．Ki67の低下状況はその後の再発リスクの予想に有用との報告がある．

- ER陰性HER2陽性・トリプルネガティブ乳がんのように，化学療法の感受性が非常に高い場合，その著効状態を的確に評価できる方法が確立すれば，原発巣や腋窩リンパ節に対する手術を省略する可能性もありうる．浸潤巣ならびに非浸潤巣の完全消失を一定の確率で保証できる新たな工夫が検討されている．
- 術前薬物療法を含めた原発性乳がんの診断・治療アルゴリズムを，筆者の施設の例として図3に示す．

3 局所進行・再発乳がんの治療

- 初発時に遠隔転移巣を認めるStage IV乳がんは予後不良で，5年生存率は約30％，10年生存率は約15％である．Stage I～IIIで周術期に集学的治療を行っても遠隔再発をきたした場合と同様に，基本，完治がむずかしい状況と把握され，薬物療法を中心に治療が組み立てられる．
- 進行・再発乳がんの治療目標は，もちろん生存期間の延長が第一ではあるが，その期間，できる限り高いQOLを維持しながら，普段と同様の生活ができるような配慮が望ましい．もちろん副作用はQOLに影響を与えるが，必ずしもそれが第一ではなく，治療効果の保証，さらに病状に伴うがん症状の緩和もよりよいQOLを導く重要な因子である．
- 進行・再発乳がんの治療のコツは，がんの状況（その進行度やバイオロジー）を把握し，また同時に宿主側の全身健康状態をみきわめ，両者の恒常性をうまく維持することである．
- もし転移巣が，ホルモン感受性を有し，病状進行も緩やかであれば，ホルモン療法から適応を考慮する．ホルモン療法の感受性がある状況であれば，順次それらを適応し，その低下もしくは病状の急速な進行を認めたならば，化学療法を積極的に適応する．図4に示したHortobagyiのアルゴリズムが基本とされる[5]．
- ER陽性HER2陰性タイプの進行・再発乳がんを対象に，CDK4/6阻害薬の開発が進んでおり，わが国ではpalbociclib（イブランス），abemaciclib（ベージニオ）が保険承認された．

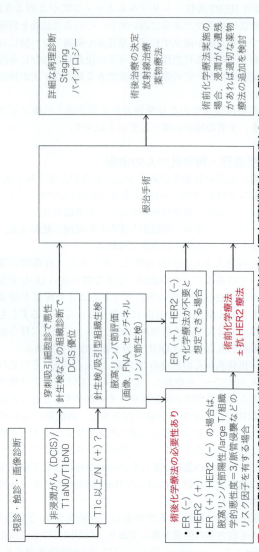

図3 原発性乳がんの診断および初期治療決定のアルゴリズム（国立病院機構大阪医療センターの例）

1. 乳がん治療の基本アルゴリズム　11

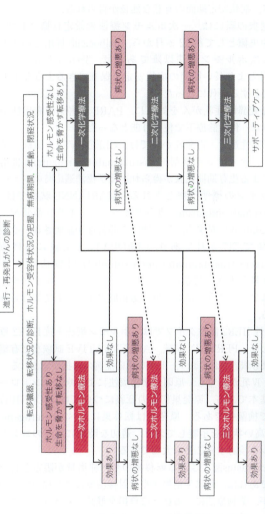

図4　ER 陽性の進行・再発乳がん治療アルゴリズム

病状が緩やかな経過の場合は、ホルモン療法からのスタートを考慮し、病状に応じて化学療法への移行を検討する。破線のように化学療法実施後に、病状が緩やかになり再度ホルモン療法の効果が期待できる場合もある。もちろん、三次治療以降も各薬物療法の効果が期待できる場合、治療継続する。ホルモン療法＋CDK4/6 阻害薬などの併用導入もあり、一次・二次ホルモン療法の治療成功期間の延長が期待できる。HER2 陽性の場合、ホルモン療法＋抗 HER2 療法、化学療法＋抗 HER2 療法となる。

[Hortobagyi GN：N Engl J Med 339：974-984, 1998 より引用]

ホルモン療法薬と併用することで，従前のホルモン療法単独に比べ，病状安定期間の有意な延長が得られる．
- 治療選択の際には，一次ホルモン療法の設定目標として，PFS中央値として約12ヵ月から，palbociclib併用で約2年に，二次ホルモン療法以降であれば，3～6ヵ月から6～12ヵ月より長い期間の病状安定を保証できるような工夫を必要とする時代になった．
- BRCA変異陽性乳がんを対象に，PARP阻害薬の有用性が証明され，保険診療下で使用可能となった．
- HER2陽性進行・再発乳がんでは，CLEOPATRA試験の結果から，タキサン系薬剤＋trastuzumab＋pertuzumab併用療法による生存期間延長が得られ，化学療法適応時のファーストラインの標準治療とされる．MARIANNE試験では，trastuzumab emtansine（カドサイラ）のタキサン系薬剤＋trastuzumabに対する，生存期間の非劣性が証明され，その中央値で53.7ヵ月であり，CLEOPATRA試験におけるdocetaxel＋trastuzumab＋pertuzumab併用療法による56.5ヵ月と大きく遜色のないことから，NCCNガイドラインではファーストライン治療の選択肢の1つとして挙げられている．
- ER陽性HER2陽性タイプでは，ホルモン療法＋抗HER2療法として，PERTAIN試験，ALTERNATIVE試験など有望な結果も報告されており，上手な適応症例の選択が望まれる．
- Stage IV乳がんでも，原則，薬物療法による病状コントロールが基本である．原発巣切除の意義については，JCOG1017試験で検証中である．原発巣は転移巣に比べ，heterogeneityの高い状態を示唆しており，適切な時期に局所のコントロールを検討することも大切である．
- Oligometastasisとされる転移巣の数，腫瘍量が限定された状況であれば，時に手術療法や放射線治療による局所療法の成功が，薬物療法による様々な負担を軽減するメリットにつながり，重要な治療選択肢の1つである．
- 多発性骨転移を有する場合，病的骨折や神経麻痺などの関

連症状を引き起こすことがある．骨関連事象の軽減目的で，denosumabやビスホスホネートの使用が推奨されている．
- 骨転移巣や皮膚軟部組織などの腫瘍量減少，疼痛などのがん関連症状対策の目的で放射線治療も有用な治療選択肢である．
- 脳転移に対してはγナイフや全脳照射，腫瘍関連症状を有し緊急性を要する場合は外科的治療による頭蓋内減圧コントロールを図ることもある．
- 緩和専門医，がん専門看護師，がん専門薬剤師などの多職種にわたる総合的なチーム医療体制で患者サポート体制の充実が望まれる．

文献

1) 日本乳癌学会（編）：臨床・病理乳癌取扱い規約，第18版，金原出版，東京，2018
2) Masuda N et al：Adjuvant Capecitabine for Breast Cancer after Preoperative Chemotherapy. N Engl J Med **376**：2147-2159, 2017
3) Kuroi K et al：Comparison of different definitions of pathologic complete response in operable breast cancer：a pooled analysis of three prospective neoadjuvant studies of JBCRG. Breast Cancer **22**：586-595, 2015
4) Cortazar P et al：Pathological complete response and long-term clinical benefit in breast cancer：the CTNeoBC pooled analysis. Lancet **384**：164-172, 2014
5) Hortobagyi GN：Treatment of breast cancer. N Engl J Med **339**：974-984, 1998

I章 総論

2 乳がん薬物療法の概要

原発乳がんに対する薬物療法

1 目的
- 画像からは捉えることのできない「微小転移」を根絶することにより、乳がんを治癒し生存期間を延長する.

2 術前薬物療法の適応

a. 術前化学療法の適応
1) 遠隔転移のない手術不能な局所進行乳がん
- 遠隔転移のない局所進行乳がんのなかで、胸壁固定や皮膚潰瘍などを認めるT4症例（病期ⅢB）や、所属リンパ節転移が広範囲で、同側鎖骨上リンパ節転移を認めるようなN3症例（病期ⅢC）は、手術不能乳がんに分類され、術前化学療法（術前薬物療法）の絶対的適応となる.

2) 乳房切除術の適応となる手術可能乳がん
- 手術可能であっても腫瘍のサイズが大きく乳房温存手術が困難な浸潤性乳がんに対して、乳房温存手術を可能にするために術前化学療法を行うことがあり、術前化学療法（術前薬物療法）の相対的適応となる.

b. 術前抗HER2療法の適応
- 術前化学療法が適応となる患者のうち、HER2陽性乳がんに対しては、抗HER2療法薬であるtrastuzumabを化学療法に併用して投与する.
- trastuzumab以外の抗HER2療法薬を化学療法と併用することは勧められない.

c. 術前ホルモン療法の適応
- 術前化学療法の適応となる患者のうち、閉経後ホルモン受容体（hormone receptor：HR）陽性乳がんには、化学療法の代わりにホルモン療法（tamoxifenまたはアロマターゼ阻

害薬）を行うことがある.
- 術前ホルモン療法の至適投与期間や予後への影響は明らかでない.
- 閉経前乳がんにはエビデンスが乏しいので術前ホルモン療法は勧められない.

3 術後薬物療法の適応

a. 術後ホルモン療法の適応

- 対象症例：HR 陽性乳がん．なお，HR 陰性乳がんに対しては，ホルモン療法は有用でないので行うべきではない.

1) 閉経前乳がん

- 閉経前 HR 陽性術後乳がんに対する tamoxifen の治療期間は 10 年が推奨されるが，再発リスクに応じて 5 年の治療を考慮してもよい.
- tamoxifen の 5 年投与と 10 年投与が，ATLAS 試験により比較検討され，10 年投与群で乳がんによる死亡リスクが 2.8％減少することが示された．しかし，その絶対値の差は小さいため，目の前の患者の再発リスクと有害事象を考慮して，投与期間を決定する.
- 治療前は閉経前であったが，tamoxifen 5 年投与を完了し，閉経が確認された場合には，アロマターゼ阻害薬の 5 年追加投与が勧められる.
- LH-RH アゴニストの tamoxifen または exemestane への併用療法は，閉経前 HR 陽性の再発高リスクの若年女性（典型的には，40 歳未満で化学療法の適応となるような再発高リスク患者で，化学療法終了後にも月経が継続しているような場合）に対して勧められる.
- 閉経期または化学療法後に無月経状態になった患者に対して，アロマターゼ阻害薬の単独投与を行うと，卵巣機能が復活することがあるため，基本的には勧められない．特に，50 歳未満の患者は 50 歳以上の患者と比べて，アロマターゼ阻害薬により月経が回復する可能性が高いことが報告されている.

2) 閉経後乳がん
- 閉経後 HR 陽性術後乳がんに対するアロマターゼ阻害薬の治療期間は5年が推奨されるが，再発リスクに応じて10年の治療を考慮してもよい．
- MA.17R 試験において，アロマターゼ阻害薬の10年投与は5年投与と比較して，全生存率の改善は認めないが，無病生存率の改善を認めた．
- アロマターゼ阻害薬の有害事象が懸念される場合には，tamoxifen の投与を考慮してもよい．
- tamoxifen を5年投与後に，アロマターゼ阻害薬に変更し，合計10年投与する方法も勧められる．
- アロマターゼ阻害薬を tamoxifen と同時併用することは勧められない．

b. 術後化学療法の適応
- 対象症例：トリプルネガティブ乳がん，HER2 陽性乳がん，再発高リスク HR 陽性乳がん
- 腋窩リンパ節転移陽性乳がんに対しては，アンスラサイクリンにタキサン系薬剤を順次併用することが勧められる．
- 腋窩リンパ節転移陰性乳がんに対しても，再発高リスクであればアンスラサイクリンにタキサン系薬剤を順次併用することを考慮してもよい．
- アンスラサイクリンを含まない治療［例えば，TC（docetaxel＋cyclophosphamide）］も，治療選択肢の1つである．
- 投与間隔を短縮した dose-dense 化学療法は，標準化学療法と比較して，再発率・死亡率を低下させることが示されており，G-CSF を併用して行うことが勧められる．
- 多遺伝子アッセイ（Oncotype DX®）：HR 陽性乳がんに対する術後化学療法の治療効果予測因子として勧められる．

c. 術後抗 HER2 療法の適応
- 対象症例：HER2 陽性乳がん
- 浸潤径または腫瘍径が1 cm 以上の HER2 陽性乳がんに対する化学療法＋trastuzumab 併用療法は強く勧められる．
- 0.5 cm 以上，1 cm 未満の HER2 陽性乳がんに対しては，確

立されたエビデンスはないので，リスク・ベネフィットを考慮して，化学療法+trastuzumab 併用療法の投与を検討する．
- 術後 trastuzumab の至適投与期間は1年である．
- 化学療法を併用しない術後 trastuzumab 単独療法は，その有効性を示すエビデンスはないため，推奨されない．

進行・再発乳がんに対する薬物療法

1 目的
- 根治は困難であるため，薬物療法が治療の主体となる．治療の目的は，①がんによる症状の先送り，②QOL の維持・改善，③生存期間の延長である．

2 治療方針の原則
- ホルモン感受性があり，かつ，差し迫った生命の危機（life threatening：例えば，広範な肝転移，がん性リンパ管炎など）がない場合には，原則，ホルモン療法から開始する．
- 一次ホルモン療法が奏効した場合には，無効になるまで治療を継続し，同様に二次・三次ホルモン療法を行う．
- ホルモン療法が全く奏効しなかったとき，あるいは，ホルモン療法に抵抗性を認めた場合には化学療法に移行する．
- ただし，HER2 陽性乳がんの場合には，化学療法+抗 HER2 療法が一次療法として推奨される．症状を有する転移がなく，進行が比較的緩徐な場合は，ホルモン療法+抗 HER2 療法も選択肢の1つである．

3 一次ホルモン療法
a. 閉経前乳がん
- 卵巣機能抑制（LH-RH アゴニストなど）+tamoxifen 併用療法が勧められる．

b. 閉経後乳がん
- 一次ホルモン療法として，アロマターゼ阻害薬，palbociclib（CDK4/6 阻害薬）+アロマターゼ阻害薬併用療法，fulves-

trant のいずれかが推奨される.
- 一次ホルモン療法として,アロマターゼ阻害薬は,tamoxifen と比較して,多数のメタ解析により全生存期間（OS）の延長が示されている.
- 一次ホルモン療法として,letrozole に palbociclib の上乗せ効果を検討した第Ⅲ相試験（PALOMA-2）において,letrozole + palbociclib 併用療法が PFS で letrozole 単独に優った.しかし,OS では両群に差を認めなかった.
- さらに,一次ホルモン療法としての anastrozole と fulvestrant の有効性を比較検証した第Ⅲ相試験（Falcon 試験）において,fulvestrant が PFS で anastrozole に優ったものの,OS では両群に差を認めなかった.
- 以上より,一次ホルモン療法として,上記の3つの治療法が推奨されるが,いずれも OS においては同等である.これら3つの治療法の使い分けに関する十分なコンセンサスはまだない.

4 二次ホルモン療法

a. 閉経前乳がん
- fulvestrant + palbociclib + LH-RH アゴニスト併用療法が推奨される.
- 卵巣機能抑制（LH-RH アゴニストなど）+ アロマターゼ阻害薬併用療法が推奨される.

b. 閉経後乳がん
- tamoxifen 抵抗性の二次ホルモン療法としてアロマターゼ阻害薬が推奨される.
- アロマターゼ阻害薬抵抗性の二次ホルモン療法として,fulvestrant + palbociclib 併用療法,fulvestrant, exemestane + everolimus 併用療法が推奨される.その次に,tamoxifen, toremifene が推奨される.

5 一次化学療法（HER2 陰性のとき）
- アンスラサイクリン,タキサン系薬剤,S-1 のいずれかの使

用が勧められる.

6 二次以降の化学療法（HER2 陰性のとき）
- 一次化学療法で使用されなかったアンスラサイクリン，タキサン系薬剤，S-1 に加えて，capecitabine, eribulin のいずれかの使用が勧められる.
- gemcitabine, vinorelbine は上記の薬剤より 1 つ低い推奨度として勧められる.
- 単剤の順次投与が勧められる.
- 化学療法とベストサポーティブケアを比較した臨床試験はないことから，化学療法により QOL を低下させないように注意しながら治療計画を立てる.
- 化学療法が著効している場合には，治療をいったん休止し，増悪時に再度同じ化学療法を施行することも妥当である.

7 一次抗 HER2 療法（HER 陽性のとき）
- CLEOPATRA 試験により，HER2 陽性転移乳がんの一次療法として pertuzumab + trastuzumab + docetaxel の 3 剤併用療法が強く推奨される.
- trastuzumab + 化学療法の併用療法も，有効性・安全性の観点から，投与を考慮してもよい.

8 二次抗 HER2 療法
- EMILIA 試験により，trastuzumab emtansine が二次抗 HER2 療法として強く推奨されている.
- EMILIA 試験では，HER2 陽性転移乳がんの二次療法として，trastuzumab emtansine が lapatinib + capecitabine 併用療法より優った.
- trastuzumab + 化学療法の併用療法も，有効性・安全性の観点から，投与を考慮してもよい.

9 三次以降の抗HER2療法

- TH3RESA試験（テレサ試験と呼ぶ）により，trastuzumab emtansine未使用のHER2陽性転移乳がんに対する三次療法以降としてtrastuzumab emtansineが優れていたことから，この状況において，trastuzumab emtansineが強く推奨される．
- trastuzumab emtansine既治療例に対しては，他の抗HER2療法を継続することが推奨される．

文献
1) 日本乳癌学会（編）：乳癌診療ガイドライン1 治療編2018年版，第4版，金原出版，東京，2018

II章 薬物療法の実践

II章 薬物療法の実践/A 術前・術後薬物療法/a. 化学療法

1 FEC（前）/EC，AC（前・後）

レジメン						
Day	1	2	3	7	14	22〜
doxorubicin 60 mg/m², ワンショット静注 or 速やかに点滴静注 （**epirubicin** 90 mg/m², ワンショット静注 or 速やかに点滴静注）	↓	—	—	—	—	次コース
cyclophosphamide 600 mg/m², 15〜30分点滴静注	↓	—	—	—	—	次コース
〈FECの場合〉 **fluorouracil** 500 mg/m², 15〜30分点滴静注	(↓)	—	—	—	—	次コース
検査実施時期とその指標：詳細は本文の「休薬の規定」「減量・中止の基準」参照						
白血球数 3,000/mm³ 以上	○	—	—	—	—	○
好中球数 1,500/mm³ 以上	○	—	—	—	—	○
血小板数 100,000/mm³ 以上	○	—	—	—	—	○
総ビリルビン 1.5 mg/dL 以下	○	—	—	—	—	○
AST/ALT 2.5×ULN 以下	○	—	—	—	—	○
主な副作用と発現期間の目安：詳細は本文の「主な副作用と患者への指導」参照						
白血球減少						
好中球減少						
貧血						
血小板減少						
食欲不振						
悪心・嘔吐						
便秘						
倦怠感						
脱毛						

1 レジメン

a. AC
① aprepitant 125 mg/日，投与 30〜60 分前，内服
② dexamethasone 6.6 mg + palonosetron 0.75 mg + 生食 50 mL，15 分で点滴静注，Day 1
③ doxorubicin (A) 60 mg/m^2 + 生食 20 mL，ワンショット静注．もしくは doxorubicin (A) 60 mg/m^2 + 生食 50 mL，速やかに点滴静注．いずれも Day 1；3 週 1 コース
④ cyclophosphamide (C) 600 mg/m^2 + 生食 100 mL，15〜30 分で点滴静注，Day 1；3 週 1 コース
⑤ aprepitant 80 mg/日，朝，内服，Day 2, 3
⑥ dexamethasone 4 mg/日，朝，内服，Day 2〜4

b. EC
① aprepitant 125 mg/日，投与 30〜60 分前，内服
② dexamethasone 6.6 mg + palonosetron 0.75 mg + 生食 50 mL，15 分で点滴静注，Day 1
③ epirubicin (E) 90 mg/m^2 + 注射液あるいは生食 20 mL，ワンショット静注．もしくは epirubicin (E) 90 mg/m^2 + 生食 50 mL，速やかに点滴静注．いずれも Day 1；3 週 1 コース
④ cyclophosphamide (C) 600 mg/m^2 + 生食 100 mL，15〜30 分で点滴静注，Day 1；3 週 1 コース
⑤ aprepitant 80 mg/日，朝，内服，Day 2, 3
⑥ dexamethasone 4 mg/日，朝，内服，Day 2〜4

c. FEC
① aprepitant 125 mg/日，投与 30〜60 分前，内服
② dexamethasone 6.6 mg + palonosetron 0.75 mg + 生食 50 mL，15 分で点滴静注，Day 1
③ epirubicin (E) 100 mg/m^2 + 注射液あるいは生食 20 mL，ワンショット静注．もしくは epirubicin (E) 100 mg/m^2 + 生食 50 mL，速やかに点滴静注．いずれも Day 1；3 週 1 コース
④ fluorouracil (5-FU) (F) 500 mg/m^2 + 生食 100 mL，15〜30 分で点滴静注，Day 1；3 週 1 コース
⑤ cyclophosphamide (C) 500 mg/m^2 + 生食 100 mL，15〜30

⑥ aprepitant 80 mg/日，朝，内服，Day 2, 3
⑦ dexamethasone 4 mg/日，朝，内服，Day 2～4

- Day 1 の palonosetron 0.75 mg は ondansetron, granisetron などへの変更も可能
- 投与前から Day 3 までの経口 aprepitant は，投与前の fosaprepitant 150 mg，1回経静脈投与に置き換えてもよい．
- 悪心・嘔吐が持続する場合には metoclopramide, olanzapine (OLZ) など，他の制吐薬の追加も検討する．
- OLZ は多元受容体作用精神病薬に分類される非定型抗精神病薬である．標準制吐療法に OLZ 10 mg を加えた臨床試験において，抗がん剤投与開始から 120 時間以内の悪心・嘔吐の改善効果が証明されている[1]．一方 OLZ 10 mg の用量では鎮静作用が懸念となる．本邦での適応用法は「通常，成人には OLZ として 5 mg を 1 日 1 回内服投与する．1 日量は 10 mg を超えないこと」とされている．適応期間は最長 6 日間である．

2 適応
- 術前・術後療法（HER2 タイプではアンスラサイクリン治療は抗 HER2 治療薬とは併用しない）

3 1コースの期間
- 3週間

4 コース数の設定
- EC/AC は 4 コース
- アンスラサイクリン−タキサン系薬剤±抗 HER2 治療の場合には EC/AC は 4 コース
- アンスラサイクリン−タキサン系薬剤＋抗 HER2 治療（trastuzumab＋pertuzumab）の場合には FEC は 3～4 コース

5 休薬の規定

- 白血球数<3,000/mm^2
- 好中球数<1,500/mm^2
- 血小板数<100,000/mm^2
- ヘモグロビン<8.0 g/dL
- その他 Grade 2 以上の肝機能障害などの非血液毒性など

6 減量・中止の基準

a. 減量基準（表1, 2）

- 基本的に補助療法であるため減量は基本的に推奨しない.
- 発熱性好中球減少症もしくは遷延する好中球減少に対しては pegfilgrastim の投与を行う.
- Grade 4 の血小板減少, Grade 3 以上の非血液毒性（悪心・嘔吐を除く）, その他症例の安全の確保のために減量が必要と判断した場合に減量を考慮する.

1) 腎機能障害による減量の目安[1]

- アンスラサイクリンは肝代謝が主体であり, 腎機能障害により減量を要しないとする報告もあるが, 米国 FDA では血清クレアチニン濃度>5 mg/dL の場合には減量を考慮することが推奨されている.
- cyclophosphamide について腎機能障害により減量を要しないとする報告もあるが, Ccr<10 mL/分以下の場合には 25%の減量, もしくは<30 mL/分の場合には 25～50%減量を推奨する報告もある.

b. 中止基準

- 腫瘍の明らかな増大, 新病変の出現など, 病勢の進行が認められた場合
- 継続困難な有害事象を認めた場合
- 心機能低下を認めた場合
- 過敏症状が現れた場合

7 投与前の注意点

- アンスラサイクリンは心毒性があることが知られている. 治

表1 減量例

FEC		
薬剤	1段階減量	2段階減量
5-FU	500 mg/m²	400 mg/m²
epirubicin	75 mg/m²	60 mg/m²
cyclophosphamide	500 mg/m²	400 mg/m²

AC (EC)		
薬剤	1段階減量	2段階減量
doxorubicin (epirubicin)	50 mg/m² (75 mg/m²)	40 mg/m² (60 mg/m²)
cyclophosphamide	500 mg/m²	400 mg/m²

表2 肝機能による減量の目安

総ビリルビン	AST/ALT	doxorubicin 減量
	2〜3×施設基準値上限	25%減量
1.2〜3.0 mg/dL	>3×施設基準値上限	50%減量
3.1〜5.0 mg/dL		75%減量
5.0 mg/dL 以上		投与しない

総ビリルビン	AST/ALT	epirubicin 減量
1.2〜3.0 mg/dL	2〜4×施設基準値上限	50%減量
3.0 mg/dL 以上	>4×施設基準値上限	75%減量

総ビリルビン	AST/ALT	cyclophosphamide 減量
3.1〜5.0 mg/dL	AST 180 IU/L 以上	25%減量
5.0 mg/dL 以上		投与しない

5-FU：総ビリルビン>5.0 mg/dL では投与しない．

療開始前に心エコーなどにより心機能・心駆出率を評価する．
- アンスラサイクリン投与歴を確認する．アンスラサイクリンの総投与量が epirubicin で 900 mg/m²，doxorubicin で 600 mg/m² を超えると心毒性のリスクが増加する．

8 投与中の注意点
- 各コース開始時に血算，肝機能，腎機能の値をモニターする．
- アンスラサイクリンは起壊死性抗がん剤（vesicant）であり，

血管漏出に十分注意をする．ワンショット静注，短時間での点滴静注を行うが，可能であれば中心静脈経路での投与を検討する．血管漏出を認めた場合にはただちに dexrazoxane の投与を開始する．

9 主な副作用と患者への指導

a. 骨髄毒性
- 前コースで発熱性好中球減少症が出現した場合，もしくは3週間で白血球・好中球が改善しない場合には pegfilgrastim の二次予防投与を検討する．術前・術後治療においては極力減量しない．
- 全身状態などにより発熱性好中球減少症のリスクが高いと予想される場合には pegfilgrastim の一次予防投与も検討する．

b. 悪心・嘔吐
- 高度催吐性リスクに分類される．制吐薬の予防投与を行う．

c. 脱毛
- 初回など予後2〜3週間で抜け始める．高頻度で CTCAE Grade 2（50％以上の脱毛）となる．

d. 血管炎，血管痛
- 血管外漏出をきたさなくても点滴部位の熱感，疼痛，血管の硬結をきたす場合がある．

e. 心毒性
- 治療中，もしくは治療開始後1年以内は心機能低下が発症しうる．治療終了後も息切れ，浮腫などの症状出現に注意する．

f. 出血性膀胱炎
- cyclophosphamide は出血性膀胱炎が生じる場合がある．治療当日から翌日は水分の摂取を指導する．

g. 着色尿
- アンスラサイクリン投与後1〜2日は尿が赤色に着色される．排尿障害，排尿時痛などの臨床症状の有無，血液塊の混入の有無を確認することで，出血性膀胱炎と鑑別をする．

h. 月経停止，卵巣機能不全
- 閉経前女性の場合には挙児希望を治療開始前に確認する．

10 基本的な治療成績

- メタ解析において，術後治療として何らかのアンスラサイクリン系化学療法を実施した場合，無治療に対するイベントのrate rarioは遠隔転移は0.69，乳がん死は0.79であり，全生存において0.84（$p<0.00001$）と有意に改善を示した[2]．
- EC 4サイクル単独のデータは乏しいが，タキサン系薬剤とのコンビネーション治療では多くの臨床試験において検討されている．メタ解析で標準用量における治療効果はAC 4サイクルと同等であるとされる[3]．
- FEC 6サイクルもしくはFEC 4サイクル-タキサン系薬剤は標準治療の位置づけにあった．しかし近年の報告（NSABP B-36試験）で，FEC 6サイクルはAC 4サイクルと比較して優越性が認められなかった[4]．またNCT00433420試験においてFEC-タキサン系薬剤とEC-タキサン系薬剤で治療効果に差が認められなかった．いずれの試験においても5-FUの追加により有害事象の増加が報告されている[3]．
- 最新のNCCNガイドラインではHER2陰性乳がん症例に対する術前・術後の推奨治療としてFEC 6サイクルおよびFEC-タキサン系薬剤の逐次投与レジメンは削除されている．HER2陽性乳がん症例に対してもFECは術前・術後の推奨レジメンリストから削除されている[5]．

11 私の工夫

- 5-HT$_3$受容体拮抗薬やaprepitantを始めとする制吐薬，OLZの適応拡大により，以前にも増して積極的な悪心・嘔吐のマネジメントが可能となっている．一方，治療開始後数日間は強固な便秘やその後下痢，OLZによる眠気など，支持療法による有害事象を生じる場合もある．もともとの排便傾向や生活スタイルを確認し，適切な支持療法の選択に努める．

文献

1) Navari RM et al : Olanzapine for the Prevention of Chemotherapy-Induced Nausea and Vomiting. N Engl J Med **375** : 134-142, 2016
2) EBCTCG et al : Comparisons between different polychemotherapy regimens for early breast cancer : meta-analyses of long-term outcome among 100,000 women in 123 randomised trials. Lancet **379** : 432-444, 2012
3) Del Mastrol L et al : Fluorouracil and dose-dense chemotherapy in adjuvant treatment of patients with early-stage breast cancer : an open-label, 2×2 factorial, randomised phase 3 trial. Lancet **385** : 1863-1872, 2015
4) Samuel JA et al : Abstract S3-02. Cancer Res **75** : S3-02, 2015
5) NCCN : NCCN Guidelines "Breast Cancer", Version 1. 2018

II章 薬物療法の実践／A 術前・術後薬物療法／a. 化学療法

2 weekly paclitaxel（前・後）

レジメン						
Day	1	8	15	22	29〜
paclitaxel 80 mg/m², 60分点滴静注	↓	↓	↓	↓	1週ごとに 12回連続投与
検査実施時期とその指標：詳細は本文の「休薬の規定」「減量・中止の基準」参照					
好中球数 1,000/mm³ 以上	○	○	○	○	○
血小板数 75,000/mm³ 以上	○	○	○	○	○
総ビリルビン 2.5 mg/dL 以下	○	○	○	○	○
AST 150 IU/L 以下	○	○	○	○	○
主な副作用と発現期間の目安：詳細は本文の「主な副作用と患者への指導」参照					
好中球減少						
貧血						
血小板減少						
悪心・嘔吐						
倦怠感						
浮腫						
末梢神経障害						
筋肉痛・関節痛						
アレルギー反応						

1 レジメン

① dexamethasone 8 mg + ranitidine 50 mg（famotidine 20 mg）+ 生食 50 mL，投与 30 分前，全開で点滴静注
② diphenhydramine 50 mg/日，投与 30 分前，内服
③ paclitaxel（PAC）80 mg/m² + 5％ブ糖 250 mL，60 分で点滴静注，Day 1；1週1コース

2 適応

- 術前・術後療法［アンスラサイクリン（AC, EC, FEC）と順次併用］

3 1コースの期間
- 1週間

4 コース数の設定
- 12コース

5 休薬の規定
- 好中球数＜1,000/mm^3
- 血小板数＜75,000/mm^3
- 総ビリルビン＞2.5 mg/dL
- AST＞150 IU/L
- 活動性感染症
- Grade 3以上の非血液毒性など，リスク・ベネフィットを勘案し医師が投与不適と判断した場合

6 減量・中止の基準
a. 減量基準
- 好中球数＜500/mm^3
- 血小板数＜25,000/mm^3
- 減量方法：1段階減量80％，2段階減量60％

b. 中止基準
- 術前療法の場合は腫瘍の増大が認められた場合
- 術後療法の場合は再発が疑われた場合
- 継続困難な有害事象を認めた場合

7 投与前の注意点
- PACは溶媒としてアルコールを使用しており，アルコール不耐症例には使用できない．アルコールの忍容性の有無を必ず確認する．また，アルコールが分解されるまでは自転車や自動車などの運転をしないように指導する．

8 投与中の注意点
- アレルギー反応の有無を確認する．

- PACは起壊死性抗がん剤であり，血管外漏出の徴候がないかを確認する．

9 主な副作用と患者への指導

a. 骨髄抑制
- 本レジメンは毎週投与であるため骨髄機能が低下する時期の予測が不可能である．好中球数・血小板数・貧血の程度を毎回慎重に評価する．
- Grade 3以上が起こった場合は休薬や減量で対応する．
- 発熱時（37.5℃以上）には速やかに抗菌薬（ニューキノロン系薬剤など）が服用できるように処方しておく．さらに，患者に発熱性好中球減少症について説明し，きちんと適切な対応ができるように指導しておく．

b. 悪心・嘔吐
- 軽度催吐リスクに分類される．dexamethasone投与が推奨される．
- 頓用の制吐薬をいつでも内服できるように処方し，服用方法を指導しておく．

c. 浮腫
- 投与回数を重ねるごとに徐々に出現することがある．
- 下肢だけでなく顔面や上肢など全身に生じうる．
- 通常は投与終了後3〜6ヵ月で改善する．
- 一般的に利尿薬の効果は乏しく，ドレナージや加圧が有効と考えられる．味覚障害のため塩分が過剰に摂取されていないかにも留意する．

d. 末梢神経障害
- 投与を重ねるごとに徐々に出現する．難治性であることが多い．
- 四肢末端に好発する．
- 運動性と感覚性と混合性に大別される．どの部位にどのような症状がどの程度あり，生活にどのような支障が出ているのか，症状の増悪因子と軽快因子はどのようなものかといった情報を詳細に聴取する．

- 予防目的で推奨される治療はなく，症状緩和目的で duloxetine が弱く推奨されている[1]．
- しかし，それ以外の薬剤（pregabalin, celecoxib など NSAIDs, 牛車腎気丸，oxycodone など）の投与やマッサージなども試していくことが重要である．

> **トピックス**　手指圧迫による末梢神経障害の軽減
>
> 本邦から手術用グローブでの圧迫により手指の末梢神経障害の軽減に有効であったとの報告があった．nab-PAC で治療を受ける乳がん患者に，手術用グローブを 2 重で着用したり，サイズの小さめのものを着用したりし，手指を圧迫する場合と圧迫しない場合とを比べたところ，Grade 2 以上の末梢神経障害の発現が有意に抑制された（感覚性：24.1% vs. 76.1%，運動性：26.2% vs. 57.1%）[2]．

e. 筋肉痛・関節痛

- 投与翌日から数日以内に生じる．
- 通常 NSAIDs で症状は軽減する．
- あらかじめ症状が出る可能性や出現した際の対応を患者に説明しておく．

f. 味覚障害

- 投与を重ねると徐々に出現することがある．
- 投与終了後数ヵ月で改善する．
- 味覚が全般的に落ちているのか，味の感じ方が通常と異なるのかといった障害の詳細を聴取する．
- 原因は味覚神経障害や唾液の減少など様々な要因が考えられる．
- 口腔ケアにより清潔に保ったり，ガムを噛み唾液の分泌を促したり，亜鉛補充により味細胞の新生を促したりと想定される原因に応じた対策をとる．
- 味覚を 5 種類（塩味，酸味，甘味，苦味，うま味）に分類し，どの味が感じやすいかを把握し，感じやすい味を中心に調理する工夫を提案する．

10 基本的な治療成績

- 術後療法としてアンスラサイクリンへPACの追加効果を検証したランダム化比較試験6つのメタ解析で，無病生存期間（HR 0.80, 95%CI 0.74〜0.86），全生存期間（HR 0.83, 95%CI 0.75〜0.92）と有意な改善を認めた[3]．
- ECOG 1199試験でAC 4サイクル後に追加するタキサン系薬剤の投与方法が比較された．PAC 3週ごとを対照とし毎週投与が比較され，無病生存期間と全生存期間で毎週投与が有意に優れていた[4]．

11 私の工夫

- 術前・術後化学療法の目的は治癒であり，可能な限り休薬や減量をせずにdose intensityを保ちながら12コースが完遂できるようしなければならない．
- そのためには，PACでは非血液毒性のなかでも，とりわけ末梢神経障害のコントロールが重要となってくる．そこで，筆者は毎週診察し症状の変化をいち早く捉え，症状が初期のうちから対策を講じることで増悪を少しでも遅らせるように心がけている．

文献

1) Hershman DL et al：Prevention and management of chemotherapy-induced peripheral neuropathy in survivors of adult cancers：American Society of Clinical Oncology clinical practice guideline. J Clin Oncol **32**：1941-1967, 2014
2) Tsuyuki S et al：Evaluation of the effect of compression therapy using surgical gloves on nanoparticle albumin-bound paclitaxel-induced peripheral neuropathy：a phase Ⅱ multicenter study by the Kamigata Breast Cancer Study Group. Breast Cancer Res Treat **160**：61-67, 2016
3) De Laurentiis M et al：Taxane-based combinations as adjuvant chemotherapy of early breast cancer：a meta-analysis of randomized trials. J Clin Oncol **26**：44-53, 2008
4) Sparano JA et al：Weekly paclitaxel in the adjuvant treatment of breast cancer. N Engl J Med **358**：1663-1671, 2008

3　3-weekly docetaxel（前・後）

II章　薬物療法の実践／A　術前・術後薬物療法／a．化学療法

レジメン					
Day	1	8	14		22〜
docetaxel 75〜100 mg/m², 60分点滴静注	↓	—	—		次コース
検査実施時期とその指標：詳細は本文の「休薬の規定」「減量・中止の基準」参照					
白血球数 3,000/mm³ 以上	○	—	—		○
好中球数 1,500/mm³ 以上	○	—	—		○
血小板数 100,000/mm³ 以上	○	—	—		○
総ビリルビン 2×ULN 以下	○	—	—		○
AST/ALT 2.5×ULN 以下	○	—	—		○
主な副作用と発現期間の目安：詳細は本文の「主な副作用と患者への指導」参照					
白血球減少					
好中球減少					
貧血					
血小板減少					
食欲不振					
悪心・嘔吐					
下痢					
倦怠感					
間質性肺疾患					

ULN：基準上限値．

1　レジメン

① dexamethasone 6.6 mg + granisetron 3 mg + 生食 50 mL，15分で点滴静注，Day 1
② docetaxel（DOC）75〜100 mg/m² + 生食 250 mL，60分で点滴静注，Day 1；3週1コース

2 適応
- 術前・術後療法

3 1コースの期間
- 3週間

4 コース数の設定
- 術前・術後療法の場合，ECまたはFEC後に4コース

5 休薬の規定
- 白血球数＜3,000/mm^3
- 好中球数＜1,500/mm^3（＞2,000/mm^{3}が望ましい）
- 血小板数＜100,000/mm^3
- Grade 3以上の末梢神経障害，浮腫，体重増加
- Grade 2以上の非血液毒性（末梢神経障害，浮腫，体重増加を除く）

6 減量・中止の基準
a. 減量基準
- 血小板数＜100,000/mm^{3}で出血を伴う場合
- 前コース経過中に血小板数≦60,000/mm^{3}を認めた場合
- 前コース経過中にGrade 2以上の末梢神経障害を認めた場合
- 前コース経過中にGrade 3以上の下痢，口内炎，その他の非血液毒性を認めた場合，Grade 1程度に回復するまで投与を延期する．
- 減量方法：1段階減量80％，2段階減量60％

b. 中止基準
- 減量基準に従い2段階減量しても，減量基準にあたる場合
- 高度（Grade 3）の過敏反応が出現した場合
- 中等度（Grade 2）の過敏反応の場合には，副腎皮質ステロイド静注や抗ヒスタミン薬投与などで改善後にゆっくりと再開することも可能であるが，再度中等度以上の症状が出現した場合には中止する．

- 症状を伴う胸水が出現した場合

7 投与前の注意点
a. 治療開始前の対応
- 適応患者の選択について十分検討する．
- 術前治療の場合には針生検にて浸潤がんであることを確実に診断する．また臨床的にリンパ節転移を認めない場合には，核グレードや腫瘍径，サブタイプをみて，化学療法の適応か（特にタキサン系薬剤まで必要か）について，十分に検討する．
- 重篤な合併症の有無の確認
- 高齢者では臓器機能の低下から有害事象が強く出ることがあるため，併存症・骨髄機能と期待される臨床効果とのリスク・ベネフィットを勘案する．
- DOCの禁忌の確認：高度な骨髄抑制，間質性肺炎，重症感染症の合併，DOCの成分およびポリソルベート80含有製剤に対し重篤な過敏症の既往，妊婦または妊娠している可能性

b. 投与前の対応
- 減量・中止の基準を確認，副作用の発現の確認

8 投与中の注意点
- アレルギー反応の有無の確認，バイタルチェック，DOC投与開始から数分間は，顔面紅潮や頸部絞扼感の有無に注意する．

9 主な副作用と患者への指導
a. 主な副作用
1) 骨髄抑制
- 発熱性好中球減少症の場合はDay 7〜10前後に認めやすい．抗菌薬で対応する．減量はできる限り避けるため，次コースから一次予防としてpegfilgrastimを使用する．単に好中球減少のみであればG-CSFは必要ない．

2) 筋肉痛・関節痛
- 点滴後2〜3日以内に認める．NSAIDsをあらかじめ処方する．

3) 浮腫
- コース数を重ねると四肢浮腫が出現する．出現した際に副腎皮質ステロイドを内服する．利尿薬を投与することもある．

4) 皮膚障害
- 顔面，四肢を中心に紅斑や皮疹が出現する．保湿剤などを使用する．

5) 間質性肺疾患
- 息切れ，呼吸困難，乾性咳嗽，発熱，全身倦怠感などが出現した場合，胸部X線，CTで肺疾患の有無を確認する．ステロイドパルス治療を行う．呼吸器内科にコンサルトする．

b. 患者への指導ポイント
- 関節痛，浮腫，皮膚障害，発熱性好中球減少症など一定の頻度で出現する主な副作用については，あらかじめ対症療法について説明しておく．

10 基本的な治療成績
- 本邦の承認投与量は75 mg/m^{2}までであるが，海外での標準投与量は100 mg/m^{2}である．
- 乳がん術後リンパ節転移陽性患者1,999人において，FEC100 6サイクル行う群を対照に，FEC100 3サイクル→DOC 100 mg/m^2 3サイクル行う群の第Ⅲ相比較試験が行われた[1]．結果，DOCの群で無病生存率，全生存率ともに改善した．
- 乳がん術後リンパ節転移陽性あるいは転移陰性高リスク患者4,950人において，paclitaxel (PAC) 175 mg/m^2 4サイクル群を対照に，PAC 80 mg/m^2 毎週投与12回群，DOC 100 mg/m^2 4サイクル群，DOC 35 mg/m^2 毎週投与12回群の第Ⅲ相比較試験が行われた[2]．結果，PAC毎週投与群（HR 1.27, 98.3%CI 1.03～1.57, p=0.006），DOC 4サイクル群（HR 1.23, 98.3%CI 1.00～1.52, p=0.02）で無病生存率が改善した．

11 私の工夫
- アンスラサイクリン（FEC，AC，EC）に続いて行う場合は，もともと出現していた皮膚・爪障害や浮腫がDOCでも続く

ため日常生活に支障が出ることがある．そのため初期治療では予防・対症療法を早めに行い，できる限り減量せず4サイクル完遂できるように支持療法を心がける．

文献

1) Roche H et al：Sequential adjuvant epirubicin-based and docetaxel chemotherapy for node-positive breast cancer patients：the FNCLCC PACS 01 Trial. J Clin Oncol 24：5664-5671, 2006
2) Sprano JA et al：Weekly paclitaxel in the adjuvant treatment of breast cancer. N Engl J Med 358：1663-1671, 2008

II章 薬物療法の実践/A 術前・術後薬物療法/a. 化学療法

4 TC（後）

レジメン					
Day	1	7	14	22〜
docetaxel 75 mg/m², 60分点滴静注	↓	—	—	次コース
cyclophosphamide 600 mg/m², 30分点滴静注	↓	—	—	
検査実施時期とその指標：詳細は本文の「休薬の規定」「減量・中止の基準」参照					
白血球数 3,000/mm³ 以上	○	—	—	○
好中球数 1,500/mm³ 以上	○	—	—	○
総ビリルビン 1.5 mg/dL 以下	○	—	—	○
AST/ALT 100 IU/L 以下	○	—	—	○
主な副作用と発現期間の目安：詳細は本文の「主な副作用と患者への指導」参照					
過敏反応					
骨髄抑制					
皮疹					
浮腫					
筋肉痛・関節痛					
倦怠感					
末梢神経障害					
間質性肺炎					

1 レジメン

① dexamethasone 6.6 mg + granisetron 3 mg + 生食 50 mL, 15分で点滴静注, Day 1
② docetaxel (DOC) 75 mg/m² + 生食 250 mL, 60分で点滴静注, Day 1；3週1コース
③ cyclophosphamide (CPA) 600 mg/m² + 生食 250 mL, 30分で点滴静注, Day 1；3週1コース
④ 生食 50 mL, 15分で点滴静注, Day 1

⑤ dexamethasone 4 mg/日，1日2回，朝・昼，内服，Day 2, 3；3週1コース

2 適応
- 術後療法

3 1コースの期間
- 3週間

4 コース数の設定
- 4コース（または6コース）

5 休薬の規定
- 白血球数<3,000/mm^3
- 好中球数<1,500/mm^3
- 総ビリルビン>1.5 mg/dL
- AST/ALT>100 IU/L
- 感染徴候あり
- Grade 3以上の非血液毒性を認め，医師が投与不適と判断した場合

6 減量・中止の基準
a. 減量基準
- 白血球数<2,000/mm^3
- 好中球数<1,000/mm^3
- 減量方法：1段階減量80％，2段階減量60％

b. 中止基準
- 継続困難な有害事象を認めた場合
- 間質性肺炎などの肺毒性の発症が疑われた場合
- 過敏症状が現れた場合

7 投与前の注意点
- アルコール過敏症の有無を確認．DOCの溶解液にはエタ

ノールが含まれるため,アルコール過敏症がある場合は溶解液の変更が必要
- 減量・中止の基準,副作用の発現の確認

8 投与中の注意点
- アレルギー反応の有無の確認(投与開始から数分以内に出現することが多い.特に初回および2回目に注意),バイタルチェック,急性悪心・嘔吐の確認

9 主な副作用と患者への指導
a. 主な副作用
1) 骨髄抑制
- 頻度は高く,発現する時期は投与後1週間前後と早い.
- 発熱性好中球減少症の頻度も高く,特に65歳以上の患者では高頻度[1,2].
- 予防的G-CSFの投与を考慮する.

> **ここに注意**
>
> アンスラサイクリンに認められる晩期心毒性や急性白血病を回避できることが利点であるが,欧米に比べて日本人では骨髄抑制による発熱性好中球減少症が68.8%と高率であることが報告されている.特に65歳以上の高齢者では必発であり,pegfilgrastimの一次予防投与を考慮する[3].

2) 皮疹
- Grade 3の頻度は2%[1].ヘパリン類似物質などによる保湿ケアで予防
- 発症後は抗ヒスタミン薬の内服および副腎皮質ステロイド軟膏で治療

3) 浮腫
- 薬剤総使用量が多くなる3~4コース目以降および終了後1ヵ月程度で高頻度に出現.副腎皮質ステロイドおよび利尿薬にて軽減する.

4) 筋肉痛・関節痛
- 薬剤投与後数日から1週間前後に一過性に出現する．痛みが強いときには NSAIDs で対応

5) 末梢神経障害
- 用量依存的に出現

b. 患者への指導のポイント
- アルコール過敏症の既往がなくても，投与前には必ず溶解液にアルコールが含まれていることを説明する．外来投与の場合，投与後の自家用車の運転が基本的にできないことを確認し，必要に応じて溶解液を調整する．
- 投与時は比較的有害事象は少ないため問題ないと思って無理をしやすいため，数日後から筋肉痛・関節痛や発熱の可能性があることを十分説明しておく．
- コース後半に浮腫が出てくるため，体重測定や日常生活における浮腫対策を指導しておく．

10 基本的な治療成績
- 早期乳がん患者に対する標準的術後補助化学療法である AC ($60/600$ mg/m^2，4コース) とのランダム化第Ⅲ相比較試験 (US Oncology9735 試験) において，7年無再発生存率 (TC群 81％，AC群 75％，HR 0.74，p＝0.033) および7年全生存率 (TC群 87％，AC群 82％，HR 0.69，p＝0.032) が有意に高い結果だった[4]．しかし，ER 陰性やリンパ節転移ありといった再発リスクが比較的高い症例では，TC 6コースよりも TaxAC (DOC＋doxorubicin＋CPA) 6コースで再発抑制効果が高いことが報告されている (4年無浸潤疾患生存期間 TC 88.2％，TaxAC 90.7％，HR 1.202，p＝0.04)[5]．

11 私の工夫
- 有害事象の頻度は高いが，いずれも事前の生活指導や支持療法によりコントロール可能であるため，しっかりと投与時に説明しておくことで患者の不安なく安全に外来で投与可能となる．

文献

1) Takabatake D et al：Feasibility study of docetaxel with cyclophosphamide as adjuvant chemotherapy for Japanese breast cancer patients. Jpn J Clin Oncol **39**：478-483, 2009
2) Kosaka Y et al：Phase III placebo-controlled, double-blind, randomized trial of pegfilgrastim to reduce the risk of febrile neutropenia in breast cancer patients receiving docetaxel/cyclophosphamide chemotherapy. Support Care Cance **23**：1137-1143, 2015
3) Do T et al：The risk of febrile neutropenia and need for G-CSF primary prophylaxis with the docetaxel and cyclophosphamide regimen in early-stage breast cancer patients：a meta-analysis. Breast Cancer Res Treat **153**：591-597, 2015
4) Jones S et al：Docetaxel with cyclophosphamide is associated with an overall survival benefit compared with doxorubicin and cyclophosphamide：7-year follow-up of US oncology research trial 9735. J Clin Oncol **27**：1177-1183, 2009
5) Blum JL et al：Anthracyclines in Early Breast Cancer：The ABC Trials-USOR 06-090, NSABP B-46-I/USOR 07132, and NSABP B-49 (NRG Oncology). J Clin Oncol **35**：2647-2655, 2017

5　ddAC-ddPAC（後）

レジメン〈ddAC〉

Day	1	8	14	15〜
doxorubicin 60 mg/m², 全開で点滴静注	↓	—	—	次コース
cyclophosphamide 600 mg/m², 60分点滴静注	↓	—	—	
検査実施時期とその指標：詳細は本文の「休薬の規定」「減量・中止の基準」参照					
好中球数 1,000/mm³ 以上	○	—	—	○
血小板数 100,000/mm³ 以上	○	—	—	○
主な副作用と発現期間の目安：詳細は本文の「主な副作用と患者への指導」参照					
悪心・嘔吐				
倦怠感				
脱毛				
好中球減少				
貧血				
血小板減少				
便秘				

レジメン〈ddPAC〉

Day	1	8	14	15〜
paclitaxel 175 mg/m², 180分点滴静注	↓	—	—	次コース
検査実施時期とその指標：詳細は本文の「休薬の規定」「減量・中止の基準」参照					
好中球数 1,000/mm³ 以上	○	—	—	○
血小板数 100,000/mm³ 以上	○	—	—	○
主な副作用と発現期間の目安：詳細は本文の「主な副作用と患者への指導」参照					
倦怠感				
脱毛				
好中球減少				
血小板減少				
しびれ				

1 レジメン

- doxorubicin と cyclophosphamide を2週ごとに併用投与（ddAC）し，その後 paclitaxel 単剤を2週ごとに投与（ddPAC）する．それぞれ計4コースずつ投与する．

a. ddAC
① aprepitant 125 mg/日，投与30〜60分前，内服
② dexamethasone 13.2 mg＋palonosetron 0.75 mg＋生食 100 mL，15〜30分で点滴静注，Day 1
③ doxorubicin 60 mg/m^2＋生食 50 mL，全開で点滴静注，Day 1；2週1コース
④ cyclophosphamide 600 mg/m^2＋生食 250 mL，60分で点滴静注，Day 1；2週1コース

b. ddPAC
① dexamethasone 16.5 mg＋famotidine 20 mg＋chlorpheniramine 5 mg＋生食 100 mL，15〜30分で点滴静注，Day 1
② paclitaxel 175 mg/m^2＋生食 500 mL，180分以上かけて点滴静注，Day 1；2週1コース

2 適応
- 術後療法

3 1コースの期間
- 2週間

4 コース数
- 4コース×2（ddAC 4コース，ddPAC 4コース）

5 休薬の規定
- 好中球数＜1,000/mm^3
- 血小板数＜100,000/mm^3
- 好中球数≧1,000/mm^3 かつ血小板数≧100,000/mm^3 に回復するまで休薬

6 減量・中止の基準

a. 減量基準
- 好中球数≧1,000/mm³ かつ血小板数≧100,000/mm³ に回復するまでに3週以上要した場合，25％減量
- Grade 3/4 の非血液毒性が生じた場合，25％減量

b. 中止基準
- Grade 3/4 の神経毒性が生じた場合，paclitaxel を中止

7 投与前の注意点

a. 治療開始前の対応
- 脱毛を起こすため，ウィッグや帽子などの準備が必要である．
- doxorubicin, paclitaxel はともに起壊死性抗がん剤であり，血管確保のために患者によっては中心静脈アクセスポートの造設を検討する．
- doxorubicin 使用前に心機能スクリーニングとして心電図，心エコーを行う．

b. 投与前の対応
- 投与前に全身状態（2コース目以降は副作用の有無や Grade）やバイタルチェックを行う．
- 末梢静脈ラインを確保し，逆流があることを確認する．

8 投与中の注意点

- 点滴部位の違和感，疼痛，紅斑，腫脹，灼熱感の有無や点滴滴下速度の減少，末梢静脈ライン内の血液逆流の消失がないかを観察する．
- 血管外漏出が確認された場合は，針を抜き，患部を冷却する．副腎皮質ステロイドの局注や外用剤塗布を検討する．doxorubicin の場合は，解毒薬として dexrazoxane を使用する．

> **処方例**
>
> - dexrazoxane（サビーン）：Day 1, 2 は 1,000 mg/m², Day 3 は 500 mg/m², 点滴静注

9 投与後の注意点

- 化学療法終了後24時間以上あけて，Day 2 に pegfilgrastim 皮下注を行う．

> **処方例**
> - pegfilgrastim（ジーラスタ）：3.6 mg，1日1回，皮下注，Day 2

- 投与後の発熱については，発熱性好中球減少症を考慮し抗菌薬治療を行う．有意な随伴症状がなく，全身状態も良好であれば，下記経口抗菌薬で対処する．

> **処方例**
> - moxifloxacin（アベロックス）：400 mg，1錠，1日1回，7日間
>
> あるいは
>
> - ciprofloxacin 200 mg，2錠＋amoxicillin/clavulanate（オーグメンチン）1錠＋amoxicillin 250 mg，1カプセル，1日3回，7日間
>
> ※日本のオーグメンチン錠は amoxicillin 含有量が少ないため，追加が必要

10 主な副作用と患者への指導

a. 主な副作用と対策

1) 骨髄抑制
- 白血球・好中球減少には G-CSF を一次予防として使用する．
- 必要であれば，休薬もしくは減量で対処する．

2) 悪心・嘔吐
- AC 投与時は，NK_1 受容体拮抗薬，$5-HT_3$ 受容体拮抗薬，グルココルチコイドを使用する．

3) 脱毛
- 確立した有効な予防策はないが，頭皮冷却の有効性の報告あり．
- ウィッグ，帽子などを使用する．

4) しびれ
- paclitaxel による末梢神経障害（しびれ，痛み）が 5〜9% の頻度でみられる．

- 神経障害性疼痛の場合は pregabalin, gabapentin を使用する.
- 用量調整, 休薬で対処する.
- 予防として, フローズングローブや手術用グローブの使用を考慮する.

5) ニューモシスチス肺炎
- dexamethasone を通常の3週ごとの投与方法より短い期間 (8週対12週) に同量投与するために 0.6% の発症率があると報告されている. 投与期間中に発熱や咳がみられた場合は鑑別が必要である.

b. 患者への指導ポイント

- 点滴部位の違和感, 疼痛, 腫脹, 灼熱感がある場合, また点滴の滴下が悪いときはすぐに報告するように, また, 遅延性の皮膚障害を起こす場合があるので帰宅後も注意するように指導する.
- 化学療法期間中, また終了後2週くらいまでに 38℃ 以上の発熱がある場合は, 解熱剤を使用せず, 経口抗菌薬を服薬し, 医師もしくは看護師に連絡するように指導する.
- doxorubicin は高催吐性抗がん剤であり, ddAC 投与期間中は, 帰宅後の制吐薬服用法を指導する.

処方例
- aprepitant (イメンド): 85 mg, 1カプセル, 1日1回, 2日間
- dexamethasone (デカドロン): 4 mg, 1錠, 1日2回, 3日間
- metoclopramide (プリンペラン): 5 mg, 2錠, 悪心時
- lorazepam (ワイパックス): 0.5〜1 mg, 1錠, 悪心時

- ddAC 療法期間中は, 制吐薬 (5-HT$_3$ 受容体拮抗薬) による便秘を起こすことがあるので, 便秘薬の頓用が必要である.

処方例
- picosulfate (ラキソベロン内用液): 10〜15滴, 適宜

11 基本的な治療成績
- doxorubicin (A) と cyclophosphamide (C) の逐次投与あるいは

併用療法に続き paclitaxel (T) を投与するレジメンがそれぞれ3週間隔 (conventional, c)×4サイクルと2週間隔 (dose dense, dd)×4サイクルでDFSとOSを評価した試験では (①cA→cT→cC, ②cAC→cT, ③ddA→ddT→ddC, ④ddAC→ddT) 計2,005名の切除可能早期乳がん患者が対象となっており, 割付後4年時のDFS率とOS率は, 標準群とdd群で比較する (①+②, 985名 vs. ③+④, 988名) とDFS 75% vs. 82%, OS 90% vs. 92%を示している.

12 私の工夫

- 悪心・嘔吐に困った場合は, 頓服の metoclopramide, olanzapine や prochlorperazine を使用する.
- 末梢神経障害 (しびれ, 疼痛) は支持療法を試しても効果がない場合は休薬・用量調整を行う.

文献

1) Citron ML et al：Randomized trial of dose-dense versus conventionally scheduled and sequential versus concurrent combination chemotherapy as postoperative adjuvant treatment of node-positive primary breast cancer：first report of Intergroup Trial C9741/Cancer and Leukemia. J Clin Oncol **21**：1431-1439, 2003
2) Swain SM et al：Definitive results of a phase III adjuvant trial comparing three chemotherapy regimens in women with operable, node-positive breast cancer：The NSABP B-38 trial. J Clin Oncol **31**：3197-3204, 2013
3) Waks AG et al：Pneumocystis jiroveci pneumonia (PCP) in patients receiving neoadjuvant and adjuvant anthracycline-based chemotherapy for breast cancer：incidence and risk factors. Breast Cancer Res Treat **154**：359-367, 2015

II章 薬物療法の実践／A 術前・術後薬物療法／a. 化学療法

6 classical CMF（後）

レジメン					
Day	1	8	14		29〜
cyclophosphamide 100 mg/m²/日	← 14日間連日内服 →				
methotrexate 40 mg/m²，30分点滴静注	↓	↓	—		次コース
fluorouracil 600 mg/m²，30分点滴静注	↓	↓	—		次コース
検査実施時期とその指標：詳細は本文の「休薬の規定」「減量・中止の基準」参照					
白血球数 2,000/mm³ 以上	○	○	—		○
好中球数 1,000/mm³ 以上	○	○	—		○
血小板数 75,000/mm³ 以上	○	○	—		○
総ビリルビン 2.0 mg/dL 以下	○	○	—		○
AST/ALT 150 IU/L 以下	○	○	—		○
主な副作用と発現期間の目安：詳細は本文の「主な副作用」参照					
白血球減少					
好中球減少					
貧血					
血小板減少					
食欲不振					
悪心・嘔吐					
下痢・便秘					
膀胱炎					
倦怠感					
口内炎					

1 レジメン

① cyclophosphamide（CPA）100 mg/m²/日（体表面積 1.5 m² 以上で 50 mg 錠 3 錠，1.5 m² 未満で 50 mg 錠 2 錠），内服，Day 1〜14

② methotrexate (MTX) 40 mg/m^2 + 生食 50 mL, 30分で点滴静注, Day 1, 8；4週1コース
③ fluorouracil (5-FU) 600 mg/m^2 + 生食 50 mL, 30分で点滴静注, Day 1, 8；4週1コース

2 適応
- 術後療法

3 1コースの期間
- 4週間

4 コース数の設定
- 6コース

5 休薬の規定
- 白血球数＜2,000/mm^3
- 好中球数＜1,000/mm^3
- 血小板数＜75,000/mm^3
- 総ビリルビン＞2.0 mg/dL
- AST/ALT＞150 IU/L
- 感染徴候を認めた場合（38℃以上の発熱，コントロールできない下痢など）
- Grade 3以上の非血液毒性を認め，医師が投与不適と判断した場合

6 減量・中止の基準
a. 減量基準
- 白血球数＜1,000/mm^3
- 好中球数＜500/mm^3
- 血小板数＜25,000/mm^3
- 減量方法：1段階減量80％，2段階減量60％

b. 中止基準
- 新病変の出現など病勢の進行や継続困難な有害事象を認めた場合

7 投与前の注意点
- 一般的な術後補助化学療法と同様に，化学療法を行える適切な状態であること，重篤な合併症の有無を確認する．

8 投与中の注意点
- バイタルチェック，アレルギー反応の有無を確認．急性悪心・嘔吐の対応を行う．

9 主な副作用
- 骨髄抑制（白血球・好中球減少），発熱性好中球減少症，膀胱炎，口内炎，下痢・便秘には留意する．
- CPA による悪心・嘔吐，口内炎，膀胱炎には注意する．
- 在宅において見逃されがちな骨髄抑制の発現についてモニタリングを適切に行う．

10 基本的な治療成績
- classical CMF は 2000 年代初頭まで，乳がん術後補助化学療法の代表的なレジメンであった[1]が，NSABP-15 により AC (doxorubicin＋CPA) 4 コースと CMF 6 コースによる術後補助化学療法が同等であること[2]，Early Breast Cancer Trialists' Collaborative Group (EBCTCG) のメタ解析によりアンスラサイクリンを含むレジメンの CMF に対する有意性が示されてから[3]，本邦ではあまり用いられなくなった．
- 現在，本邦において標準的術後補助化学療法として広く用いられる TC (docetaxel＋CPA) もしくは AC などが適応できない症例（脱毛回避希望，高齢，心毒性，骨髄機能の低下など）に対する術後補助化学療法のオプションの 1 つとして用いられる程度である．

11 私の工夫

- classical CMF は欧米で開発されたもので，本邦では毒性が強く現れる可能性があり，CPA を 100 mg/日，1 日 1 回，内服で行う modified CMF を用いることが多い．

文献

1) Bonadonna G et al：Evolving concepts in the systemic adjuvant treatment of breast cancer. Cancer Res **52**：2127-2137, 1992
2) Fisher B et al：Two months of doxorubicin-cyclophosphamide with and without interval reinduction therapy compared with 6 months of cyclophosphamide, methotrexate, and fluorouracil in positive-node breast cancer patients with tamoxifen-nonresponsive tumors：results from the National Surgical Adjuvant Breast and Bowel Project B-15. J Clin Oncol **8**：1483-1496, 1990
3) Early Breast Cancer Trialists' Collaborative Group：Polychemotherapy for early breast cancer：an overview of the randomised trials. Lancet **352**：930-942, 1998

Ⅱ章 薬物療法の実践/A 術前・術後薬物療法/a. 化学療法

7 tegafur・uracil（後）

レジメン					
Day	1	8	14		29〜
tegafur・uracil 100 mg/m²/日	連日内服 →				
検査実施時期とその指標：詳細は本文の「休薬の規定」「減量・中止の基準」参照					
白血球数 2,000/mm³ 以上	○	—	—		○
好中球数 1,000/mm³ 以上	○	—	—		○
血小板数 75,000/mm³ 以上	○	—	—		○
総ビリルビン 2.0 mg/dL 以下	○	—	—		○
AST/ALT 150 IU/L 以下	○	—	—		○
主な副作用と発現期間の目安：詳細は本文の「主な副作用と患者への指導」参照					
白血球減少					
好中球減少					
貧血					
血小板減少					
食欲不振					
悪心・嘔吐					
下痢・便秘					

1 レジメン

- tegafur・uracil（UFT）100 mg/m²/日，連日内服

2 適応

- 術後療法，進行・再発治療

3 1コースの期間

- 1コースの設定はなく，進行・再発治療としては連日投与を行う．
- 術後療法としては連日投与で2年間の投与を行う．

4 コース数の設定
- 進行・再発治療の場合は病勢増悪あるいは忍容性がなくなるまで
- 術後療法の場合は2年間の投与を行う．

5 休薬の規定
- 白血球数＜2,000/mm^3
- 好中球数＜1,000/mm^3
- 血小板数＜75,000/mm^3
- 総ビリルビン＞2.0 mg/dL
- AST/ALT＞150 IU/L
- 感染徴候を認めた場合（38℃以上の発熱，コントロールできない下痢など）
- Grade 3以上の非血液毒性を認め，医師が投与不適と判断した場合

6 減量・中止の基準
a. 減量基準
- 白血球数＜1,000/mm^3
- 好中球数＜500/mm^3
- 血小板数＜25,000/mm^3
- 減量方法：1段階減量80％，2段階減量60％

b. 中止基準
- 進行・再発治療で腫瘍の増大，新病変の出現など，病勢が進行した場合
- 進行・再発治療，術後療法で継続困難な有害事象を認めた場合

7 投与前の注意点
- 下痢，胃炎など，投与前に消化器に関する異常がないこと，骨髄造血機能のチェックは行っておく．

8 投与中の注意点
- 食欲不振，悪心・嘔吐，下痢などの消化器症状に対応する．

9 主な副作用と患者への指導
- 経口剤であるため血液毒性が目立たないイメージがあるが，定期的に消化器症状，骨髄抑制は確認する．
- 患者に対しても毒性出現の可能性を説明しておく．

10 基本的な治療成績
- 1988～1992年にUFTによる術後補助化学療法として本邦で行われた6つのACETBC試験のメタ解析では，2年間のUFT投与群が非投与群に比して5年生存率が有意に良好であった（95.9% vs. 94.0%，95%CI記載なし，p=0.04）[1]．
- リンパ節転移陽性乳がんを対象にCMF+tamoxifenと2年間のUFT+tamoxifenを比較したCUBC試験では，CMFに対するUFTの非劣性を示すことができなかったが，5年無再発生存率や5年生存率はほぼ同等であった[2]．
- 腋窩転移陰性再発高リスク群を対象に術後補助化学療法としてUFTの2年間投与とCMFを比較したNSAS-BC01試験では，CMFに対する非劣性が証明されなかったものの，5年無再発生存率や5年生存率はほぼ同等であった[3]．
- UFTで肝機能障害が多いものの，白血球減少と脱毛はCMFに比較して少なく，QOLはUFT群で良好であった．
- 脱毛の発現は，NSAS-BC01試験ではCMF群55.2%に対してUFT群9.7%（p<0.01），CUBC試験においてもCMF群39.3%に対してUFT群2.3%（p<0.001）であった．

11 私の工夫
- UFTは経口剤であるため，通常用いられる点滴レジメンと比較して，有害事象は軽度であると思われがちであるが，骨髄抑制，肝機能障害などには留意すべきである．

文献

1) Noguchi S et al : Postoperative adjuvant therapy with tamoxifen, tegafur plus uracil, or both in women with node-negative breast cancer : a pooled analysis of six randomized controlled trials. J Clin Oncol 23 : 2172-2184, 2005
2) Park Y et al : Uracil-tegafur and tamoxifen vs cyclophosphamide, methotrexate, fluorouracil, and tamoxifen in post-operative adjuvant therapy for stage Ⅰ, Ⅱ, or ⅢA lymph node-positive breast cancer : a comparative study. Br J Cancer 101 : 598-604, 2009
3) Watanabe T et al : Oral uracil and tegafur compared with classic cyclophosphamide, methotrexate, fluorouracil as postoperative chemotherapy in patients with node-negative, high-risk breast cancer : National Surgical Adjuvant Study for Breast Cancer 01 Trial. J Clin Oncol 27 : 1368-1374, 2009

II章 薬物療法の実践／A 術前・術後薬物療法／a. 化学療法

8 capecitabine（後）

レジメン

	Day	1	8	14	22〜
capecitabine 1,250 mg/m²/日，1日2回		←――14日間連日内服――→			次コース

検査実施時期とその指標：詳細は本文の「休薬の規定」「減量・中止の基準」参照

白血球数 2,000/mm³ 以上	○				○
好中球数 1,500/mm³ 以上	○				○
血小板数 75,000/mm³ 以上	○				○
総ビリルビン 1.5 mg/dL 以下	○				○
AST/ALT 3×ULN 以下	○				○

主な副作用と発現期間の目安：詳細は本文の「主な副作用と患者への指導」参照

手足症候群	
白血球減少	
好中球減少	
貧血	
血小板減少	
食欲不振	
悪心・嘔吐	
下痢	
倦怠感	

1 レジメン

- B法：capecitabine 1,250 mg/m²/日，1日2回，朝食後と夕食後30分以内，内服，Day 1〜14；3週1コース

2 適応

- アンスラサイクリン，タキサン系薬剤による6コース以上の術前化学療法後に手術が実施され，病理学的に遺残腫瘍が認められた HER2 陰性乳がん症例（術後 120 日以内の登録，

登録後は2週以内の投与開始：術後最長で134日以内の投与）

3 1コースの期間
- B法：3週間

4 コース数の設定
- 8コース

5 次コース開始基準
a. 血液毒性
- 白血球数≧3,000/mm^3 または好中球数≧1,500/mm^3 のどちらか一方を満たす．
- 血小板数≧75,000/mm^3
- ヘモグロビン≧8.0/dL

b. 非血液毒性
- AST，ALT≦2.5×ULN
- 血清クレアチニン≦1.5×ULN
- 総ビリルビン≦1.5×ULN
- Grade 1以下の手足症候群
- Grade 1以下の下痢

6 休薬の規定
- 2コース目以降に上記の「次コース開始基準」を満たさない場合は**表1**に従う．

7 減量・中止の基準
a. 減量基準
- **表2**に従う．
b. 中止基準
- 治療中の再発・転移が確認された場合
- 継続困難な有害事象

表1 休薬の規定

NCIによる毒性のGrade判定		治療期間中の処置	治療再開時の投与量
Grade 1		休薬・減薬不要	減量不要
Grade 2	初回発現	Grade 0～1に軽快するまで休薬	減量不要
	2回目発現	Grade 0～1に軽快するまで休薬	1段階減量
	3回目発現	Grade 0～1に軽快するまで休薬	2段階減量
	4回目発現	投与中止・再投与不可	―
Grade 3	初回発現	Grade 0～1に軽快するまで休薬	1段階減量
	2回目発現	Grade 0～1に軽快するまで休薬	2段階減量
	3回目発現	投与中止・再投与不可	―
Grade 4	初回発現	投与中止・再投与不可あるいは治療継続が患者にとって望ましいと判定された場合は、Grade 0～1に軽快するまで投与中断	2段階減量

Grade	臨床領域	機能領域
1	しびれ, 皮膚知覚過敏, ヒリヒリ・チクチク感, 無痛性腫脹, 無痛性紅斑	日常生活に制限を受けることはない症状
2	腫脹を伴う有痛性皮膚紅斑	日常生活に制限を受ける症状
3	湿性落屑, 潰瘍, 水疱, 強い痛み	日常生活を遂行できない症状

表2 減量基準

体表面積	1回用量	
	1段階減量	2段階減量
1.13 m² 未満	900 mg	600 mg
1.13 m² 以上 1.21 m² 未満	1,200 mg	
1.21 m² 以上 1.45 m² 未満	1,200 mg	900 mg
1.45 m² 以上 1.69 m² 未満	1,500 mg	900 mg
1.69 m² 以上 1.77 m² 未満	1,500 mg	1,200 mg
1.77 m² 以上	1,800 mg	1,200 mg

8 投与前の注意点

- 開始時のデータの実施指標は休薬の規定に準ずる:先行治療の影響を含め有害事象がGrade 2未満で骨髄,肝機能,

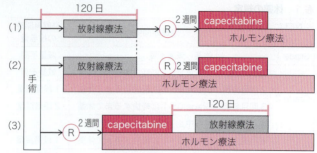

図1 投与パターンのバリエーション

腎機能が保たれていること（**表1**）．
- 特に骨髄抑制，腎・肝機能障害，冠動脈疾患，活動性消化管潰瘍を有する患者，高齢患者では副作用の重篤化に注意
- 併用薬では①S-1は併用禁止，②warfarinは併用注意（血液凝固異常・出血の報告あり，凝固能検査を適宜実施），③phenytoinは併用注意（phenytoinの血中濃度上昇）
- 放射線療法・ホルモン療法に関して**図1**のいずれかに従う．

9 投与中の注意点

- 内服ゆえ患者の服薬アドヒアランス，適切なセルフケアが肝要
- 発熱などの感染徴候，下痢，嘔吐などの明らかな消化器症状で服用継続が困難になった場合の連絡先（治療施設あるいは関連の最寄りの医療施設）への連絡の徹底
- 手足症候群の管理は保湿と重症部への副腎皮質ステロイド軟膏で重症化を防ぐ．

10 主な副作用と患者への指導

- 開始後からの悪心（22.1％），食欲不振（17.1％），中盤からの手足症候群（73.4％），口内炎（21.2％），全体的に下痢（21.9％），倦怠感（25.5％），検査値では高ビリルビン血症（32.1％），赤血球（39.5％）・白血球（63.2％）・血小板減少（54.9％）の発現に注意が必要

- 442例中（6コース：159例，8コース：283例），規定量を完遂した割合は各々57.9%，37.8%，減量した割合は23.9%，36.7%，中止した症例は18.2%，25.4%，相対用量強度（relative dose intensity：RDI）中央値（±SD）は87.9（±21.6），79.1（±29.0）と，通常の術後治療よりRDIは低い傾向にあり，そのマネジメントには工夫が必要である．

11 基本的な治療成績
- CREATE-X試験で，5年の無再発率はcapecitabine群/対照群で各74.1%/67.6%（HR 0.70, 95%CI 0.53〜0.92, p=0.01），5年の全生存率は89.2%/83.6%（HR 0.59, 95%CI 0.39〜0.90, p=0.01）とcapecitabine群で有意に改善がみられた．

12 私の工夫
- 術前化学療法で病理学的完全奏効（pCR）が得られなかった患者への大きな福音であり，特にnon-pCRが再発リスクに直結しやすいトリプルネガティブ患者へのベネフィットが大きい．
- 治療効果への期待ゆえRDI維持が重要に思えるが，試験でも3人に1人が減量を経験し，RDIは80%が許容されることから，1〜2コース中の副作用から適正量を早期に推定し減量，スケジュールを維持するほうが管理は容易と考えられる．
- 手足症候群などの非血液毒性は悪化後の回復に時間を要することから支持療法で重篤化を防ぎRDIを維持することが理想ではあるが，追加の術後化学療法8コース限定と理解し，管理可能なGrade 1, 2の有害事象は想定内として減量せず完遂を試みるのも一考かもしれない．治療効果に期待する患者の負担を過剰にし過ぎないように患者との良好なコミュニケーションと，治療意義と心身への負担とのバランス感覚が重要である．

文献
1) Masuda N et al：Adjuvant capecitabine for breast cancer after preoperative chemotherapy. N Engl J Med 376：2147-2159, 2017

II章　薬物療法の実践／A　術前・術後薬物療法／a．化学療法

9　weekly paclitaxel + weekly trastuzumab（前・後）

レジメン

Day	1	8	15	22〜
paclitaxel 80 mg/m², 60分点滴静注	↓	↓	↓	次コース
trastuzumab 初回4 mg/kg, 90分点滴静注, 2回目以降2 mg/kg[*1]	↓	↓	↓	

検査実施時期とその指標：詳細は本文の「休薬の規定」「減量・中止の基準」参照

白血球数 3,000/mm³ 以上	○	—	—	○
好中球数 1,500/mm³ 以上	○	—	—	○
血小板数 100,000/mm³ 以上	○	—	—	○
総ビリルビン 1.5 mg/dL 以下	○	—	—	○
AST/ALT 100 IU/L 以下	○	—	—	○

主な副作用と発現期間の目安：詳細は本文の「主な副作用と患者への指導」参照

過敏反応	
脱毛	3コース目以降
末梢神経障害	5〜7コース目以降
味覚障害	特定の時期なし
筋肉痛・関節痛	投与2〜3日後
光線過敏症	いつでも起こりうる
infusion reaction（発熱・悪寒）	
心不全	特定の時期なし
間質性肺炎[*2]	

[*1] 2回目以降は30分点滴静注に短縮可能.
[*2] 特定の時期はない．投与開始後2〜3週間から，2〜3ヵ月で発症するものが多い．

1　レジメン

① trastuzumab 初回4 mg/kg＋生食250 mL, 90分で点滴静注→2回目以降2 mg/kg＋生食250 mL, 30分で点滴静注, Day 1, 8, 15；3週1コース

② dexamethasone 6.6 mg + ranitidine 50 mg + d-chlorpheniramine maleate 5 mg + 生食 50 mL，全開で点滴静注，Day 1, 8, 15
③ 生食 100 mL，30 分で点滴静注，Day 1, 8, 15
④ paclitaxel (PAC) 80 mg/m^2 + 生食 250 mL，60 分で点滴静注，Day 1, 8, 15
⑤ 生食 50 mL，全開で点滴静注，Day 1, 8, 15；3 週 1 コース

2 適応
- HER2 陽性乳がん 術前・術後療法（IHC 法にて 3+ または ISH 法にて遺伝子増幅が確認された原発乳がんに対する初期治療）

3 1 コースの期間
- 3 週間

4 コース数の設定
- 12 コース

5 休薬の規定
- 白血球数＜3,000/mm^3
- 好中球数＜1,500/mm^3
- 血小板数＜100,000/mm^3
- 総ビリルビン＞1.5 mg/dL
- AST/ALT＞100 IU/L
- Grade 3 以上の末梢神経障害
- LVEF が 45％ 未満の場合，あるいは 45％≦LVEF＜50％ で初回投与前値よりも 10 ポイント以上低下した場合[1]

6 減量・中止の基準
- 初期治療であり基本的には減量は行わない．
- 重篤な過敏反応や，trastuzumab により LVEF 低下がみられ，休薬によっても改善しない場合は中止する[1]．

7 投与前の注意点

- アレルギー体質, アルコール不耐, 過敏症, 間質性肺疾患, 心疾患などの既往, 心血管疾患に関するリスク因子, 喫煙などに関する問診, 心機能の評価, 使用した化学療法の内容などの確認を行う.

8 投与中の注意点

- 過敏反応, infusion reaction に注意する.

a. 過敏反応

- 発疹, 蕁麻疹, 呼吸困難, 頻脈, 発汗, 胸痛, 腹痛, 咳, 嘔吐, 発熱, 悪寒, 血圧低下など症状は多岐にわたる.
- 最も重篤なものが, アナフィラキシーであり, 初回投与時に起こることが多い
- 呼吸困難, 血圧低下, チアノーゼなど認められた場合には必要な救急処置を行う.
- 有機溶媒(クレモフォール)の関与が示唆されている.
- ヒスタミン H_1・H_2 受容体拮抗薬および dexamethasone の前投薬が必要である.
- 投与開始後すぐに起こることが多いため, 十分なバイタルサインの観察を行う.
- 軽度な場合には症状が改善した後に, 緩徐に投与を再開することも可能であるが, 十分な注意が必要である.

b. trastuzumab による infusion reaction

- 初回投与時に出現することが多い.
- 主な症状は発熱・悪寒である. その他, 悪心・嘔吐, 疼痛, 頭痛, 咳, めまい, 発疹などが起こる場合もある.
- 重篤な場合にはアナフィラキシー様の症状が認められることもある.
- 多くの場合は NSAIDs や acetaminophen で対処可能であり, 予防内服での抑制も行われる.
- 前投薬(抗ヒスタミン薬, 副腎皮質ステロイドなど)に関する有用性は確認されていない.

9 主な副作用と患者への指導

a. 過敏反応
- 初回投与当日に起こることが多い．
- これまで過敏反応の履歴がないか，アルコール不耐でないかなどの問診が重要である．
- PAC はアルコールを含有しているため外来治療時には車の運転をしないよう患者への説明が必要である．

b. 脱毛
- 3コース目以降に起こることが多い．

c. 末梢神経障害
- タキサン系薬剤による末梢神経障害は主に軸索障害によるものである．病変の主座が軸索にあり，臨床的には四肢末梢から始まる glove and stocking 型の感覚障害の分布を示す．
- 神経細胞体は保たれているので，早期の薬剤中止により回復が見込まれるが，初期治療においては dose intensity を守ることが重要であるため，減量・休薬よりも対症療法が重要になる．
- ごく最近，フローズングローブとソックスを用いて手足を冷却することで，PAC 投与に伴う末梢神経障害が予防可能であることが報告された[2]．

d. 味覚障害
- 味が感じられない，砂を噛むような感じ，塩気を感じない，塩気を強く感じる，甘さがわからないなど様々な障害が起こることがある．

e. 光線過敏症
- いつでも起こりうる．紫外線に曝露しないように注意する．

f. 筋肉痛・関節痛
- 投与日から数日以内に一過性の筋肉痛，関節痛が生じることがある．
- NSAIDs で対応可能であるが，痛みを伴う副作用は患者にとって不安を大きくするものであることから，事前に患者に十分説明しておくとよい．

g. 心不全

- trastuzumab投与期間中は，通常は12週ごと，無症候性心機能障害患者では6〜8週ごとに心エコー，multigated acquisition scan（MUGA）などでLVEFを定期的に測定し，患者の状態を確認することが重要である．
- weekly PAC＋weekly trastuzumab（wPAC＋wHER）開始前に心機能に問題なければ，終了まで心機能の評価は必ずしも必要ではない．
- 動悸，息切れ，頻脈など自覚症状の有無を確認することが重要である．
- 心機能障害発現の傾向が認められた場合には，心機能検査を行う．
- trastuzumabによる心機能障害に対する特別の治療法は確立しておらず，強心配糖体，ACE阻害薬，利尿薬などによる一般的な対症療法を行う．

h. 間質性肺炎

- 特定の好発時期はない．投与開始後2〜3週間から，2〜3ヵ月で発症するものが多い．
- 自覚症状は一般的には呼吸困難，乾性咳嗽，発熱など非特異的なものである．
- 自覚症状が認められず胸部X線やCTなどで偶発的に発見されることもある．

10 基本的な治療成績

- NSABP B-31試験，NCCTG N9831試験では，リンパ節転移陽性HER2陽性乳がんあるいは再発高リスク症例（4,045例）を対象にAC→PAC順次投与群とPAC投与時からtrastuzumabを投与する群を比較した[3]．PACは，NSABP B-31試験では175 mg/m^2，3週1回投与，NCCTG N9831試験では80 mg/m^2，毎週投与であった．trastuzumabはともに毎週投与であった．trastuzumab群において，無病生存率，全生存率ともに有意な改善を認めた．
- 一方，腫瘍径3 cm以下，リンパ節転移陰性早期HER2陽性

乳がん患者406人を対象としたAPT試験では，wPAC＋wHER 12サイクルの投与およびtrastuzumab計1年投与により，観察期間中央値4.0年で，無浸潤疾患生存期間98.7％と極めて良好な成績が得られている[4]．

11 私の工夫
- 末梢神経障害については，早い段階から症状の有無についてできるだけ細かく確認し，pregabalinなどの処方で対処する．可能な場合にはフローズングローブとソックスの着用を行っている．

文献
1) 中外製薬：ハーセプチン適正使用ガイド（2016年7月改訂）
2) Hanai A et al：Effects of Cryotherapy on objective and subjective symptoms of paclitaxel-induced neuropathy：prospective self-controlled trial. J Natl Cancer Inst 110：141-148, 2018
3) Romond EH et al：Trastuzumab plus adjuvant chemotherapy for operable HER2-positive breast cancer. N Engl J Med 353：1673-1684, 2005
4) Tolaney SM et al：Adjuvant paclitaxel and trastuzumab for node-negative, HER2-positive breast cancer. N Engl J Med 372：134-141, 2015

II章 薬物療法の実践/A 術前・術後薬物療法/a. 化学療法

10 3-weekly docetaxel + 3-weekly trastuzumab（前・後）

レジメン

Day	1	8	12	22〜
docetaxel 75 mg/m², 60 分点滴静注	↓	—	—	次コース
trastuzumab 初回 8 mg/kg, 90 分点滴静注, 2 回目以降 6 mg/kg[*1]	↓	—	—	

検査実施時期とその指標：詳細は本文の「休薬の規定」「減量・中止の基準」参照

白血球数 3,000/mm³ 以上	○	—	—	○
好中球数 1,500/mm³ 以上	○	—	—	○
血小板数 100,000/mm³ 以上	○	—	—	○
総ビリルビン 1.5 mg/dL 以下	○	—	—	○
AST/ALT 100 IU/L 以下	○	—	—	○

主な副作用と発現期間の目安：詳細は本文の「主な副作用と患者への指導」参照

副作用	
白血球減少	
好中球減少	
発熱性好中球減少症	
脱毛	
過敏反応	
皮疹	
爪の変化・異常	特定の時期なし
浮腫	3 コース目以降
間質性肺炎[*2]	
味覚障害	特定の時期なし
末梢神経障害[*3]	
関節痛・筋肉痛	
下痢[*4]	
infusion reaction（発熱・悪寒）[*5]	
心不全	特定の時期なし

[*1] 2 回目以降は 30 分点滴静注に短縮可能．
[*2] 特定の時期はない．投与開始後 2〜3 週間から 2〜3 ヵ月で発症するものが多い．
[*3] Day 3〜5 から用量依存性に発症頻度が高くなる．
[*4] 投与開始直後の場合と，Day 2 以降の遅発性の場合がある．
[*5] 特に初回投与時にみられる．

1 レジメン

① trastuzumab 初回 8 mg/kg＋生食 250 mL，90 分で点滴静注→2 回目以降 6 mg/kg＋生食 250 mL，30 分で点滴静注，Day 1
② dexamethasone 8.25 mg＋生食 50 mL，全開で点滴静注，Day 1
③ docetaxel（DOC）75 mg/m^2＋生食 250 mL，60 分で点滴静注*，Day 1；3 週 1 コース

*初回，2 回目までは最初の 20 分を 40 mL/時の速度で開始し，過敏反応を確認する．

2 適応

- HER2 陽性乳がん 術前・術後療法

3 1 コースの期間

- 3 週間

4 コース数の設定

- 4 コース

5 休薬の規定

- 白血球数＜3,000/mm^3
- 好中球数＜1,500/mm^3
- 血小板数＜100,000/mm^3
- 総ビリルビン＞1.5 mg/dL
- AST/ALT＞100 IU/L
- Grade 3 以上の末梢神経障害
- LVEF＜45％，あるいは 45％≦LVEF＜50％で初回投与前値よりも 10 ポイント以上低下した場合[1]

6 減量・中止の基準

- 初期治療においては基本的には減量は行わない．
- 発熱性好中球減少症（FN）がコントロール困難な場合は 20％減量する．
- 重篤な過敏反応や，trastuzumab により LVEF 低下がみら

れ，休薬によっても改善しない場合は中止する[1].

7 投与前の注意点
- アレルギー体質，過敏症，間質性肺疾患，心疾患などの既往，心血管疾患に関するリスク因子，喫煙などに関する問診，心機能の評価，使用した化学療法の内容などの確認を行う．

8 投与中の注意点
- 過敏反応，infusion reaction に注意する．

a. 過敏反応
- paclitaxel（PAC）より頻度は低い．発疹，蕁麻疹，呼吸困難，頻脈，発汗，胸痛，腹痛，咳，嘔吐，発熱，悪寒，血圧低下など症状は多岐にわたる．
- 最も重篤なものが，アナフィラキシーであり，初回投与時に起こることが多い．
- 呼吸困難，血圧低下，チアノーゼなど認められた場合には必要な救急処置を行う．
- 軽度な場合には症状が改善した後に，緩徐に投与を再開することも可能であるが，十分な注意が必要である．

b. trastuzumab による infusion reaction
- 初回投与時に出現することが多い．
- 主な症状は発熱・悪寒である．その他，悪心・嘔吐，疼痛，頭痛，咳，めまい，発疹などが起こる場合もある．
- 重篤な場合にはアナフィラキシー様の症状が認められることもある．
- 多くの場合は NSAIDs や acetaminophen で対処可能であり，予防内服での抑制も行われる．前投薬（抗ヒスタミン薬，副腎皮質ステロイドなど）に関する有用性は確認されていない．

9 主な副作用と患者への指導
a. 好中球減少，発熱性好中球減少症（FN）
- PAC に比較して，DOC のほうが発生頻度は高い[2].
- うがい，手洗い，マスク着用などを指導する．

- 発熱時の抗菌薬服用について，事前に十分な説明を行い，一定期間服用後に解熱しない場合には必ず連絡するように指導する．
- リスク因子に応じて pegfilgrastim による一次予防，二次予防を行う．

b. 過敏反応
- 初回投与当日に起こることが多い．

c. 脱毛
- 3週目以降に起こることが多い．

d. 皮疹
- 顔面，頸部，両手背から前腕，足先に認めることが多い．

e. 爪の変化・異常
- 爪の剝離，色素沈着，肥厚，爪囲炎，爪下膿瘍など起こりうる．
- 感染が疑われる場合には抗菌薬の投与を行う．
- 爪の手入れ，保湿，短く切りすぎないようにするなどを指導する．
- フローズングローブとソックスを用いて手足を冷却することで皮疹や爪異常の頻度は低下する．

f. 全身性浮腫
- 回数・用量依存性に強くなる．
- 副腎皮質ステロイドの予防的内服や浮腫の程度が強い場合には利尿薬の内服を行う．
- 時に歩行困難になるほどの下腿浮腫を認める場合があるが，浮腫が高い確率で起こりうること，浮腫が軽減するまでには数ヵ月を要することを前もって患者に伝える．

g. 味覚障害
- 味が感じられない，砂を噛むような感じがする，塩気を感じない，塩気を強く感じる，甘さがわからないなど様々な障害が起こることがある．

h. 末梢神経障害
- PAC より頻度は低いが，Day 3〜5 に起こることがあり，用量依存性に強くなる．
- 臨床的には四肢末梢から始まる glove and stocking 型の感覚障害の分布を示す．

- 早期の薬剤中止により回復が見込まれるが，初期治療においては dose intensity を守ることが重要であるため，減量・休薬よりも対症療法が重要になる．

i. 関節痛・筋肉痛
- 投与日から数日以内に一過性の筋肉痛，関節痛が生じることがある．
- NSAIDs で対応可能であるが，痛みを伴う副作用は患者にとって不安を大きくするものであることから，事前に患者に十分説明しておくとよい．

j. 下痢
- 投与開始すぐの場合と，遅発性 (Day 2 以降) の場合がある．

k. 心不全
- trastuzumab 投与期間中は，通常は 12 週ごと，無症候性心機能障害患者では 6～8 週ごとに心エコーなどで LVEF を定期的に測定し，患者の状態を確認することが重要である．
- 動悸，息切れ，頻脈など自覚症状の有無を確認することが重要である．
- 心機能障害発現の傾向が認められた場合には，心機能検査を行う．
- trastuzumab による心機能障害に対する特別の治療法は確立しておらず，強心配糖体，ACE 阻害薬，利尿薬などによる一般的な対症療法を行う．

l. 間質性肺炎
- 特定の好発時期はない．
- 投与開始後 2～3 週間から，2～3 ヵ月で発症するものが多い．
- 自覚症状は一般的には呼吸困難，乾性咳嗽，発熱など非特異的なものである．
- 自覚症状が認められず，胸部 X 線や CT などで偶発的に発見されることもある．

10 基本的な治療成績
- BCIRG 006 試験では，AC→DOC，AC→DOC＋trastuzumab，DOC＋carboplatin＋trastuzumab の比較試験が行われた[3]．

AC→DOCに比較してAC→DOC+trastuzumab群では無病生存期間，全生存期間ともに有意な延長を認めた．この試験をはじめ，海外の臨床試験では3-weekly DOCとしては100 mg/m^{2}が用いられることが大半である．一方，わが国では保険適用は75 mg/m^{2}までである．わが国で行われた術後化学療法N-SAS BC 02試験[4]のAC 4サイクル→DOC 4サイクルや術前化学療法として行われたFEC 4サイクル→DOC 4サイクル[5]ではDOCは75 mg/m^{2}が用いられたが，有効性は海外のものと遜色ないと考えられる．わが国ではDOC 75 mg/m^{2}を用いるのが妥当と考えられる．

11 私の工夫

- 起こりうる副作用について事前に十分説明しておくことが患者の不安軽減には重要である．
- フローズングローブを用いて冷却することで，爪障害・皮膚障害の発症を低下させることができる．フローズングローブがない場合，冷水や保冷剤での冷却もある程度有効である．顔面を冷却することも顔面の皮疹の予防に有効である．
- 65歳以上の高齢者や，レジメンの異なる先行化学療法（多くの場合アンスラサイクリン）におけるFNの既往歴など，FNのリスク因子を考慮して，pegfilgrastimによるFNの一次予防，二次予防を行う．

文献

1) 中外製薬：ハーセプチン適正使用ガイド（2016年7月改訂）
2) Sparano JA et al：Weekly paclitaxel in the adjuvant treatment of breast cancer. N Engl J Med **358**：1663-1671, 2008
3) Slamon D et al：Adjuvant trastuzumab in HER2-positive breast cancer. N Engl J Med **365**：1273-1283, 2011
4) Watanabe T et al：Comparison of an AC-Taxane versus AC-free regimen and paclitaxel versus docetaxel in patients with lymph node-positive breast cancer：final results of the National Surgical Adjuvant Study of Breast Cancer 02 trial, a randomized comparative phase 3 study. Cancer **123**：759-768, 2017
5) Toi M et al：Phase II study of preoperative sequential FEC and docetaxel predicts of pathological response and disease free survival. Breast Cancer Res Treat **110**：531-539, 2008

II章 薬物療法の実践/A 術前・術後薬物療法/a. 化学療法

11 docetaxel + carboplatin + trastuzumab

レジメン

Day	1	8	15	22〜
trastuzumab[*] 初回 4 mg/kg, 90 分点滴静注 2 回目以降 2 mg/kg, 30 分点滴静注	↓	↓	↓	次コース
docetaxel 75 mg/m², 60 分点滴静注	↓	—	—	
carboplatin AUC 6, 60 分点滴静注	↓	—	—	

検査実施時期とその指標：詳細は本文の「休薬の規定」「減量・中止の基準」参照

好中球数 1,000/mm³ 以上	○	—	—	○
血小板数 100,000/mm³ 以上	○	—	—	○
総ビリルビン 1.5 mg/dL 以下	○	—	—	○
AST/ALT 100 IU/L 未満	○	—	—	○
総ビリルビン, AST/ALT, 脱毛以外の非血液毒性 Grade 2 以下	○	—	—	○

主な副作用と発現期間の目安：詳細は本文の「主な副作用と患者への指導」参照

好中球減少	
発熱性好中球減少	
血小板減少	
悪心・嘔吐	
倦怠感・筋肉痛	
口腔粘膜炎・下痢	
脱毛	
爪の変色	2 コース目以降に出現
末梢性浮腫	3〜4 コース目以降に出現
infusion reaction	
心不全	特定の発症時期なし

[*] trastuzumab の投与法は, 初回 8 mg/kg, 90 分で点滴静注, 2 回目以降 6 mg/kg, 30 分で点滴静注を 3 週間隔投与も用いられている.

a-11. docetaxel+carboplatin+trastuzumab

1 レジメン
① trastuzumab* 初回 4 mg/kg+生食 100 mL，90 分で点滴静注→2 回目以降 2 mg/kg+生食 100 mL，30 分で点滴静注，Day 1, 8, 15；3 週 1 コース
② dexamethasone 6.6 mg+granisetron 3 mg+生食 50 mL，15 分で点滴静注，Day 1
③ docetaxel (DOC) 75 mg/m^2+生食 250 mL，60 分で点滴静注，Day 1
④ carboplatin (CBDCA) AUC 6+生食 250 mL，60 分で点滴静注，Day 1
⑤ 生食 50 mL，15 分で点滴静注，Day 1；3 週 1 コース

*trastuzumab の投与法は，初回 8 mg/kg，90 分で点滴静注→2 回目以降 6 mg/kg，30 分で点滴静注を 3 週間隔投与も用いられている．

〈DOC の浮腫予防〉
- dexamethasone 4 mg/回，化学療法前日は夕食後，Day 1, 2 は朝・夕食後，Day 3 は朝食後に内服

2 適応
- HER2 陽性乳がん 術前・術後療法

3 1 コースの期間
- 3 週間

4 コース数の設定
- 術前，あるいは術後に 6 コース

5 休薬の規定
- 好中球数<1,000/mm^3
- 血小板数<100,000/mm^3
- 総ビリルビン>1.5 mg/dL
- AST/ALT≧100 IU/L
- Grade 3 以上の非血液毒性

6 減量・中止の基準

a. 減量基準
- 次コース開始日に休薬しても血小板数＜100,000/mm³が2週間継続
- Grade 4 の血小板減少
- 2回目の発熱性好中球減少症
- Grade 3 以上の貧血
- Grade 3 以上の非血液毒性
- 減量方法：上記の基準のいずれかに該当する場合は，次コースより DOC は 75 mg/m²→60 mg/m²，CBDCA は AUC 6→5 へ減量．trastuzumab は減量しない．なお，発熱性好中球減少症が認められた場合は，G-CSF の予防投与を行う．

b. 中止基準
- a.に示す減量後に，Grade 3 以上の非血液毒性が再度認められた場合
- 術前化学療法では腫瘍の増大，術後化学療法では再発を認めた場合
- Grade 3 以上の薬剤過敏症を認めた場合
- 間質性肺炎を認めた場合
- 症状を有する心不全を認めた場合

7 投与前の注意点

a. 治療開始前の対応
- 適応患者の選択について十分検討する．
- HER2 陽性乳がんの診断：術前，あるいは術後
- PS 0～1
- 心合併症の有無の確認，LVEF≧60%
- 心臓以外の合併症の有無の確認（感染症，糖尿病，間質性肺炎の有無など）
- 減量・中止基準の確認，副作用の発現状況の確認

8 投与中の注意点
- infusion reaction，薬剤過敏症の有無の確認・対応，バイタ

9 主な副作用と患者への指導

a. 主な副作用
- 主な副作用は血液毒性である.
- BCIRG 006 試験 1,056 例における副作用［Grade 3/4（NCI CTC ver.2.0）］の頻度は,好中球減少 65.9%,貧血 5.8%,血小板減少 6.1%,発熱性好中球減少 9.6%,および好中球減少を伴う感染 11.2%であった[1].
- 非血液毒性で主な副作用（Grade 3/4）の頻度は,関節痛 1.4%,筋肉痛 1.8%,倦怠感 7.2%,粘膜炎 1.4%,下痢 5.4%,悪心 4.8%,および嘔吐 3.5%であった.
- DOC に関連する副作用（すべての Grade）の頻度は,末梢性神経障害（知覚性）36%,末梢性神経障害（運動性）4.3%,および爪変化 28.7%であった.
- GENT（A）-1 試験では,70 例中 24%に Grade 1/2 の浮腫を認めた[2].
- 国内の術前化学療法の第 II 相試験 50 例では,66%で 6 サイクルを完遂し,有害事象により 34%が治療延期,減量,あるいは中止していた[3].さらに,14%で G-CSF の二次予防投与を受けた.

b. 患者への指導ポイント
- 約 10%で Grade 3/4 の発熱性好中球減少症を発症するため,好中球が減少する時期（おおよそ,Day 8〜16）の発熱時の抗菌薬内服について指導する.
- 約 5%で Grade 3/4 の下痢を発症し,発熱性好中球減少症と重なった場合に重症化しやすい.このため,発熱と下痢を合併した場合は,ただちに来院し,入院治療を行うことを説明する.

10 基本的な治療成績

a. BCIRG 006 試験[1]
- HER2 陽性乳がん（T1〜3,腋窩リンパ節転移陰性・再発高リス

ク，および腋窩リンパ節転移陽性）の術後において，①doxorubicin＋cyclophosphamide（AC）4サイクル→DOC（100 mg/m²）4サイクル，②AC 4サイクル→DOC＋trastuzumab 4サイクル，および③DOC＋CBDCA（75 mg/m²）＋trastuzumab 6サイクルの3群比較の第Ⅲ相試験である．なお，trastuzumab投与群では，化学療法後にtrastuzumab単剤を9ヵ月間投与した．

- 主要評価項目は無病生存期間（DFS）であり，5年DFS（観察期間中央値65ヵ月）は，①75％，②84％，および③81％であった．5年生存率は，それぞれ，87％，92％，および91％であった．心毒性（症状のある心不全，および治療前より＞10％のLVEF低下）の割合は，②2.0％および18.6％，③0.4％および9.4％であり，②よりも③で心毒性が軽度であった．

b. GENT (A)-1 試験[2]

- 臨床病期Ⅱ～ⅢのHER2陽性乳がんの術前にDOC＋CBDCA＋trastuzumab 6サイクルを投与した第Ⅱ相試験で，70例に対する主要評価項目のpCRは，38.6％であった．

c. 国内第Ⅱ相試験（Sugitaniら）[3]

- 臨床病期Ⅰ～ⅢのHER2陽性乳がんの術前にDOC＋CBDCA＋trastuzumab 6サイクルを投与した第Ⅱ相試験で，50例に対する主要評価項目のpCRは，52％であった．

11 私の工夫

- アルコール過敏・不耐例では，DOCの溶解にアルコールを用いない．
- DOCによる爪変化の予防目的で，フローズングローブの装着を検討する．
- 遷延する悪心や症状の強い筋肉痛・関節痛に対しては，十分な支持療法（制吐薬や鎮痛薬）を行い，それらを支持療法にても症状改善が困難なら，減量を考慮する．

> **トピックス**　HER2 陽性乳がん術後療法のアンスラサイクリンを含まないレジメン

　BCIRG 006 試験では，①HER2 陽性乳がんの術後，②T1～3，③腋窩リンパ節転移陽性/腋窩リンパ節転移陰性で再発高リスク（腫瘍径＞2 cm，ER/PgR ともに陰性，組織学的悪性度 2/3，年齢 35 歳未満の 1 項目以上が該当），④年齢（18～70 歳），を対象としていた．これらの症例に対して，DOC＋CBDCA＋trastuzumab は，心毒性の軽減が期待できるアンスラサイクリンを含まないレジメンである．

文献

1) Slamon D et al：Adjuvant trastuzumab in HER2-positive breast cancer. N Engl J Med **365**：1273-1283, 2011
2) Coudart BP et al：Multicenter phase Ⅱ trial of neoadjuvant therapy with trastuzumab, docetaxel, and carboplatin for human epidermal growth factor receptor-2-overexpressing stage Ⅱ or Ⅲ breast cancer：results of the GETN (A)-1 trial. J Clin Oncol **25**：2678-2684, 2007
3) Sugitani I et al：Neoadjuvant chemotherapy with trastuzumab, docetaxel, and carboplatin administered every 3 weeks for Japanese women with HER2-positive primary breast cancer：efficacy and safety. Int J Clin Oncol **22**：880-886, 2017

Ⅱ章 薬物療法の実践/A 術前・術後薬物療法/a. 化学療法

12 trastuzumab (後)

レジメン

	Day	1		22〜
trastuzumab 初回 8 mg/kg, 90 分点滴静注, 2 回目以降 6 mg/kg[*1]		↓		次コース
検査実施時期とその指標：詳細は本文の「休薬の規定」「中止の基準」参照				
好中球数 1,000/mm³ 以上		○		○[*2]
血小板数 75,000/mm³ 以上		○		○[*2]
AST/ALT 150 IU/L 以下		○		○[*2]
LVEF≧50%		○		
主な副作用と発現期間の目安：詳細は本文の「主な副作用と患者への指導」参照				
infusion reaction				
心機能障害				

[*1] 忍容性に問題なければ 2 回目以降は 30 分点滴静注に短縮可能.
[*2] 2 コース目 Day 1 の採血で問題なければ, 毎コースの採血は必要ない.

1 レジメン

① trastuzumab 初回 8 mg/kg + 生食 250 mL, 90 分で点滴静注
→ 2 回目以降 6 mg/kg, 30 分で点滴静注, Day 1；3 週 1 コース
- 予定投与日より 1 週間を超えて遅れた場合は, 再度, 初回投与量 (8 mg/kg) を投与する.

2 適応

- HER2 陽性乳がん 術後療法 (アンスラサイクリンまたはタキサン系薬剤と併用する. trastuzumab 単独投与の効果は証明されていない)

3 1 コースの期間

- 3 週間

4 コース数の設定
- 1年間（17または18コース）

5 休薬の規定
- 心機能：45%≦LVEF＜50% かつ ベースラインからの絶対値の変化≧10%，またはLVEF＜45%の場合

6 中止の基準
- 腫瘍の明らかな増大，新病変の出現など，病勢の進行が認められた場合
- 継続困難な有害事象を認めた場合
- 重篤なうっ血性心不全
- 休薬によって，LVEFの改善がみられなかった場合
- 間質性肺炎などの肺毒性の発症が疑われた場合

7 投与前の注意点
- 適応患者の選択について十分検討する．
- PS 0〜1
- 重篤な合併症の有無の確認
- 心機能のチェック
- trastuzumabの禁忌の確認：本剤に対する過敏症の既往歴，重篤な心障害
- 胸部への放射線照射中の患者は併用に注意する．
- 中止基準を確認．副作用の発現の確認

8 投与中の注意点
- infusion reactionを含む過敏症の有無の確認，バイタルチェック
- infusion reactionには，発熱，悪寒，悪心・嘔吐，頭痛，発疹，瘙痒などがあり，注意深く観察する．

9 主な副作用と患者への指導

a. 主な副作用

1) infusion reaction
- 点滴開始から24時間以内に出現するが,特に初回投与時や点滴開始後2時間以内に発現することが多い.
- 多くは,Grade 1/2と症状は軽度である.
- infusion reaction が出現した場合は,投与を中止し,抗ヒスタミン薬や副腎皮質ステロイドの投与などを行い,症状の回復するまで注意が必要である.
- 2回目以降に出現したり,繰り返すことはまれだが認める.

2) 心機能障害
- 定期的な心機能検査が必要である.
- trastuzumab 投与終了後に発症することもあるため注意する.

3) 間質性肺炎
- いずれも頻度は1%前後と低いが,重篤な副作用であるため,注意が必要である.息切れ,呼吸困難,咳など,心不全や呼吸不全症状に気をつける.心機能は定期的なモニタリングが必要である.

b. 患者への指導

- 初回投与時の infusion reaction の発現について注意するよう指導する.
- 間質性肺炎やうっ血性心不全の初期症状について注意するよう指導する.

10 基本的な治療成績

- 補助化学療法単独を対象群として,trastuzumab 1年投与の上乗せを検討した第Ⅲ相試験に HERA 試験と NSABP B-31/N9831 試験がある.

a. HERA 試験

- 術前・術後化学療法(多くがアンスラサイクリン and/or タキサン系薬剤)終了後に,trastuzumab 1年間投与の上乗せを検討した.2年の無再発生存率(85.8% vs. 77.4%,HR 0.54,$p<0.0001$),3年の全生存率(92.4% vs. 89.7%,HR 0.66,p=

0.0115)にて，trastuzumab 1年投与群が有意に優れた結果となった．

b. NSABP B-31/N9831試験
- AC後のpaclitaxel療法にtrastuzumabを逐次または同時併用で52週間の投与を上乗せした．3年の無再発生存率（87.1% vs. 75.4%，HR 0.48，p＜0.0001），3年の全生存率（94.3% vs. 91.7%，HR 0.67，p＝0.015）において，trastuzumab投与群で有意に優れていた．

11 私の工夫
- 血液検査は毎回行わず，2～3ヵ月に1回の頻度でフォローしている．

文献
1) Piccart-Gebhart MJ et al：Trastuzumab after adjuvant chemotherapy in HER2-positive breast cancer. N Engl J Med 353：1659-1672, 2005
2) Smith I et al：2-year follow-up of trastuzumab after adjuvant chemotherapy in HER2-positive breast cancer：a randomised controlled trial. Lancet 369：29-36, 2007
3) Romond EH et al：Trastuzumab plus adjuvant chemotherapy for operable HER2-positive breast cancer. N Engl J Med 353：1673-1684, 2005

1 アロマターゼ阻害薬（ANA，LET，EXE）（前・後）

レジメン						
Year	1	2	3	4	5
anastrozole 1 mg/日，1日1回						
letrozole 2.5 mg/日，1日1回			連日内服			
exemestane 25 mg/日，1日1回						
検査実施時期とその指標：詳細は本文の「休薬の規定，減量・中止の基準」参照						
骨密度測定	○	○	○	○	○
採血（肝機能，脂質検査）	○	○	○	○	○
主な副作用と発現期間の目安：詳細は本文の「主な副作用と患者への指導」参照						
悪心・めまい						
肝機能異常						
関節痛						
骨塩量減少						
ほてり						
脂質異常症						
頭髪減少/体毛増加						

1 レジメン
- anastrozole（ANA）1 mg/日，1日1回，連日内服
- letrozole（LET）2.5 mg/日，1日1回，連日内服
- exemestane（EXE）25 mg/日，1日1回，連日内服

2 適応
- 閉経後ホルモン受容体陽性乳がん 術前・術後療法

3 投与期間
- 術前療法：奏効例につき 4〜6ヵ月程度
- 術後療法：5年から最長10年

表1　骨密度と投薬・指導

Tスコア −1.0 未満 YAM 約 80%	ライフスタイルの改善（カルシウム豊富な食事，アルコール摂取制限，禁煙，適度な運動，日光浴） カルシウム 1,200〜1,500 mg/日 非活性型ビタミン D 400〜800 U/日
Tスコア −2.5 未満 YAM 約 70%	上記に加え，ビスホスホネートあるいは denosumab

YAM：young adult mean.

4 休薬の規定，減量・中止の基準

- 副作用の増悪により自覚症状の強い場合
- 数週間の休薬をとり，できるだけホルモン療法を継続する．
- 別のアロマターゼ阻害薬もしくは tamoxifen や toremifene への変更を行う．
- 減量投与は行わない．

5 投与前の注意点

- 閉経状況を確認する．12ヵ月以上の無月経，もしくはエストラジオール・FSH を測定する（エストラジオール 10〜20 pg/mL 以下かつ FSH 50〜60 mIU/mL 以上）．
- 投与前に骨密度を測定し，しかるべき処置を行う（表1）．
- CYP3A4 および CYP2A6 活性を阻害する薬剤（methoxsalen，アゾール系抗真菌薬），または CYP3A4 および CYP2A6 によって代謝される薬剤（tamoxifen, rifampicin）との併用に注意する．
- エストロゲン含有製剤との併用はしない．

6 主な副作用と患者への指導

a. 悪心・めまい・頭痛・倦怠感・ほてり

- 飲み始めのエストロゲン低下による．
- 倦怠感やほてりは出現した場合コンスタントに持続する．
- 投薬継続により低エストロゲン状態に慣れることを患者に説明し，できるだけ内服を継続する．

表2　骨粗鬆症の高リスク患者

- 65歳以上の女性
- 60〜64歳で骨粗鬆症の家族歴あり，非外傷性骨折既往，体重70 kg未満
- 治療により早期閉経をきたした女性

b. 関節痛
- しばらくすると改善してくることが多い．
- 起床前に手指の運動や膝や腰の筋肉を伸ばすストレッチを勧める．
- エクササイズ，血流を促す温浴や同じ姿勢を長時間続けないこと，肥満を防ぐことも指導する．
- 変形性関節症の既往は増悪するため必ず確認する．
- 対症療法としてNSAIDs，acetaminophenも比較的有効であり，鍼治療に一定の効果があるとの報告もある．

c. 骨塩量低下・骨粗鬆症
- 閉経後の女性はもともと急激に骨量が減少した状況のため，それだけで高リスク（表2）である．
- 骨折頻度は約8%程度である．
- 服用中は1年ごとを基準に骨密度測定，結果に合わせ指導する．

d. 高コレステロール血症
- 特にLETではLDLコレステロールが増加する．
- リスク因子がある患者は要注意で，食事療法や運動療法が基本となる．

e. 神経・精神症状
- 中枢神経系にもエストロゲン受容体が広範に発現しているため，ホルモン療法の影響を受ける．
- 頭痛，気分変動，意欲減退，不眠，嗅覚や味覚異常などもみられる．
- 既存のものか副作用なのかを判定することは非常にむずかしく，患者との良好なコミュニケーションをもって臨床的判断を行う．

f. セクシュアリティやアピアランスの問題
- ホルモン療法による腟乾燥，腟炎，性欲感の減退

- パートナーとの関係についてサポートし，腟乾燥や性交痛に関しては水溶性でエストロゲン無添加ジェルを勧める．
- 内服長期化すると，肌のトラブル，シミ（肝斑，日焼け），前頭部の脱毛，体毛増加なども起こる．
- スキンケア・紫外線対策，メイクアップ，ウィッグ，バランスのよい食事，安全なサプリメントなどでの補充も患者の志向によって考えてみる．

7 基本的な治療成績

a. 術前治療
- ACOSOGZ1031試験[1]では，ANA，EXE，LETの16～18週間投与を3群間で比較すると，奏効率（69％，75％，63％）および乳房温存率（77％，68％，68％）は同等であった．

b. 術後治療
① 5年間投与：tamoxifen 5年投与と比較（ATAC+BIG1-98：9,856例）した結果[2]，アロマターゼ阻害薬で再発が23％減少した．

② スイッチ投与：tamoxifen 2～3年投与後アロマターゼ阻害薬へスイッチし，計5年間投与したメタ解析（9,015例）では再発は29％，乳がん死は22％低下した[2]．

③ 延長投与：tamoxifen 5年投与終了後，アロマターゼ阻害薬を順次投与（3年または5年）することも有用である[3]．アロマターゼ阻害薬のみを延長投与した臨床試験結果も待たれる．

文献
1) Ellis MJ et al：Randomized phase Ⅱ neoadjuvant comparison between letrozole, anastrozole, and exemestane for postmenopausal women with estrogen receptor-rich stage 2 to 3 breast cancer：clinical and biomarker outcomes and predictive value of the baseline PAM50-based intrinsic subtype—ACOSOG Z1031. J Clin Oncol 29：2342-2349, 2011
2) Dowsett M et al：Meta-analysis of breast cancer outcomes in adjuvant trials of aromatase inhibitors versus tamoxifen. J Clin Oncol 28：509-518, 2010
3) Goss PE et al：Impact of premenopausal status at breast cancer diagnosis in women entered on the placebo-controlled NCIC CTG MA17 trial of extended adjuvant letrozole. Ann Oncol 24：355-361, 2013

Ⅱ章 薬物療法の実践/A 術前・術後薬物療法/b. ホルモン療法

2 tamoxifen・toremifene（前・後）

レジメン					
Year	1	2	3	4	5
tamoxifen 20 mg/日，1日1回	連日内服				
toremifene 40 mg/日，1日1回					
検査実施時期とその指標：詳細は本文の「休薬の規定」「減量・中止の基準」参照					
婦人科の定期検診	○	○	○	○	○
深部静脈エコー	○	○	○	○	○
血小板数 各施設の正常下限値	○	○	○	○	○
主な副作用と発現期間の目安：詳細は本文の「主な副作用と患者への指導」参照					
ホットフラッシュ					
子宮内膜がん[*1]					
静脈血栓症[*2]					
視覚障害					

[*1] 不正出血などの異常な婦人科学的症状がみられた場合にはただちに検査を行うなど適切な処置を行う．
[*2] 投与中および投与終了後の患者でも生じる．

1 レジメン

- tamoxifen 20 mg/日，1日1回，連日内服（40 mg/日まで増量可能）[1]
- toremifene 40 mg/日，1日1回，連日内服

2 適応

- 閉経前および閉経後のホルモン受容体陽性乳がん 術前・術後療法（高リスクの閉経前ホルモン受容体陽性乳がんに対してはLH-RHアゴニストとの併用が推奨）

3 投与期間
- 術後5年間(から10年),もしくは副作用の忍容性に応じて連日内服する[1].

4 コース数の設定
- 術後5年間(から10年),もしくは副作用の忍容性に応じて連日内服する[1].

5 休薬の規定[2]
- 下記に示す副作用の忍容性に応じて,症状が改善するまで休薬する.

6 減量・中止の基準[2]
- 減量基準:なし
- 中止基準:副作用の忍容性に応じて中止する.

7 投与前・投与中の注意点[2]

a. 治療開始前の対応(下記①~④の禁忌に注意)
① 妊婦または妊娠している可能性のある婦人および授乳婦
② QT 延長症候群,低カリウム血症のある患者
③ クラスIA(quinidine, procainamide など)またはクラスIII(amiodarone, sotalol など)の抗不整脈薬を投与中の患者
④ tamoxifen は主に代謝酵素のシトクロム P450(CYP3A4, 2D6)で代謝されるため,薬物間相互作用のある warfarin, ritonavir, phenobarbital, phenytoin, carbamazepine, rifampicin, 選択的セロトニン再取り込み阻害薬(selective serotonin reuptake inhibitor:SSRI)に注意し,その投与の有無を確認する[3].

b. 投与中の対応
- 発症リスクは比較的低いものの,重篤な疾患の併発に注意するため,症状の出現時には,もしくは可能な範囲内で検査を行う[子宮体がん,子宮肉腫,子宮内膜ポリープ,子宮内膜増殖症,子宮内膜症,視覚障害(白内障),血栓塞栓症][2].

8 主な副作用と患者への指導

a. 患者への指導ポイント

- 服用上の注意点で tamoxifen を服用するのを忘れてしまった場合には,気がついたときに,できるだけ早く服用するように指導する.誤って1日に2回服用してしまっても大きな問題となることはないが,次の分の服用時間が近い場合は忘れた分の1回分は服用せずに,次の分から通常の服用時間に1回分を服用することを指導する.

b. 主な副作用と対策

1) ホットフラッシュ

- tamoxifen の頻度の高い副作用として,ホットフラッシュがある.投与開始後3ヵ月以内に最も症状が強く出る.
- その対策として SSRI が用いられることがあるが,CYP2D6 を阻害するため併用は避け,sertraline, fluvoxamine, venlafaxine を用いるべきである[3].

2) 子宮内膜がんと静脈血栓症

- Adjuvant Tamoxifen：Longer Against Shorter (ATLAS 試験) では,子宮内膜がんと静脈血栓症の発症率が tamoxifen 10年投与群で有意に高かった.本剤投与中および投与終了後もいずれの合併症もリスクがやや高いため,投与を行った症例に対しては定期的に検査を行うことが望ましい.また,不正出血などの異常な婦人科的症状がみられた場合にはただちに検査を行い適切な処置を行うべきである[2].

9 基本的な治療成績

- Early Breast Cancer Trialists' Collaborative Group (EBCTCG) によるメタ解析において,ホルモン受容体陽性乳がんへの術後5年間の tamoxifen により,年齢,閉経状況,リンパ節転移の有無,化学療法併用の有無にもかかわらず,術後15年間にわたる再発リスクを39%減少させ,死亡リスクを30%減少させた[4].
- さらに術後10年間と5年間の tamoxifen 投与を比較したATLAS 試験では,術後10年間の投与のほうが術後10年以

降の再発率を 3.7%, 死亡率を 2.8%減少させた[5].

10 私の工夫

- ホットフラッシュに対応するためにこまめに温度調節ができる服を着用する,更年期障害の対応として無理のない運動を継続的に行うなどを指導する.

文献

1) Coates AS et al : Tailoring therapies—improving the management of early breast cancer : St Gallen International Expert Consensus on the Primary Therapy of Early Breast Cancer 2015. Ann Oncol **26** : 1533-1546, 2015
2) Henry NL et al : Endocrine therapy toxicity : management options. Am Soc Clin Oncol Educ Book : e25-30, 2014
3) Jin Y et al : CYP2D6 genotype, antidepressant use, and tamoxifen metabolism during adjuvant breast cancer treatment. J Natl Cancer Inst **97** : 30-39, 2005
4) Early Breast Cancer Trialists' Collaborative Group : Effects of chemotherapy and hormonal therapy for early breast cancer on recurrence and 15-year survival : an overview of the randomised trials. Lancet **365** : 1687-1717, 2005
5) Davies C et al : Long-term effects of continuing adjuvant tamoxifen to 10 years versus stopping at 5 years after diagnosis of oestrogen receptor-positive breast cancer : ATLAS, a randomised trial. Lancet **381** : 805-816, 2013

II章 薬物療法の実践／A 術前・術後薬物療法／b. ホルモン療法

3 LH-RH アナログ（前・後）

レジメン							
Day	1	29	57	85	113	141	169
goserelin acetate 3.6 mg/body，皮下注 or	↓	↓	↓	↓	↓	↓	↓
goserelin acetate (LA) 10.8 mg/body，皮下注	↓	—	—	↓	—	—	↓
leuprorelin acetate 3.75 mg/body，皮下注 or	↓	↓	↓	↓	↓	↓	↓
leuprorelin acetate (SR) 11.25 mg/body，皮下注 or	↓	—	—	↓	—	—	↓
leuprorelin acetate (PRO) 22.5 mg/body，皮下注	↓	—	—	—	—	—	↓
検査実施時期とその指標：詳細は本文の「休薬の規定」「減量・中止の基準」参照							
ヘモグロビン 8.0 g/dL 以上	○	—	—	○	—	—	○
AST/ALT 150 IU/L 以下	○	—	—	○	—	—	○
総ビリルビン 3.0 mg/dL 以下	○	—	—	○	—	—	○
トリグリセリド 350 mg/dL 未満	○	—	—	○	—	—	○
総コレステロール 300 mg/dL 未満	○	—	—	○	—	—	○
骨塩量（初回以降は必要に応じて）	○	—	—	—	—	—	—
主な副作用と発現期間の目安：詳細は本文の「主な副作用と患者への指導」参照							
発汗・ほてり							
肩こり・関節痛							
頭痛							
注射部位反応							
肝機能障害							
脂質異常							

1 レジメン

- goserelin acetate 3.6 mg/body（ゾラデックス デポ），皮下注，

Day 1, 4 週ごと．または goserelin acetate 10.8 mg/body（ゾラデックス LA デポ），皮下注，Day 1, 12 週ごと
- leuprorelin acetate 3.75 mg/body（リュープリン），皮下注，Day 1, 4 週ごと．leuprorelin acetate 11.25 mg/body（リュープリン SR），皮下注，Day 1, 12 週ごと．または leuprorelin acetate 22.5 mg/body（リュープリン PRO），皮下注，Day 1, 24 週ごと

2 適応
- 閉経前ホルモン受容体陽性乳がん 術前・術後療法，進行・再発治療

3 1コースの期間（投与間隔）
- goserelin acetate 3.6 mg/body および leuprorelin acetate 3.75 mg/body は 4 週ごとに 1 回
- goserelin acetate（LA）10.8 mg/body および leuprorelin acetate（SR）11.25 mg/body は 12 週ごとに 1 回
- leuprorelin acetate（PRO）22.5 mg/body は 24 週ごとに 1 回

4 コース数の設定
- 術前投与は基本的には勧められていない．
- 術後投与は tamoxifen との併用で 5 年，または exemestane との併用で 5 年（保険未承認）

5 休薬の規定
- Grade 3 以上の血液毒性を認め，医師が投与不適と判断した場合
・ヘモグロビン＜8.0 g/dL
・AST/ALT＞150 IU/L
・総ビリルビン＞3.0 mg/dL
- 卵巣機能抑制により誘発される更年期様症状（ほてり，発汗，肩こり，関節痛，頭痛，動悸，めまい，倦怠感，不眠など），うつ症状，注射部位反応など Grade 3 以上の非血液毒性を認めた場合

6 減量・中止の基準
- 継続困難な重篤な有害事象を認めた場合

7 投与前の注意点
- 投与禁忌の確認：妊娠または授乳中女性，LH-RH アナログに過敏症の既往歴がある女性
- ホルモン反応性の確認：組織診断の免疫組織化学検査でホルモン受容体陽性
- 閉経前の確認：過去1年以内に月経がある，または血中ホルモン値が閉経前レベル（エストラジオール>10～20 pg/mL，FSH<50～60 mIU/mL）
- 初回投与は月経中に行うことが望ましい．
- 粘膜下筋腫があると不正出血が増悪する場合がある．

8 投与中の注意点
- 皮下の脂肪組織中に確実に注射する．
- 経口避妊薬以外の方法で避妊を行う．

9 主な副作用と患者への指導

a. 発汗・ほてり
- 室内の気温調節や吸湿性の高い肌着を着用するなど日常生活に工夫を取り入れる．

b. 肩こり・関節痛・腰痛・こわばり
- 運動や温浴後のマッサージなどリラクゼーション効果のある理学療法を併用する．

c. 頭痛
- 消炎鎮痛薬や片頭痛薬の処方を受ける．

d. 注射部位反応
- 血腫，硬結，疼痛などの局所反応の予防は冷却や圧迫で対応し，同一部位への反復注射は避ける．

e. 肝機能障害
- 飲酒，サプリメント，健康食品が影響していることもあるため服用中の場合は主治医に相談する．

f. 脂質異常
- 中性脂肪・コレステロール上昇に対しては食事療法や運動療法を取り入れる.

g. 骨塩量低下
- 日光浴,適度な運動,カルシウムやビタミンDの補給の他,骨粗鬆症合併に対してはビスホスホネートや抗ランクル抗体を投与する.

h. うつ症状
- 主治医に相談し,積極的に精神神経科との診療連携を図る.

10 基本的な治療成績
- LH-RHアナログであるgoserelin単独とCMFを比較した試験では無病生存期間,全生存期間とも同等だったが[1], LH-RHアナログの術後補助療法に関する16試験のメタ解析ではLH-RHアナログ単独の優位性を示す根拠は乏しかった[2].
- LH-RHアナログであるtriptorelin(本邦未承認)を用いた試験ではtamoxifen単独5年に対してtamoxifen 5年にLH-RHアナログ5年を加えることの統計学的優位性は示せなかったが,35〜40歳以下や化学療法後に卵巣機能回復した症例ではLH-RHアナログ追加の有用性が示唆された[3].
- tamoxifen+LH-RHアナログ5年とexemestane+LH-RHアナログ5年を比較した試験ではexemestane併用群がtamoxifen併用群に比して無病生存期間が有意に延長するなど,閉経前乳がんに対しアロマターゼ阻害薬とLH-RHアナログを併用する有用性が示されている(保険未承認)[4].

11 私の工夫
- 投与部位を凍結しておいた保冷剤で約1分間冷却してから注射すると,局所麻酔と同等の効果が得られるだけでなく皮下出血や血腫形成も減少する.

> **トピックス** LH-RH アナログによる卵巣機能保護
>
> - 化学療法誘発卵巣機能不全(CIA)は,化学療法開始後1年以内に生じる3ヵ月以上の無月経と定義される.CIAに対しては,LH-RHアナログを併用し,卵胞発育を抑制しながら化学療法を行うことで卵巣機能を保護する試みが行われている.
> - ER陰性閉経前乳がんを対象にLH-RHアナログによる卵巣機能不全や妊娠率を評価項目としたランダム化比較試験では,LH-RHアナログ併群で早発閉経が減少したことが報告されている[5].また同群では妊娠率も増加していたが,妊孕性維持に対する有用性は観察数が不十分でありさらに検討する必要がある.

文献

1) Jonat W et al : Zoladex Early Breast Cancer Research Association Study. Goserelin versus cyclophosphamide, methotrexate, and fluorouracil as adjuvant therapy in premenopausal patients with node-positive breast cancer : The Zoladex Early Breast Cancer Research Association Study. J Clin Oncol 20 : 4628-4635, 2002
2) LHRH-agonists in Early Breast Cancer Overview group et al : Use of luteinising-hormone-releasing hormone agonists as adjuvant treatment in premenopausal patients with hormone-receptor-positive breast cancer : a meta-analysis of individual patient data from randomised adjuvant trials. Lancet 369 : 1711-1723, 2007
3) Francis PA et al : Adjuvant ovarian suppression in premenopausal breast cancer. N Engl J Med 372 : 436-446, 2015
4) Pagani O et al : TEXT and SOFT Investigators ; International Breast Cancer Study Group. Adjuvant exemestane with ovarian suppression in premenopausal breast cancer. N Engl J Med 371 : 107-118, 2014
5) Moore HC et al : Goserelin for ovarian protection during breast-cancer adjuvant chemotherapy. N Engl J Med 372 : 923-932, 2015

II章 薬物療法の実践/B 進行・再発乳がんに対する薬物療法/a. HER2 陽性乳がん

1 paclitaxel + trastuzumab + pertuzumab

レジメン

Day	1	8	15	22〜
paclitaxel 80 mg/m², 60 分点滴静注	↓	↓	↓	
trastuzumab 初回 8 mg/kg, 90 分点滴静注, 2 回目以降 6 mg/kg*	↓	—	—	次コース
pertuzumab 初回 840 mg, 60 分点滴静注, 2 回目以降 420 mg*	↓	—	—	
検査実施時期とその指標:詳細は本文の「休薬の規定」「減量・中止の基準」参照				
好中球数 1,000/mm³ 以上	○	○	○	○
血小板数 100,000/mm³ 以上	○	○	○	○
主な副作用と発現期間の目安:詳細は本文の「主な副作用と患者への指導」参照				
末梢神経障害				
光線過敏症				
下痢				
infusion reaction				
心不全				

*2 回目以降は 30 分点滴静注に短縮可能.

1 レジメン

① pertuzumab 初回 840 mg + 生食 250 mL, 60 分で点滴静注
→ 2 回目以降 420 mg + 生食 250 mL, 30 分で点滴静注, Day 1;3 週 1 コース

② trastuzumab 初回 8 mg/kg + 生食 250 mL, 90 分で点滴静注
→ 2 回目以降 6 mg/kg + 生食 250 mL, 30 分で点滴静注, Day 1;3 週 1 コース

③ dexamethasone 6.6 mg + famotidine 20 mg + 生食 50 mL, 15 分で点滴静注, Day 1, 8, 15

④ diphenhydramine 50 mg/日, paclitaxel (PAC) 投与 30 分前

までに内服, Day 1, 8, 15
⑤生食 100 mL, 30 分で点滴静注, Day 1, 8, 15
⑥PAC 80 mg/m^2＋生食 250 mL, 60 分で点滴静注, Day 1, 8, 15
⑦生食 50 mL, 15 分で点滴静注, Day 1, 8, 15 ; 3 週 1 コース

2 適応
- HER2 陽性乳がん 進行・再発治療

3 1 コースの期間
- 3 週間

4 コース数の設定
- 病勢増悪あるいは忍容性がなくなるまで

5 休薬の規定
- 好中球数＜1,000/mm^3
- 血小板数＜100,000/mm^3
- Grade 3〜4 の有害事象を認めた際は, Grade 2 以下に回復するまで治療期間を休薬する.
- Grade 2 以上の末梢神経障害を認めた際は, Grade 1 に改善するまで治療を休薬する.

6 減量・中止の基準
a. 減量基準
- Grade 3〜4 の有害事象を認めた際は, 次コースより 1 段階減量 (60 mg/m^2) し投与する. また, さらに減量が必要な際は, 2 段階減量 (45 mg/m^2) し投与する.
- pertuzumab および trastuzumab は減量投与しない.

b. 中止基準
- 腫瘍の明らかな増大, 新病変の出現など, 病勢の進行が認められた場合
- 継続困難な有害事象を認めた場合

- 心エコーによるフォローを行い，LVEFが50%を下回る場合やベースラインから15%以上の低下を認める場合

7 投与前の注意点
- 適応患者の選択について十分検討する．
- PS 0〜1
- 重篤な合併症の有無の確認
- 過去12ヵ月に心疾患（虚血性心疾患，うっ血性心不全，コントロールがつかない心室性不整脈）の既往がないこと
- 心エコーで計測したLVEFが50%以上であること

8 投与中の注意点
- 3剤のいずれもinfusion reactionを起こしうる薬剤である．バイタルチェック．発熱，悪寒，倦怠感などがみられた場合は対応する．

9 主な副作用と患者への指導

a. 下痢
- Grade 1〜2は87%，Grade 3以上は3%である．
- 下痢の対策法としてloperamideを使用する．

b. 末梢神経障害
- Grade 1〜2は84%，Grade 3以上は5%である．
- PACの用量依存性に末梢神経障害が起こる．
- 中止後も1年以上症状を認めることもある．
- 予防としてフローズングローブの装着，治療薬として牛車腎気丸やpregabalinが使われる．

c. infusion reaction
- 特に初回投与時に多く認められる．
- 予防目的の投与で，副腎皮質ステロイド，抗ヒスタミン薬，acetaminophenが使用される．

d. 心機能低下
- 心エコーによるフォローは3〜6ヵ月ごとに行う．
- 投与中止後に可逆性に心機能は回復することが多い．

10 基本的な治療成績

- HER2陽性転移・再発乳がんの一次治療および二次治療での，本療法の有効性と忍容性を検討した第Ⅱ相試験が，Dangらにより報告されている．OSは44ヵ月（一次治療：44ヵ月，二次治療：37ヵ月），PFSは21ヵ月（一次治療：25ヵ月，二次治療：16ヵ月）であった．
- 発熱性好中球減少症は1例もなく，無症候性の左室機能低下は1例（1％）のみに認めた．

11 私の工夫

- Dangらの臨床試験での投与方法は，PACの投与期間は6ヵ月間（サイクル数は8サイクルに相当）を推奨とし，その後は施行者の判断で休止し，pertuzumabおよびtrastuzumabのみで維持療法を病勢が増悪するまで行っていた．実際の投与サイクル数は中央値10（2～29）サイクルであった．そのため，PACの投与期間は可能であれば6～8ヵ月を目標とし，それ以降の投与は臨床効果と副作用，特に末梢神経障害の程度を確認しながら，中止するのがよいと思われる．
- docetaxel＋trastuzumab＋pertuzumabと比較して，下痢や発熱性好中球減少症の頻度が低く，感染リスクの高い症例や高齢者がよい適応と思われる．

文献

1) Dang C et al：Phase Ⅱ study of paclitaxel given once per week along with trastuzumab and pertuzumab in patients with human epidermal growth factor receptor 2-positive metastatic breast cancer. J Clin Oncol **33**：442-447, 2015
2) Smyth LM et al：Weekly paclitaxel with trastuzumab and pertuzumab in patients with HER2-overexpressing metastatic breast cancer：overall survival and updated progression-free survival results from a phase Ⅱ study. Breast Cancer Res Treat **158**：91-97, 2016

2 docetaxel + trastuzumab + pertuzumab

レジメン

Day	1		22〜
docetaxel 75 mg/m², 60 分点滴静注	↓		
trastuzumab 初回 8 mg/kg, 90 分点滴静注, 2 回目以降 6 mg/kg*	↓		次コース
pertuzumab 初回 840 mg, 60 分点滴静注, 2 回目以降 420 mg*	↓		
検査実施時期とその指標：詳細は本文の「休薬の規定」「減量・中止の基準」参照			
白血球数 3,000/mm³ 以上	○		○
好中球数 1,500/mm³ 以上	○		○
血小板数 100,000/mm³ 以上	○		○
主な副作用と発現期間の目安：詳細は本文の「主な副作用と患者への指導」参照			
好中球減少症			
下痢			
脱毛			
皮疹			
浮腫			
爪甲障害			
infusion reaction			
心不全			

*2 回目以降は 30 分点滴静注に短縮可能.

1 レジメン

① pertuzumab 初回 840 mg + 生食 250 mL, 60 分で点滴静注
→ 2 回目以降 420 mg + 生食 250 mL, 30 分で点滴静注, Day 1；3 週 1 コース

② trastuzumab 初回 8 mg/kg + 生食 250 mL, 90 分で点滴静注
→ 2 回目以降 6 mg/kg + 生食 250 mL, 30 分で点滴静注, Day

1；3 週 1 コース
③ dexamethasone 6.6 mg+生食 50 mL, 15 分で点滴静注, Day 1
④ docetaxel 75 mg/m² +生食 250 mL, 60 分で点滴静注, Day 1
⑤ 生食 50 mL, 15 分で点滴静注, Day 1；3 週 1 コース
- dexamethasone 8 mg/日, 朝食後に内服, Day 2, 3

2 適応
- HER2 陽性乳がん 進行・再発治療

3 1 コースの期間
- 3 週間

4 コース数の設定
- 病勢増悪あるいは忍容性がなくなるまで

5 休薬の規定
- 好中球数＜1,500/mm³
- 血小板数＜100,000/mm³
- Grade 3～4 の有害事象を認めた場合は, Grade 2 以下に回復するまで治療を休薬する.

6 減量・中止の基準
a. 減量基準
- 発熱性好中球減少症 (FN) を認めた場合, その他の Grade 3～4 の有害事象を認めた場合は, 次コースより 80％ 量 (60 mg/m²) に減量し投与する. pertuzumab および trastuzumab は減量投与しない.

b. 中止基準
- 腫瘍の明らかな増大, 新病変の出現など, 病勢の進行が認められた場合
- 継続困難な有害事象を認めた場合
- 心エコーによるフォローを行い, LVEF が 50％ を下回る場合やベースラインから 15％ 以上の低下を認める場合

7 投与前の注意点

- 適応患者の選択について十分検討する.
- PS 0〜1
- 重篤な合併症の有無の確認
- 過去12ヵ月に心疾患（虚血性心疾患，うっ血性心不全，コントロールがつかない心室性不整脈）の既往がないこと
- LVEF が 50% 以上

8 投与中の注意点

- いずれの3剤も infusion reaction を起こしうる. バイタルチェック. 発熱, 悪寒, 倦怠感などがみられた場合は対応する.

9 主な副作用と患者への指導

a. 下痢

- Grade 1〜2 は 59%, Grade 3 以上は 9% である.
- 下痢の対策法としては loperamide hydrochloride を使用する.

b. 好中球減少症

- Grade 1〜4 は 53%, Grade 3 以上は 49% である.
- 好中球減少が多く認められるが，発熱がなければ経過観察できる. 一方, FN は 13% で認めた. 発症時には Multinational Association of Supportive Care in Cancer (MASCC) の FN リスクに従い, 抗菌薬の加療を速やかに開始する. また, 次コースの投与は減量を検討する.

c. 浮腫

- 浮腫予防として副腎皮質ステロイドの投与を行う.
- docetaxel の総投与量が 400 mg/m^2 を超えると発現頻度が上がる.
- 状況に応じて利尿薬を投与する.

d. 皮膚障害

- 脱毛, 皮疹, 爪障害などが認められる. 脱毛は頭部冷却により, 発症の低下が期待される. 皮疹出現時は適宜抗アレルギー薬や副腎皮質ステロイド外用剤を使用する. 爪障害はフローズングローブにて発症率を低下させることができる. また, 保湿剤の使用, 爪の定期的な手入れ, 手袋による保護を

励行する．

e. infusion reaction
- 特に初回投与時に多く認められる．予防目的の投与で，ステロイド，抗ヒスタミン薬，acetaminophen が使用される．

f. 心機能低下
- 左室機能低下は 6.6%．Grade 3 以上の左室機能低下は 1.5% である．心エコーによるフォローは 3〜6 ヵ月ごとに行う．投与中止後に可逆性に心機能は回復することが多い．

10 基本的な治療成績
- CLEOPATRA 試験において，HER2 陽性転移・再発乳がんの一次治療での本レジメンの意義が確立された．対照群（DOC+trastuzumab）と比較して，有意に PFS，OS が改善した（PFS 18 ヵ月 vs. 12 ヵ月，HR 0.68，p<0.001，OS 56 ヵ月 vs. 40 ヵ月，HR 0.68，p<0.001）．また，奏効率も有意に改善した（RR 80% vs. 69%，p=0.001）．

11 私の工夫
- CLEOPATRA 試験での投与方法は，docetaxel は少なくとも 6 サイクル投与を推奨とし，その後は施行者の判断で休止し，pertuzumab および trastuzumab のみで維持療法を病勢増悪するまで行っていた．実際の docetaxel の投与サイクル数は中央値 8（1〜35）サイクルであった．そのため，docetaxel の投与期間は 6〜8 サイクルを目標とし，それ以降の投与は毒性の程度を確認しながら，中止するのがよいと思われる．
- また，docetaxel の初回投与量は 75 mg/m^2 であるが，毒性が許容できる場合は，100 mg/m^2 に増量可能である．

文献
1) Baselga J et al : Pertuzumab plus trastuzumab plus docetaxel for metastatic breast cancer. N Engl J Med **366** : 109-119 2012
2) Swain SM et al : Pertuzumab, trastuzumab, and docetaxel in HER2-positive metastatic breast cancer. N Engl J Med **372** : 724-734 2015

II章 薬物療法の実践/B 進行・再発乳がんに対する薬物療法/a. HER2陽性乳がん

3 | trastuzumab emtansine

レジメン

Day	1	8	22〜
trastuzumab emtansine 3.6 mg/kg, 90分点滴静注[*1]	↓	—	次コース
検査実施時期とその指標：詳細は本文の「休薬の規定」「減量・中止の基準」参照			
好中球数 1,000/mm³ 以上	○	○[*2]	○
血小板数 75,000/mm³ 以上	○	○[*2]	○
総ビリルビン 2 mg/dL 以下	○	○[*2]	○
AST/ALT 150 IU/L 未満	○	○[*2]	○
LVEF＞45%	○	—	—
主な副作用と発現期間の目安：詳細は本文の「主な副作用と患者への指導」参照			
infusion reaction			
血小板減少			
肝機能障害			
発熱			
悪心, 食欲不振			
倦怠感			
鼻出血			
末梢神経障害			

[*1] 問題なければ2回目以降は30分点滴静注.
[*2] 1コース目のDay 8に治療期間中の最悪値を示す.

1 レジメン

- trastuzumab emtansine (T-DM1) 初回 3.6 mg/kg＋生食 250 mL, 90分で点滴静注→2回目以降30分で点滴静注, Day 1；3週1コース

2 適応

- HER2陽性乳がん 進行・再発治療

3 1コースの期間
- 3週間

4 コース数の設定
- 病勢増悪または忍容性がなくなるまで

5 休薬の規定
- 好中球数＜1,000/mm^3
- 40%≦LVEF≦45% かつ ベースラインからの絶対値の変化≧10%，または LVEF＜40%
- 血小板数＜75,000/mm^3
- AST/ALT≧150 IU/L
- 総ビリルビン＞2 mg/dL
- Grade 3以上の末梢神経障害

6 減量・中止の基準
a. 減量基準（1段階減量）
- AST/ALT≧150 IU/L
- 総ビリルビン＞4.5 mg/dL
- 血小板数＜25,000/mm^3
- 減量方法：1段階減量 3.0 mg/kg，2段階減量 2.4 mg/kg，3段階減量は投与中止

b. 中止基準
- 腫瘍の明らかな増大，新病変の出現など，病勢の進行が認められた場合
- 継続困難な有害事象を認めた場合
- 間質性肺炎などの肺毒性の発症が疑われた場合
- 症候性うっ血性心不全
- AST/ALT＞600 IU/L
- ビリルビン＞15 mg/dL
- AST/ALT＞150 IU/L かつ，ビリルビン＞3 mg/dL

7 投与前の注意点
- 適応患者の選択について十分検討する.
- PS 0〜1
- 重篤な合併症の有無の確認
- 心機能のチェック
- T-DM1の禁忌の確認：T-DM1の成分またはtrastuzumabに対する過敏症の既往歴，妊娠または妊娠している可能性
- 減量・中止の基準を確認. 副作用の発現の確認

8 投与中の注意点
- infusion reaction を含む過敏症の有無の確認，バイタルチェック，急性悪心・嘔吐の対応
- infusion reaction には，発熱，悪寒，悪心・嘔吐，頭痛，発疹，瘙痒などがあり，注意深く観察する.

9 主な副作用と患者への指導
a. 主な副作用
1) 血小板減少
- 30％の患者で，血小板数<50,000/mm^3 となるが，通常重篤な出血症状はみられない.
- Day 5〜15で低下がみられ，Day 8付近に最低値を示し，次コースまでに回復することが多い.
- 特に，1コース目のDay 8に治療期間中の最悪値を示す傾向がみられるため，1コース目のDay 8付近での血小板数の確認が必要であり，上記の減量・中止の基準に基づき，次コース投与を検討する.

2) 肝機能障害
- 約10％の患者で，Grade 3以上の肝機能障害を認める.
- また，1コース目のDay 8に治療期間中の最悪値を示す傾向があるため，1コース目のDay 8付近での肝機能チェックが必要であり，上記の減量・中止の基準から，次コース投与を検討する.

3) 末梢神経障害

- 全体の約10%に認め，Grade 3以上は1%と頻度は少ないが，蓄積毒性のため，投与が長期にわたる場合に，特に注意を要する．

4) infusion reaction

- 初回投与時の，点滴開始から24時間以内に出現することが多い．約20%に認められるが，Grade 1/2と症状は軽度である．
- infusion reactionが出現した場合は，投与を中止し，抗ヒスタミン薬や副腎皮質ステロイドなどの投与を行い，症状の回復するまで注意が必要である．
- 次コース以降は，解熱剤や抗ヒスタミン薬の前投与で予防可能である．

5) 心機能低下・間質性肺炎

- いずれも頻度は1%前後と低いが，重篤な副作用であるため注意が必要である．
- 息切れ，呼吸困難，咳など，心不全や呼吸不全症状に気をつける．
- 心機能は定期的なモニタリングが必要である．

b. 患者への指導

- 副作用はそれほど強くない治療であるが，初回投与時のinfusion reactionの発現に注意するよう指導する．
- 血小板減少に伴う出血症状の発現に注意するよう指導する．
- 間質性肺炎やうっ血性心不全の初期症状に注意するよう指導する．
- 特に長期使用により末梢神経障害が増悪することがあるため，発現時の対応を説明する．

10 基本的な治療成績

- タキサン系薬剤・trastuzumab既治療例を対象とした，T-DM1単剤群とcapecitabine＋lapatinib併用群を比較した第Ⅲ相試験（EMILIA試験）では，ORR（43.6% vs. 30.8%）・PFS（9.6ヵ月 vs. 6.4ヵ月）・OS（30.9ヵ月 vs. 25.1ヵ月）の

すべてにおいて，T-DM1 単剤群で優位であった．
- trastuzumab，lapatinib，タキサン系薬剤を含む 2 レジメン以上の既治療例を対象とした，T-DM1 単剤と主治医選択治療を比較した第Ⅲ相試験（TH3RESA 試験）では，ORR（31% vs. 9%），PFS（6.2 ヵ月 vs. 3.3 ヵ月），OS（22.7 ヵ月 vs. 15.8 ヵ月）のすべてにおいて，T-DM1 単剤群で優位であった．

11 私の工夫
- AST/ALT 上昇の肝機能障害は，肝庇護薬の併用で，問題なく継続投与可能なことがある．

文献
1) Verma S et al：Trastuzumab emtansine for HER2-positive advanced breast cancer. N Engl J Med **367**：1783-1791, 2012
2) Krop IE et al：Trastuzumab emtansine versus treatment of physician's choice for pretreated HER2-positive advanced breast cancer (TH3RESA)：a randomised, open-label, phase 3 trial. Lancet Oncol **15**：689-699, 2014
3) Krop IE et al：Trastuzumab emtansine versus treatment of physician's choice in patients with previously treated HER2-positive metastatic breast cancer (TH3RESA)：final overall survival results from a randomised open-label phase 3 trial. Lancet Oncol **18**：743-754, 2017
4) Kashiwaba M et al：A multicenter Phase Ⅱ study evaluating the efficacy, safety and pharmacokinetics of trastuzumab emtansine in Japanese patients with heavily pretreated HER2-positive locally recurrent or metastatic breast cancer. Jpn J Clin Oncol **46**：407-414, 2016
5) Watanabe J et al：Safety evaluation of trastuzumab emtansine in Japanese patients with HER2-positive advanced breast cancer. In Vivo **31**：493-500, 2017

II章 薬物療法の実践/B 進行・再発乳がんに対する薬物療法/a. HER2 陽性乳がん

4 capecitabine + lapatinib

レジメン

Day	1		14	15～21	22～
capecitabine 1,000 mg/m²/日，1日2回	→14日間連日内服→			—	次コース
lapatinib 1,250 mg/日，1日1回	→連日内服→				次コース
検査実施時期とその指標：詳細は本文の「休薬の規定，減量・中止の基準」参照					
好中球数 1,500/mm³ 以上	○		—		○
ヘモグロビン (Hb) 9 g/dL 以上	○		—		○
血小板数 100,000/mm³ 以上	○		—		○
総ビリルビン 1.5×ULN 以下	○		—		○
AST/ALT 3×ULN 以下 (肝転移ありの場合5×ULN 以下)	○		—		○
Ccr 50 mL/分以上	○		—		○
LVEF 50%以上	○				適宜
主な副作用と発現期間の目安：詳細は本文の「主な副作用と患者への指導」参照					
下痢					
発疹関連事象					
手掌・足底発赤知覚不全症候群					
悪心・嘔吐					
肝機能障害					
LVEF 低下	2コース目以降				
間質性肺疾患	特定の時期なし（投与開始後早期から起こりうる）				

1 レジメン

- capecitabine*¹ は体表面積に応じて**表1**の用量を1日2回，食後，内服，Day 1～14；3週1コース
- lapatinib*² 1,250 mg/日，1日1回，食事の前後1時間以内を避けて内服，Day 1～21；3週1コース

*¹ capecitabine 単独投与時とは用量が異なるため注意する．

表1　capecitabine の用量

体表面積	1回量		
	初回投与量	1段階減量	2段階減量
1.36 m² 未満	1,200 mg	900 mg	600 mg
1.36 m² 以上 1.41 m² 未満	1,500 mg		
1.41 m² 以上 1.51 m² 未満	1,500 mg	1,200 mg	900 mg
1.51 m² 以上 1.66 m² 未満			
1.66 m² 以上 1.81 m² 未満	1,800 mg		
1.81 m² 以上 1.96 m² 未満		1,500 mg	
1.96 m² 以上	2,100 mg		

［ノバルティスファーマ：タイケルブ適正使用ガイド（2017年7月）を参考に著者作成］

*² lapatinib とアロマターゼ阻害薬との併用投与時（1,500 mg/日）とは用量が異なるため注意する．

2 適応
- HER2 陽性乳がん　進行・再発治療

3 1コースの期間
- 3週間

4 コース数の設定
- 病勢増悪あるいは忍容性がなくなるまで

5 休薬の規定，減量・中止の基準
- 表2および表3を参照[1]

6 投与前の注意点
- 必ず投与開始前には心機能検査（心エコーなど）を行う．
- lapatinib は，様々な薬剤との薬物相互作用が知られているため，添付文書を参照のうえ，併用薬を確認する．患者には，グレープフルーツを避けるよう指導する．capecitabine も，

表2 capecitabineの休薬・減量・中止の基準

有害事象	重症度	処置 休薬	処置 減量
すべて	Grade 2	Grade 1に回復するまで最大14日間休薬	
好中球減少 血小板減少 貧血（6.5 g/dL≦Hb＜9.0 g/dL） Cr増加 Ccr＜40 mL/分	Grade 3	Grade 1に回復するまで最大14日間休薬	1回目：減量せず，または1段階減量して再開 2回目：1段階減量して再開 3回目：2段階減量して再開 4回目：中止
上記以外			1回目：1段階減量して再開 2回目：2段階減量して再開 3回目：中止
すべて	Grade 4		減量，継続，再開などは事象ごとに判断

［ノバルティスファーマ：タイケルブ適正使用ガイド（2017年7月）を参考に著者作成］

warfarinとの併用で出血による死亡例が報告されている．
- lapatinibは食間投与する．食後に投与すると，AUC，C_{max} が上昇するとの報告があるため，患者と相談し，服用時間を決定する．

7 投与中の注意点
- 定期的な心機能検査（心エコーなど），臨床検査（血球数，肝機能・腎機能検査など）や有害事象の観察を行う．
- 心室性の期外収縮の既往を有する患者では，定期的な心電図検査を行い，QT間隔延長に注意する．

8 主な副作用と患者への指導
a. 下痢
- 海外第Ⅲ相試験における発現率は65％，発現時期はDay 9（中央値），持続期間は7日間（中央値）であった．
- あらかじめ止痢薬を処方しておき，下痢が発現したら内服を開始するよう指導する（例：loperamideを1回2 mg内服

表3 lapatinib の休薬・減量・中止の基準

有害事象	重症度	発現回数	処置
LVEF 低下	無症候性*	1回目	継続→1～2週後に再検→回復：継続 持続：休薬→3週以内に再検 　→回復：1,000 mg に減量 　→持続：中止
		2回目 (減量前)	1回目に準じる
		2回目 (減量後)	中止
	症候性 (Grade 3, 4)	―	中止
間質性肺疾患	Grade 3, 4	―	中止
肝機能障害	T-Bil>2.0×ULN (D-Bil>35%) かつ ALT>3.0×ULN	―	中止
	ALT>8.0×ULN	―	休薬→2週後に再検→有効性が得られている場合，1,000 mg に減量して再開
	ALT>5.0×ULN (無症候性，2週間継続)	―	
	ALT>3.0×ULN (症候性)	―	
	ALT>3.0×ULN (無症候性)	―	継続→1週間ごとに再検→4週間継続した場合は中止
好中球減少 血小板減少	Grade 3	1回目	休薬→減量せず再開
		2～3回目	休薬→減量せず再開，または 1,000 mg に減量して再開
	Grade 4	―	休薬→減量，継続，再開などは事象ごとに判断
貧血	6.5 g/dL≦Hb<9.0 g/dL	1回目	休薬→減量せず再開
		2～3回目	休薬→減量せず再開，または 1,000 mg に減量して再開
	Hb<6.5 g/dL	―	休薬→減量，継続，再開などは事象ごとに判断
腎機能障害	1.5 mg/dL<Cr≦6×ULN Ccr<40 mL/分	1回目	休薬→減量せず再開
		2～3回目	休薬→減量せず再開，または 1,000 mg に減量して再開
	Cr>6×ULN	―	休薬→減量，継続，再開などは事象ごとに判断

T-Bil：総ビリルビン，D-Bil：直接ビリルビン，Cr：血清クレアチニン．
*無症候性の LVEF 低下として，第Ⅲ相試験では，「ベースラインから 20% 以上低下かつ施設基準値を下回った場合」が基準とされていたが，10% 以上低下した患者においても，必要に応じて対応を検討する．
[ノバルティスファーマ：タイケルブ適正使用ガイド（2017年7月）を参考に著者作成]

し，内服後2時間経過しても下痢が続く場合は再度2mgを内服する．これを12時間以上下痢が止まるまで繰り返す）．
- 止痢薬を服用しても症状が軽減せず，1日4回以上の下痢がある場合は（CTCAE ver.5.0の下痢 Grade 2に相当，p.311参照），来院を指示する．また，十分な水分補給をする．

b. 皮膚障害

1) 発疹関連事象（発疹，ざ瘡，紅斑，毛包炎など），瘙痒，皮膚乾燥，爪囲炎
- 海外第Ⅲ相試験における発疹関連事象の発現率は28％，発現時期はDay 22（中央値），持続期間は20日間（中央値）
- lapatinibによって生じることが多い．主に頭部・顔部を含む上半身に発現する．
- 予防として，保湿を行うこと，紫外線を避けることを患者に指導する．
- 症状に応じて，副腎皮質ステロイドの外用や抗菌薬の投与などを行う．

2) 手掌・足底発赤知覚不全症候群（手足症候群）
- 海外第Ⅲ相試験における発現率は53％，発現時期はDay 40（中央値），持続期間は25.5日間（中央値）
- capecitabineによって生じる．
- 予防として，保湿を行うこと，窮屈な靴などによる皮膚への刺激を避けることを患者に指導する．

c. 悪心・嘔吐
- 海外第Ⅲ相試験における発現率は悪心42％，嘔吐22％

d. 肝機能障害
- 海外第Ⅲ相試験における発現率は4％，国内第Ⅰ/Ⅱ相試験における発現率は37％

e. LVEF低下
- 海外第Ⅲ相試験における発現率は4％
- うっ血性心不全の初期症状（浮腫，体重増加，動悸，息切れ，頻脈など）を患者に説明しておき，重篤になる前に報告するように指導する．

f. 間質性肺疾患
- 製造販売後に,間質性肺疾患による死亡例が認められている.
- 初期症状（息切れ,呼吸困難,咳嗽,発熱など）を患者に説明しておき,重篤になる前に報告するように指導する.

9 基本的な治療成績
- アンスラサイクリン,タキサン系薬剤およびtrastuzumabの前治療歴を有するHER2陽性進行・再発乳がん患者を対象に,capecitabine+lapatinib併用群とcapecitabine単独群を比較した海外第Ⅲ相試験（EGF100151試験）が実施された.
- 主要評価項目とされた無増悪期間の中央値は,capecitabine+lapatinib併用群で35.9週,capecitabine単独群で19.7週（HR 0.51, 95%CI 0.35〜0.74）であり,capecitabine+lapatinib併用群において有意な延長が認められた[2].

10 私の工夫
- 有害事象の発現予防,重症化予防のために,患者のセルフケアが重要である.初回投与開始時に対症薬を処方しておくとともに,多職種チームでマネジメントに関わることが望ましい.

文献
1) ノバルティスファーマ：タイケルブ適正使用ガイド（2017年7月）
2) Geyer CE et al：Lapatinib plus capecitabine for HER2-positive advanced breast cancer. N Engl J Med 355：2733-2743, 2006

II章 薬物療法の実践/B 進行・再発乳がんに対する薬物療法/a. HER2陽性乳がん

5 trastuzumab + lapatinib

レジメン					
	Day	1	8	15	22〜
trastuzumab 初回4 mg/kg, 90分点滴静注, 2回目以降2 mg/kg		↓	↓	↓	次コース
lapatinib 1,000 mg/日, 1日1回		連日内服 →			
検査実施時期とその指標:詳細は本文の「休薬の規定」「減量・中止の基準」参照					
好中球数 1,500/mm³ 以上		○	—	—	○
ヘモグロビン 9 g/dL 以上		○	—	—	○
血小板数 100,000/mm³ 以上		○	—	—	○
総ビリルビン 1.5×ULN 以下		○	—	—	○
AST/ALT 3×ULN 以下(肝転移ありの場合5×ULN以下)		○	—	—	○
Ccr 50 mL/分以上		○	—	—	○
LVEF 50%以上		○	—	—	適宜
主な副作用と発現期間の目安:詳細は本文の「主な副作用と患者への指導」参照					
下痢					
発疹関連事象					
悪心・嘔吐					
疲労	3コース目以降				
肝機能障害					
LVEF低下	2コース目以降				
間質性肺疾患	特定の時期なし(投与開始後早期から起こりうる)				

1 レジメン

- trastuzumab 初回4 mg/kg, 90分以上かけて点滴静注→2回目以降2 mg/kgを30分以上で点滴静注, Day 1, 8, 15;3週1コース
- lapatinib*1,000 mg/日, 1日1回, 食事の前後1時間以内を

避けて連日内服（保険適用外用量）

*lapatinib は，本邦では capecitabine との併用投与（1,250 mg/日）またはアロマターゼ阻害薬との併用投与（1,500 mg/日）の用法・用量で承認されている．

2 適応
- HER2 陽性乳がん 進行・再発治療（保険適用外）

3 1コースの期間
- 3 週間

4 コース数の設定
- 病勢増悪あるいは忍容性がなくなるまで

5 休薬の規定
- 前項「II章-B-a-4．capecitabine + lapatinib」の表 3（p.115）参照

6 減量・中止の基準
- 前項「II章-B-a-4．capecitabine + lapatinib」の表 3（p.115）参照

7 投与前の注意点
- 必ず投与開始前には心機能検査（心エコーなど）を行う．
- lapatinib は，様々な薬剤との薬物相互作用が知られているため，添付文書を参照のうえ，併用薬を確認する．患者には，グレープフルーツを避けるよう指導する．
- lapatinib は食間投与する．食後に投与すると，AUC，C_{max} が上昇するとの報告があるため，患者と相談し，服用時間を決定する．

8 投与中の注意点
- 定期的な心機能検査（心エコーなど），臨床検査（血球数，肝

機能・腎機能検査など）や有害事象の観察を行う．
- 心室性の期外収縮の既往を有する患者では，定期的な心電図検査を行い，QT 間隔延長に注意する．

9 主な副作用と患者への指導

a. 下痢
- 海外第Ⅲ相試験における発現率は 60％
- あらかじめ止痢薬を処方しておき，下痢が発現したら内服を開始するよう指導する（例：loperamide を 1 回 2 mg 内服し，内服後 2 時間経過しても下痢が続く場合は再度 2 mg を内服する．これを 12 時間以上下痢が止まるまで繰り返す）．
- 止痢薬を服用しても症状が軽減せず，1 日 4 回以上の下痢がある場合は（CTCAE ver.5.0 の下痢 Grade 2 に相当，p.311 参照），来院を指示する．また，十分な水分補給をする．

b. 発疹関連事象（発疹，ざ瘡，紅斑，毛包炎など），瘙痒，皮膚乾燥，爪囲炎
- 海外第Ⅲ相試験における発疹関連事象の発現率は 22％
- lapatinib によって生じることが多い．主に頭部・顔部を含む上半身に発現する．
- 予防として，保湿を行うこと，紫外線を避けることを患者に指導する．
- 症状に応じて，副腎皮質ステロイドの外用や抗菌薬の投与などを行う．

c. 悪心・嘔吐
- 海外第Ⅲ相試験における発現率は悪心 28％，嘔吐 14％

d. 疲労
- 海外第Ⅲ相試験における発現率は 21％

e. 肝機能障害
- 海外第Ⅲ相試験における発現率は不明

f. LVEF 低下
- 海外第Ⅲ相試験における発現率は 3.4％
- trastuzumab，lapatinib のいずれも心毒性をきたしうるため注意を要する．

- うっ血性心不全の初期症状（浮腫，体重増加，動悸，息切れ，頻脈など）を患者に説明しておき，重篤になる前に報告するように指導する．

g. 間質性肺疾患
- 製造販売後に，間質性肺疾患による死亡例が認められている．
- 初期症状（息切れ，呼吸困難，咳嗽，発熱など）を患者に説明しておき，重篤になる前に報告するように指導する．

10 基本的な治療成績
- trastuzumabの前治療歴を有するHER2陽性進行・再発乳がん患者を対象に，trastuzumab+lapatinib併用群とlapatinib単剤群を比較した海外第Ⅲ相試験（EGF104900試験）が実施された．主要評価項目とされたPFSの中央値は，trastuzumab+lapatinib併用群で12.0週，lapatinib単剤群で8.1週（HR 0.73，95％CI 0.57〜0.93）であり，trastuzumab+lapatinib併用群において有意な延長が認められた[1]．同試験の結果をもって，米国FDAにlapatinibの適応拡大の申請が行われたが，2012年に申請の取り下げに至っている．また，国内においても，医療上の必要性の高い未承認薬・適応外薬検討会議において検討がなされたが，下記ALTTO試験の成績などを踏まえ，開発要請が取り下げられた．
- 手術可能なHER2陽性乳がん患者を対象とした術前療法の海外第Ⅲ相試験（NEO ALTTO試験）において，最初の6週間，化学療法を併用しない抗HER2療法のみの有効性が検討された．6週経過時点でのtrastuzumab+lapatinib併用群の臨床的奏効率は67.1％（95％CI 59.0〜74.5）であった[2]．
- 手術可能なHER2陽性乳がん患者を対象とした術後療法の国際共同第Ⅲ相試験（ALTTO試験）において，trastuzumab+lapatinib併用投与は標準治療であるtrastuzumab単独投与と比較して，主要評価項目とされた無病生存期間を改善しなかった[3]．

11 私の工夫

- 有害事象の発現予防，重症化予防のために，患者のセルフケアが重要である．初回投与開始時に対症薬を処方しておくとともに，多職種チームでマネジメントに関わることが望ましい．

文献

1) Blackwell KL et al：Randomized study of Lapatinib alone or in combination with trastuzumab in women with ErbB2-positive, trastuzumab-refractory metastatic breast cancer. J Clin Oncol 28：1124-1130, 2010
2) Baselga J et al：Lapatinib with trastuzumab for HER2-positive early breast cancer (NeoALTTO)：a randomised, open-label, multicentre, phase 3 trial. Lancet 379：633-640, 2012
3) Piccart-Gebhart M et al：Adjuvant Lapatinib and Trastuzumab for Early Human Epidermal Growth Factor Receptor 2-Positive Breast Cancer：Results From the Randomized Phase III Adjuvant Lapatinib and/or Trastuzumab Treatment Optimization Trial. J Clin Oncol 34：1034-1042, 2016

II章 薬物療法の実践/B 進行・再発乳がんに対する薬物療法/a. HER2 陽性乳がん

6 《番外編》その他の化学療法＋trastuzumab＋pertuzumab もしくは＋trastuzumab

- pertuzumab（PER），trastuzumab（HER），docetaxel の3剤併用療法の有効性が，CLEOPATRA 試験で証明され，HER2 陽性進行・再発乳がんの初回治療の標準治療となっている．
- しかしながら，何らかの理由で docetaxel が使用できない場合，他の薬剤での併用を検討する機会も実臨床ではありうる（表1）．

1 capecitabine

- 〈HER＋capecitabine レジメン例〉capecitabine 2,500 mg/m^2/日（実際の内服量は添付文書を参照），14日間内服＋HER（loading は 8 mg/kg，その後は 6 mg/kg，Day 1），3週1コース
- 〈HER＋PER＋capecitabine レジメン例〉capecitabine 2,000 mg/m^2/日（実際の内服量は添付文書を参照），14日間内服＋HER（loading は 8 mg/kg，その後は 6 mg/kg，Day 1）＋PER（loading は 840 mg/body，その後は 420 mg/body，Day 1），3週1コース
- HER と capecitabine の併用は，第Ⅲ相試験である GBG 26/BIG 03-05 試験で検討されている．この試験は，HER 使用後に，beyond progression としての HER の有効性を示した試験として有名である．12週以上の HER 投与がなされ，病勢増悪を認めた患者を対象として，HER＋capecitabine により，time to disease progression（TTP）中央値 8.2ヵ月，奏効割合 48.1％，OS 中央値 25.5ヵ月と報告された．
- 脳転移のない HER2 陽性乳がんを対象に，lapatinib＋capecitabine と HER＋capecitabine を比較した第Ⅲ相試験である CEREBEL/EGF111438 試験では，主要評価項目である脳転移は 5％（lapatinib＋capecitabine 3％）で有意差を認

表1 代表的な抗HER2療法を含む化学療法

試験	治療レジメン	症例数	奏効割合	PFS/TTP中央値	OS中央値
GBG 26/BIG 03-05試験	capecitabine	78	27.0%	5.6ヵ月	20.4ヵ月
	HER+capecitabine	78	48.1%	8.2ヵ月	25.5ヵ月
CEREBEL/EGF111438試験	lapatinib+capecitabine	271	27%	6.6ヵ月	22.7ヵ月
	HER+capecitabine	269	32%	8.1ヵ月	27.3ヵ月
WJOG6110B/ELTOP試験	lapatinib+capecitabine	43	41%	7.1ヵ月	NR
	HER+capecitabine	43	40%	6.1ヵ月	31.0ヵ月
PHEREXA試験	HER+capecitabine	224	32.9%	9.0ヵ月	28.1ヵ月
	PER+HER+capecitabine	228	40.5%	11.1ヵ月	36.1ヵ月
TRAVIOTA試験	HER+タキサン系薬剤	40	40%	6.0ヵ月	
	HER+vinorelbine	41	51%	8.5ヵ月	
HERNATA試験	HER+docetaxel	143	59.3%	12.4ヵ月	35.7ヵ月
	HER+vinorelbine	141	59.3%	15.3ヵ月	38.8ヵ月
VELVET試験	PER+HER+vinorelbine（コホート1）	106	74.2%	14.3ヵ月	NR
	PER+HER+vinorelbine（コホート2）	107	63.7%	11.5ヵ月	NR
Bartschら	HER+gemcitabine	26	19.2%	3ヵ月	17ヵ月
Yardleyら	HER+gemcitabine	41	30%	4ヵ月	
Iyengarら	PER+HER+gemcitabine	45	23%		
Wilksら	HER+eribulin	52	71.2%	11.6ヵ月	
Arakiら	PER+HER+eribulin	30	34.8%	42.6週	
JBCRG M03試験	PER+HER+eribulin	50	56.5%	9.2ヵ月	

めず，PFS中央値は8.1ヵ月（lapatinib+capecitabine 6.6ヵ月，HR 1.30，p=0.021），OS中央値は27.3ヵ月（lapatinib+capecitabine 22.7ヵ月，HR 1.34，p=0.095）であった．
- 本邦からも，ランダム化第II相試験が報告されている（WJOG6110B/ELTOP試験）．HER+capecitabineとlapatinib+capecitabineでそれぞれPFS中央値は6.1ヵ月 vs. 7.1ヵ月（HR 0.81，p=0.39），OS中央値は31.0ヵ月 vs. 未

到達（HR 0.58, p=0.18）であった．

- PER，HER と capecitabine の併用については，HER 治療後の患者を対象に，HER＋capecitabine±PER を検討した第Ⅲ相試験（PHEREXA 試験）が報告されている[1]．主要評価項目の PFS は中央値で PER＋HER＋capecitabine 群 11.1 ヵ月，HER＋capecitabine 群 9.0 ヵ月（HR 0.82, p=0.0731），中間解析における OS 中央値はそれぞれ 36.1 ヵ月，28.1 ヵ月（HR 0.68）であった．

2 vinorelbine

- 〈HER＋vinorelbine レジメン例〉vinorelbine 25 mg/m^2*，Day 1, 8＋HER（loading は 8 mg/kg，その後は 6 mg/kg，Day 1），3 週 1 コース

*後述の HERNATA 試験では，30〜35 mg/m^2 で投与された．

- 〈HER＋PER＋vinorelbine レジメン例〉vinorelbine 25 mg/m^2*，Day 1, 8＋HER（loading は 8 mg/kg，その後は 6 mg/kg，Day 1）＋PER（loading は 840 mg/body，その後は 420 mg/body，Day 1），3 週 1 コース

*後述の VELVET 試験では維持量として 30〜35 mg/m^2 に増量して投与された．

- HER＋vinorelbine と HER＋タキサン系薬剤を比較した TRAVIOTA 試験は症例集積不良のため 81 例が登録された時点で途中中止となったが，奏効割合（vinorelbine 群 51％ vs. タキサン系薬剤群 40％），TTP（中央値，vinorelbine 群 8.5 ヵ月 vs. タキサン系薬剤群 6.0 ヵ月）と大きな差を認めなかった．

- 別のランダム化第Ⅲ相試験である HERNATA 試験では，284 例の HER2 陽性乳がん患者に対する初回治療として HER＋vinorelbine と HER＋docetaxel が比較され，OS 中央値はそれぞれ 15.3 ヵ月，12.4 ヵ月であり（HR 0.94, p=0.67），有意差を認めなかった．

- PER＋HER＋vinorelbine の併用は第Ⅱ相試験（VELVET 試験）で検討されている．初回治療例を対象に，HER と PER を順次投与するコホート 1[2]，PER と HER を 1 つのバッグ

に混注して同時投与するコホート2[3]が検討された．コホート1では106例が登録され，奏効割合は74.2%，PFS中央値は14.3ヵ月であった．コホート2には107例が登録され，奏効割合は63.7%，PFS中央値は11.5ヵ月であった．

3 gemcitabine

- 〈HER+gemcitabine レジメン例〉gemcitabine 1,250 mg/m^2，Day 1, 8+HER (loading は 8 mg/kg, その後は 6 mg/kg, Day 1)，3週1コース
- 〈PER+HER+gemcitabine レジメン例〉gemcitabine 1,200 mg/m^2，Day 1, 8+HER (loading は 8 mg/kg, その後は 6 mg/kg, Day 1)+PER (loading は 840 mg/body, その後は 420 mg/body, Day 1)，3週1コース
- HER+gemcitabine はいくつかの第Ⅱ相試験が報告されている．Bartsch らは，26例の既治療 HER2 陽性乳がんに対して，奏効割合は19.2%と報告した．Yardley らは，41例の HER2 陽性乳がんに対して，奏効割合は30%と報告した．
- PER+HER+gemcitabine の併用については，第Ⅱ相試験が学会報告されている[4]．45例が登録され，奏効割合は23% (9/39例) であった．

4 eribulin

- 〈HER+eribulin レジメン例〉eribulin 1.4 mg/m^2，Day 1, 8+HER (loading は 8 mg/kg, その後は 6 mg/kg, Day 1)，3週1コース
- 〈PER+HER+eribulin レジメン例〉eribulin 1.4 mg/m^2，Day 1, 8+HER (loading は 8 mg/kg, その後は 6 mg/kg, Day 1)+PER (loading は 840 mg/body, その後は 420 mg/body, Day 1)，3週1コース
- eribulin と HER の併用は第Ⅱ相試験で検討されている．52例の HER2 陽性乳がんに対して，奏効割合は71.2%，PFS中央値は11.6ヵ月と報告された．
- PER+HER+eribulin については，いくつかの第Ⅱ相試験が

報告されている．Araki らの報告では，30 例の既治療 HER2 陽性乳がんに対して，奏効割合は 34.8％，PFS 中央値は 42.6 週であった．
- JBCRG M03 試験では，1 レジメンまでの治療歴を有する 50 例の HER2 陽性乳がんを対象とし，奏効割合は 56.5％と報告された[5]．

文献

1) Urruticoechea A et al：Randomized Phase Ⅲ Trial of Trastuzumab Plus Capecitabine With or Without Pertuzumab in Patients With Human Epidermal Growth Factor Receptor 2-Positive Metastatic Breast Cancer Who Experienced Disease Progression During or After Trastuzumab-Based Therapy. J Clin Oncol **35**：3030-3038, 2017
2) Perez EA et al：Safety and efficacy of vinorelbine in combination with pertuzumab and trastuzumab for first-line treatment of patients with HER2-positive locally advanced or metastatic breast cancer：VELVET Cohort 1 final results. Breast Cancer Res **18**：126, 2016
3) Andersson M et al：Efficacy and Safety of Pertuzumab and Trastuzumab Administered in a Single Infusion Bag, Followed by Vinorelbine：VELVET Cohort 2 Final Results. Oncologist **22**：1160-1168, 2017
4) Iyengar NM et al：Phase Ⅱ study of gemcitabine, trastuzumab, and pertuzumab for HER2-positive metastatic breast cancer after prior pertuzumab-based therapy. Ann Oncol **28**, 2017（https://doi.org/10.1093/annonc/mdx365.015）（2018/12/7 参照）
5) Narui K et al：Eribulin in combination with pertuzumab plus trastuzumab for HER2-positive advanced or recurrent breast cancer（JBCRG-M03）. J Clin Oncol **35**：DOI：10.1200/JCO.2017.35.15_suppl.1025, 2017

II章 薬物療法の実践/B 進行・再発乳がんに対する薬物療法/b. HER2陰性乳がん

1 EC / AC

レジメン						
Day	1	2	3	7	14	22〜
doxorubicin 40〜60 mg/m², ワンショット静注 or 速やかに点滴静注 (**epirubicin** 60〜75 mg/m², ワンショット静注 or 速やかに点滴静注)	↓	−	−	−	−	次コース
cyclophosphamide 500〜600 mg/m², 15〜30分点滴静注	↓	−	−	−	−	次コース
検査実施時期とその指標：詳細は本文の「休薬の規定」「減量・中止の基準」参照						
白血球数 3,000/mm³ 以上	○	−	−	−	−	○
好中球数 1,500/mm³ 以上	○	−	−	−	−	○
血小板数 100,000/mm³ 以上	○	−	−	−	−	○
総ビリルビン 1.5 mg/dL 以下	○	−	−	−	−	○
AST/ALT 2.5×ULN 以下	○	−	−	−	−	○
主な副作用と発現期間の目安：詳細は本文の「主な副作用と患者への指導」参照						
白血球減少						
好中球減少						
貧血						
血小板減少						
食欲不振						
悪心・嘔吐						
便秘						
倦怠感						
脱毛						

1 レジメン

a. AC

① aprepitant 125 mg/日, 投与 30〜60 分前, 内服

② dexamethasone 6.6 mg + palonosetron 0.75 mg + 生食 50 mL, 15 分で点滴静注, Day 1
③ doxorubicin (A) 40〜60 mg/m^2 + 生食 20 mL, ワンショット静注. もしくは doxorubicin (A) 60 mg/m^2 + 生食 50 mL, 速やかに点滴静注. いずれも Day 1；3 週 1 コース
④ cyclophosphamide (C) 500〜600 mg/m^2 + 生食 100 mL, 15〜30 分で点滴静注, Day 1；3 週 1 コース
⑤ aprepitant 80 mg/日, 朝, 内服, Day 2, 3
⑥ dexamethasone 4 mg/日, 朝, 内服, Day 2〜4

b. EC
① aprepitant 125 mg/日, 投与 30〜60 分前, 内服
② dexamethasone 6.6 mg + palonosetron 0.75 mg + 生食 50 mL, 速やかに点滴静注
③ epirubicin (E) 60〜75 mg/m^2 + 注射液あるいは生食 20 mL, ワンショット静注. もしくは epirubicin (E) 90 mg/m^2 + 生食 50 mL, 速やかに点滴静注. いずれも Day 1；3 週 1 コース
④ cyclophosphamide (C) 500〜600 mg/m^2 + 生食 100 mL, 15〜30 分で点滴静注, Day 1；3 週 1 コース
⑤ aprepitant 80 mg/日, 朝, 内服, Day 2, 3
⑥ dexamethasone 4 mg/日, 朝, 内服, Day 2〜4

- 投与前に dexamethasone 6.6 mg, 経口 aprepitant 125 mg, 5-HT$_3$ 受容体拮抗薬の投与, および Day 2, 3 に経口 aprepitant 80 mg, および Day 2〜4 に dexamethasone 4 mg の投与が推奨されている.
- 投与前から Day 3 までの経口 aprepitant は投与前の fosaprepitant 150 mg, 1 日 1 回, 点滴静注に置き換えてもよい.
- 悪心・嘔吐が持続する場合には metoclopramide, olanzapine (OLZ) など, 他の制吐薬の追加も検討する.

2 適応
- HER2 陰性乳がん 進行・再発治療

3 1コースの期間
- 3週間

4 コース数の設定
- 規定なし．効果が持続し，有害事象が許容されるまで．アンスラサイクリンの総投与量に注意

5 休薬の規定
- 白血球数<3,000/mm^2
- 好中球数<1,500/mm^2
- 血小板数<100,000/mm^2
- ヘモグロビン<8.0 g/dL
- その他 Grade 2 以上の肝機能障害などの非血液毒性など

6 減量・中止の基準
a. 減量基準
- 前コースで骨髄毒性により休薬を行った場合
- 発熱性好中球減少症を認めた場合
- Grade 4 の血小板減少，Grade 3 以上の非血液毒性，その他患者の安全の確保のために減量が必要と判断した場合に減量を考慮する．

1) 減量例（**表1**）
2) 肝機能による減量の目安（**表2**）
3) 腎機能障害による減量の目安

- アンスラサイクリンは肝代謝が主体であり，腎機能障害により減量を要しないとする報告もあるが，米国 FDA では血清クレアチニン濃度>5 mg/dL の場合には減量を考慮することが推奨されている．
- cyclophosphamide について腎機能障害により減量を要しないとする報告もあるが，Ccr<10 mL/分以下の場合には 25％の減量，もしくは<30 mL/分の場合には 25〜50％減量を推奨する報告もある．

表1 AC (EC) の減量例

薬剤	1段階減量	2段階減量
doxorubicin (epirubicin)	50 mg/m² (60 mg/m²)	40 mg/m² (50 mg/m²)
cyclophosphamide	500 mg/m²	400 mg/m²

表2 肝機能による doxorubicin と epirubicin と cyclophosphamide の減量の目安

総ビリルビン	AST/ALT	doxorubicin 減量
	2〜3×ULN	25％減量
1.2〜3.0 mg/dL	>3×ULN	50％減量
3.1〜5.0 mg/dL		75％減量
5.0 mg/dL 以上		投与しない

総ビリルビン	AST/ALT	epirubicin 減量
1.2〜3.0 mg/dL	2〜4×ULN	50％減量
3.0 mg/dL 以上	>4×ULN	75％減量

総ビリルビン	AST/ALT	cyclophosphamide 減量
3.1〜5.0 mg/dL	AST 180 IU/L 以上	25％減量
5.0 mg/dL 以上		投与しない

b. 中止基準

- 腫瘍の明らかな増大，新病変の出現など，病勢の進行が認められた場合
- 継続困難な有害事象を認めた場合
- 心機能低下を認めた場合
- 過敏症状が現れた場合

7 投与前の注意点

- アンスラサイクリンは心毒性があることが知られている．治療開始前に心エコーなどにより心機能・LVEF を評価する．
- 術前・術後治療および他のがんの治療歴も含め，アンスラサイクリン投与歴を確認する．アンスラサイクリンの総投与量が epirubicin で 900 mg/m²，doxorubicin で 600 mg/m² を

超えると心毒性のリスクが増加する．

8 投与中の注意点
- 各コース開始時に血算，肝機能，腎機能の値をモニターする．
- アンスラサイクリンは起壊死性抗がん剤（vesicant）であり，血管漏出に十分注意をする．ワンショット静注，短時間での点滴静注を行うが，可能であれば中心静脈経路での投与を検討する．血管漏出を認めた場合にはただちに dexrazoxane の投与を開始する．

9 主な副作用と患者への指導

a. 骨髄毒性，発熱性好中球減少症
- 休薬や減量で対応する．

b. 悪心・嘔吐
- 高度催吐性リスクに分類される．制吐薬の予防投与を行う．

c. 脱毛
- 初回投与後2〜3週間で抜け始める．高頻度で CTCAE ver.4.0 の脱毛 Grade 2（50%以上の脱毛）となる．

d. 血管炎，血管痛
- 血管外漏出をきたさなくても点滴部位の熱感，疼痛，血管の硬結をきたす場合がある．

e. 心毒性
- 治療中，もしくは治療開始後1年以内は心機能低下が発症しうる．治療終了後も息切れ，浮腫などの症状出現に注意する．

f. 出血性膀胱炎
- cyclophosphamide は出血性膀胱炎が生じる場合がある．治療当日から翌日は水分の摂取を指導する．

g. 着色尿
- アンスラサイクリン投与後1〜2日は尿が赤色に着色される．排尿障害，排尿時痛などの臨床症状の有無，血液塊の混入の有無を確認することで，出血性膀胱炎と鑑別をする．

h. 月経停止，卵巣機能不全

10 基本的な治療成績
- AC：転移性乳がん一次治療：奏効率58％，TTP 6.0カ月[1]
- EC：転移性乳がん一次治療：奏効率55％，TTP 7.1カ月[2]
- 『乳癌診療ガイドライン』においてアンスラサイクリンは進行・再発乳がんの一次化学療法として推奨されている．他の薬剤も選択肢として，前治療，QOLへの影響，患者の意向を考慮して治療を選択する[3]．

11 私の工夫
- 進行・再発乳がんでは治療の目的は根治ではなく長期生存とQOLの維持である．
- EC/ACは術前・術後療法で使用するときと異なり，有害事象に対しては支持療法の他，休薬・減量で対応する．
- 骨髄毒性に対するpegfilgrastimは積極的な適応ではない．
- 口内炎が強い場合，腎機能障害を有する場合，全身状態不良時にはcyclophosphamideは減量もしくは中止も検討する．
- 治療サイクルは術前・術後療法のようにコース数を規定しない．治療効果があればアンスラサイクリンの総投与量と心毒性に注意しながら継続する．

文献
1) Biganzoli L et al : Doxorubicin and paclitaxel versus doxorubicin and cyclophosphamide as first-line chemotherapy in metastatic breast cancer : The European Organization for Research and Treatment of Cancer 10961 Multicenter Phase Ⅲ Trial. J Clin Oncol **20** : 3114-3121, 2002
2) Langley RE et al : Phase Ⅲ trial of epirubicin plus paclitaxel compared with epirubicin plus cyclophosphamide as first-line chemotherapy for metastatic breast cancer : United Kingdom National Cancer Research Institute trial AB01. J Clin Oncol **23** : 8322-8330, 2005
3) 日本乳癌学会（編）：乳癌診療ガイドライン1治療編2018年版，第4版，金原出版，東京，2018

II章　薬物療法の実践/B 進行・再発乳がんに対する薬物療法/b. HER2 陰性乳がん

2　weekly paclitaxel

	レジメン				
Day	1	8	15	22	29〜
paclitaxel 80 mg/m², 60 分点滴静注	↓	↓	↓	—	次コース
検査実施時期とその指標：詳細は本文の「休薬の規定」「減量・中止の基準」参照					
好中球数 1,000/mm³ 以上	○	○	○	—	○
血小板数 75,000/mm³ 以上	○	○	○	—	○
総ビリルビン 2.5 mg/dL 以下	○	○	○	—	○
AST 150 IU/L 以下	○	○	○	—	○
主な副作用と発現期間の目安：詳細は本文の「主な副作用と患者への指導」参照					
好中球減少					
貧血					
血小板減少					
悪心・嘔吐					
倦怠感					
浮腫					
末梢神経障害					
筋肉痛・関節痛					
アレルギー反応					

1 レジメン

① dexamethasone 8 mg+ranitidine 50 mg (famotidine 20 mg)+生食 50 mL, 投与 30 分前, 全開で点滴静注, Day 1, 8, 15

② diphenhydramine 50 mg/日, 投与 30 分前, 内服, Day 1, 8, 15

③ paclitaxel (PAC) 80 mg/m²+5% ブ糖 250 mL, 60 分で点滴静注, Day 1, 8, 15；4 週 1 コース

2 適応
- HER2陰性乳がん 進行・再発治療

3 1コースの期間
- 4週間

4 コース数の設定
- 病勢の増悪または忍容できない有害事象が出現するまで

5 休薬の規定
- 好中球数<1,000/mm³
- 血小板数<75,000/mm³
- 総ビリルビン>2.5 mg/dL
- AST>150 IU/L
- 活動性感染症
- 非血液毒性など,リスク・ベネフィットを勘案し医師が投与不適と判断した場合

6 減量・中止の基準
a. 減量基準
- 好中球数<500/mm³
- 血小板数<25,000/mm³
- 発熱性好中球減少症
- 非血液毒性でQOLに支障をきたしている場合
- 減量方法:1段階減量80%,2段階減量60%

b. 中止基準
- 画像検査にて腫瘍の増大や新病変の出現が確認された場合
- がんによると考えられる症状が増悪した場合
- 目標とする生活に支障が生じる(生じそうな)レベルの有害事象を認め,適切な支持療法や休薬,減量後も回復しない場合

7 投与前の注意点
- PACは溶媒としてアルコールを使用しており,アルコール

不耐症例には使用できない．アルコールの忍容性の有無を必ず確認する．また，アルコールが分解されるまでは自転車や自動車などの運転をしないように指導する．
- アルコール不耐症例へは無理に PAC を試さず，nab-PAC や docetaxel への変更を考慮する．

8 投与中の注意点
- アレルギー反応の有無を確認する．
- 起壊死性抗がん剤であり血管外漏出の徴候がないかを確認する．

9 主な副作用と患者への指導

a. 骨髄抑制
- Grade 3 以上が起こった場合は休薬や減量で対応する．
- 発熱時（37.5℃以上）には速やかに抗菌薬（ニューキノロン系薬剤など）が服用できるように処方しておく．さらに，患者に発熱性好中球減少症について説明し，きちんと適切な対応ができるように指導しておく．

b. 浮腫
- 投与回数を重ねるごとに徐々に出現することがある．
- 下肢だけでなく顔面や上肢など全身に生じうる．特にリンパ節郭清をしている場合は患側に生じやすい．
- 必ず他の浮腫の原因，例えば心機能低下や血栓症を鑑別する．
- 一般的に利尿薬の効果は乏しく，ドレナージや加圧が有効と考えられる．味覚障害のため塩分が過剰に摂取されていないかにも留意する．

c. 末梢神経障害
- 投与を重ねるごとに徐々に出現する．
- 難治性であることが多い．
- 四肢末端に好発する．
- 運動性と感覚性と混合性に大別される．どの部位にどんな症状がどの程度あり，生活にどのような支障が出ているのか，症状の増悪因子と軽快因子はどのようなものかといった情報を詳細に聴取する．

- 症状緩和目的で duloxetine が弱く推奨されている[1].
- しかし,それ以外の薬剤(pregabalin, celecoxib など NSAIDs, 牛車腎気丸, oxycodone など)の投与やマッサージなども試していくことが重要である.

d. 味覚障害
- 投与を重ねると徐々に出現することがある.
- 味覚が全般的に落ちているのか,味の感じ方が通常と異なるのかといった障害の詳細を聴取する.
- 原因は味覚神経障害や唾液の減少など様々な要因が考えられる.
- 口腔ケアにより清潔に保ったり,ガムを噛み唾液の分泌を促したり,亜鉛補充により味細胞の新生を促したりと想定される原因に応じた対策をとる.
- 味覚を5種類(塩味,酸味,甘味,苦味,うま味)に分類し,どの味が感じやすいかを把握し,感じやすい味を中心に調理する工夫を提案する.
- 食を楽しむことができるかどうかは,QOL に大きく関わることである.積極的に症状を聴取し対策を講じることが肝要である.

10 基本的な治療成績
- ECOG2100 試験[2]では,weekly paclitaxel(wPAC)を一次治療として使用した場合,無増悪生存期間の中央値が5.9ヵ月,全生存期間の中央値が25.2ヵ月,奏効率21.2%と報告されている.
- 二次治療以降の wPAC の治療成績については質の高いエビデンスはほとんどないが,二次治療におけるタキサン系薬剤の有効性を示すエビデンスはある.

11 私の工夫
- 感覚性の末梢神経障害の症状は多彩である.ズキズキなのかビリビリなのかジワジワなのかなど詳細に情報を聴取し,以下のように症状に応じ薬剤を使い分けている.

症状	薬剤
ズキズキ	celecoxib など NSAIDs
ピリピリ	pregabalin
ジワジワ（冷感を伴う）	牛車腎気丸
ジワジワ（冷感を伴わない）	duloxetine

- 末梢神経障害は難治性であることを常に意識し，末梢神経障害による症状が長期に持続しても QOL が保たれるように配慮している．
- 進行・再発期の抗がん剤は末梢神経毒性を有するものが多く（eribulin や vinorelbine など），末梢神経障害が高度になると後治療が十分にできなくなることを念頭に置き対応している．
- 患者は有効な薬剤が変更になることを恐れ，時に症状を軽く報告することがある．末梢神経障害の特徴や転移性乳がん治療の長期的な展望について説明したうえで，十分話し合い，PAC 継続の可否をともに決定していく過程を重視している．

文献

1) Hershman DL et al：Prevention and management of chemotherapy-induced peripheral neuropathy in survivors of adult cancers：American Society of Clinical Oncology clinical practice guideline. J Clin Oncol **32**：1941-1967, 2014
2) Miller K et al：Paclitaxel plus bevacizumab versus paclitaxel alone for metastatic breast cancer. N Engl J Med **357**：2666-2676, 2007

II章 薬物療法の実践/B 進行・再発乳がんに対する薬物療法/b. HER2 陰性乳がん

3 | weekly paclitaxel + bevacizumab

レジメン

	Day	1	8	15	22	29〜
paclitaxel 90 mg/m², 60 分点滴静注		↓	↓	↓	—	次コース
bevacizumab 10 mg/kg, 30 分点滴静注*		↓	—	↓	—	

検査実施時期とその指標：詳細は本文の「休薬の規定」「減量・中止の基準」参照

好中球数 1,000/mm³ 以上	○	○	○	—	○
血小板数 75,000/mm³ 以上	○	○	○	—	○
総ビリルビン 2.5 mg/dL 以下	○	○	○	—	○
AST 150 IU/L 以下	○	○	○	—	○
尿蛋白 2+ 以下	○	—	○	—	○
血圧コントロール可	○	—	—	—	○

主な副作用と発現期間の目安：詳細は本文の「主な副作用と患者への指導」参照

| 好中球減少 |
| 貧血 |
| 血小板減少 |
| 悪心・嘔吐 |
| 倦怠感 |
| 浮腫 |
| 末梢神経障害 |
| 筋肉痛・関節痛 |
| アレルギー反応 |
| 蛋白尿 |
| 高血圧 |
| 血栓症 |

*初回 90 分，2 回目 60 分で忍容性があることを確認する．

1 レジメン

① dexamethasone 8 mg+ranitidine 50 mg (famotidine 20 mg)+

生食 50 mL，投与 30 分前，全開で点滴静注，Day 1，8，15
② diphenhydramine 50 mg/日，投与 30 分前，内服，Day 1，8，15
③ paclitaxel（PAC）90 mg/m^2 ＋5％ブ糖 250 mL，60 分で点滴静注，Day 1，8，15；4 週 1 コース
④ bevacizumab（Bv）10 mg/kg＋生食 100 mL，初回 90 分，2 回目 60 分で忍容性を確認し，3 回目以降は 30 分で点滴静注，Day 1，15；4 週 1 コース

2 適応
- HER2 陰性乳がん 進行・再発治療

3 1コースの期間
- PAC は週 1 回で 3 週連続投与し 1 週休薬，Bv は 2 週ごとに 2 回投与し，いずれも 4 週間で 1 コース

4 コース数の設定
- 病勢の増悪または忍容できない有害事象が出現するまで

5 休薬の規定
- 前項「Ⅱ-B-b-2．weekly paclitaxel」(p.135) を参照のこと．
- 尿蛋白 3＋以上（ただし 24 時間蓄尿で尿蛋白 2g 以下なら投与可）
- 血圧コントロール不可（目安 150/100 mmHg 以上）
- 非血液毒性はリスク・ベネフィットを勘案し，医師が投与不適と判断した場合

6 減量・中止の基準
a. 減量基準
- 前項「Ⅱ-B-b-2．weekly paclitaxel」(p.135) を参照のこと．
- 減量方法：1 段階減量 PAC 65 mg/m^2，2 段階減量 PAC 中止．Bv の減量は行わない．

b. 中止基準
- 前項「Ⅱ-B-b-2. weekly paclitaxel」(p.135) を参照のこと.

7 投与前の注意点
- 前項「Ⅱ-B-b-2. weekly paclitaxel」(p.135) を参照のこと.
- 血圧コントロールができていることを確認する.
- 1年以内の動脈血栓症(心筋梗塞,脳梗塞など)の既往がある症例は Bv 投与を控える.

8 投与中の注意点
- 前項「Ⅱ-B-b-2. weekly paclitaxel」(p.136) を参照のこと.
- Bv の初回投与中は infusion reaction の有無に注意する.

9 主な副作用と患者への指導
- 骨髄抑制,浮腫,末梢神経障害,味覚障害は前項「Ⅱ-B-b-2. weekly paclitaxel」(p.136) を参照のこと.

a. 高血圧
- 自宅で血圧を測定し,高値の場合は連絡するように指導する.
- 150/100 mmHg 以上で血圧コントロール不良の場合は Bv を休薬する.
- 降圧薬はまずカルシウム拮抗薬やアンジオテンシンⅡ受容体拮抗薬を用い,140/90 mmHg 以下を目標に血圧コントロールを図る.コントロールが困難な際は利尿薬やβ遮断薬などの併用を検討し循環器内科へ相談することを考慮する.
- 高血圧脳症や高血圧クリーゼを発症した場合は Bv の再投与は行わない.

b. 蛋白尿
- 原則は,尿蛋白2+以上の場合は24時間蓄尿で蛋白量を測定し,2g以下なら投与可で,それ以上なら投与を見送ることになっている.
- しかし,24時間蓄尿を毎回することは現実的ではなく,筆者は尿蛋白2+は投与可とし,尿蛋白3+なら中止としている.

- その他，随時尿中蛋白量を随時尿中クレアチニンで割った値を参考とすることもできる．
- Bv 投与期間が 1 年以上と長期に及ぶほど蛋白尿が悪化しやすい．

c. 出血
- 鼻出血は 70％程度の発症頻度があり患者へ必ず説明する．
- 多くの出血は軽微だが，時に止血処置が必要な重度な出血をきたすことがある（Grade 3 以上は 2.5％）．

d. 血栓症
- 動脈血栓症は国内臨床試験では 1％未満の発症頻度であるが注意を要する．狭心症や一過性脳虚血発作を疑った場合は Bv を休薬し専門医へ相談する．
- 静脈血栓症については Bv がリスク因子となるかどうかは定まっていない．

e. 創傷治癒遅延
- 創部がし開する可能性があるので，手術を行う場合は前後最低 4 週間 Bv を中止する．
- 中心静脈ポート留置程度の観血的処置であれば必ずしも Bv 中止の必要はない．

f. 消化管穿孔
- 国内臨床試験では報告されていない．海外の第Ⅲ相試験では 1％未満であるが消化管穿孔の報告がある．必ず患者に説明し，激しい腹痛があればただちに連絡するように伝えておく．

10 基本的な治療成績
- ECOG2100 試験では weekly paclitaxel（wPAC）＋Bv を一次治療で使用した場合，PFS 中央値が 11.8 ヵ月，OS 中央値が 26.7 ヵ月であった．
- 日本人を対象とした JO19901 試験では奏効率 73.5％，progressive disease（PD）の割合が 5.1％であった[1]．
- 両試験とも Grade 3 以上の末梢神経障害の発症割合は約 25％であった．
- 二次治療としては RIBBON-2 試験において，タキサン系薬剤＋

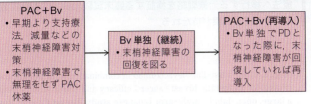

図1 wPAC+Bv 治療法の1例

Bv の成績が報告された[2]．PFS 中央値が 8.0 ヵ月とタキサン系薬剤単独の 5.8 ヵ月を有意に延長した．

11 私の工夫

- 前項「Ⅱ-B-b-2. weekly paclitaxel」(p.137) も参照のこと．
- 末梢神経障害が Grade 3 とならないように早め早めの対応を心がけている．具体的には症状が出始めればただちに支持療法を開始し，Grade 2 になるかならないかの状態で PAC を減量し，Grade 2 からさらに増悪しそうなら迷わず PAC を中止している．PAC 中止後は Bv のみを継続する．Bv 単独で PD となった際は，PAC への忍容性が回復していれば wPAC+Bv を再導入している（図1）．
- wPAC+Bv の有効性を示した質の高いエビデンスは一次治療と二次治療しかなく，できるだけいずれかの設定で使用するようにしている．

トピックス　wPAC+Bv 群における PAC の至適投与期間

MERiDiAN 試験[3]の wPAC+Bv 群で Grade 3 以上の末梢神経障害は 7.1％と低率であった．また，wPAC+Bv 群の PAC 継続期間は中央値で 7 コースであったが，PFS は中央値が 11 ヵ月と十分な治療効果が認められた．この結果より PAC 投与は 6 ヵ月程度を目処にし，その後は無理をせず早めに PAC を休薬する対策が，有効性と安全性のバランスがとれている可能性が示唆された．

また，現在本邦で wPAC+Bv の PAC を 24 週間で中止し維持

療法へ移行する治療戦略を検証する臨床試験（JBCRG M04）が進行中であり結果が待たれる．

文献

1) Aogi K et al：First-line bevacizumab in combination with weekly paclitaxel for metastatic breast cancer：efficacy and safety results from a large, open-label, single-arm Japanese study. Breast Cancer Res Treat **129**：829-838, 2011
2) Brufsky AM et al：RIBBON-2：a randomized, double-blind, placebo-controlled, phase Ⅲ trial evaluating the efficacy and safety of bevacizumab in combination with chemotherapy for second-line treatment of human epidermal growth factor receptor 2-negative metastatic breast cancer. J Clin Oncol **29**：4286-4293, 2011
3) Miles D et al：Bevacizumab plus paclitaxel versus placebo plus paclitaxel as first-line therapy for HER2-negative metastatic breast cancer（MERiDiAN）：A double-blind placebo-controlled randomised phase Ⅲ trial with prospective biomarker evaluation. Eur J Cancer **70**：146-155, 2017

4 3-weekly docetaxel

レジメン

Day	1	8	14	22〜
docetaxel 60〜75 mg/m², 60分点滴静注	↓	—	—	次コース
検査実施時期とその指標：詳細は本文の「休薬の規定」「減量・中止の基準」参照				
白血球数 3,000/mm³ 以上	○	—	—	○
好中球数 1,500/mm³ 以上	○	—	—	○
血小板数 100,000/mm³ 以上	○	—	—	○
総ビリルビン 2×ULN 以下	○	—	—	○
AST/ALT 2.5×ULN 以下	○	—	—	○
主な副作用と発現期間の目安：詳細は本文の「主な副作用と患者への指導」参照				
白血球減少				
好中球減少				
貧血				
血小板減少				
食欲不振				
悪心・嘔吐				
下痢				
倦怠感				
間質性肺炎				

1 レジメン

① dexamethasone 6.6 mg + granisetron 3 mg + 生食 50 mL, 15分で点滴静注, Day 1
② docetaxel (DOC) 60〜75 mg/m² + 生食 250 mL, 60分で点滴静注, Day 1；3週1コース

2 適応

- HER2 陰性乳がん 進行・再発治療

3 1コースの期間
- 3週間

4 コース数の設定
- 進行・再発乳がんの場合，腫瘍増悪まで，あるいは許容できない有害事象の発現まで

5 休薬の規定
- 白血球数<3,000/mm^3
- 好中球数<1,500/mm^3（>2,000/mm^{3}が望ましい）
- 血小板数<100,000/mm^3
- Grade 3以上の末梢神経障害，浮腫，体重増加
- Grade 2以上の非血液毒性（末梢神経障害，浮腫，体重増加を除く）

6 減量・中止の基準

a. 減量基準
- 血小板数<100,000/mm^{3}で出血を伴う場合
- 前コース経過中に血小板数≦60,000/mm^{3}を認めた場合
- 前コース経過中に，Grade 2以上の末梢神経障害を認めた場合
- 前コース経過中に，Grade 3以上の下痢，口内炎，その他の非血液毒性を認めた場合，Grade 1程度に回復するまで投与を延期する．
- 減量方法：1段階減量80％，2段階減量60％

b. 中止基準
- 減量基準に従い2段階減量しても，減量基準にあたる場合
- 高度（Grade 3）の過敏反応が出現した場合
- 中等度（Grade 2）の過敏反応の場合には，副腎皮質ステロイド静注や抗ヒスタミン薬投与などで改善後にゆっくりと再開することも可能であるが，再度中等度以上の症状が出現した場合には中止する．
- 症状を伴う胸水が出現した場合
- 腫瘍の増大や新病変が出現した場合

7 投与前・投与中の対応

a. 治療開始前の対応
- 適応患者の選択について十分検討する.
- PS 0〜2
- 重篤な合併症の有無の確認
- DOC の禁忌の確認：高度な骨髄抑制，間質性肺炎，重症感染症の合併，DOC の成分およびポリソルベート 80 含有製剤に対し重篤な過敏症の既往，妊婦または妊娠している可能性
- 前治療の化学療法が濃厚であった場合，広範囲な放射線治療後，あるいは多量のがん性胸水・腹水貯留の場合，強い骨髄抑制が遷延することがあるので，減量あるいは十分注意した管理体制をとる（入院対応など）.

b. 投与前の対応
- 減量・中止の基準を確認，副作用の発現の確認

c. 投与中の反応
- アレルギー反応の有無の確認，バイタルチェック，DOC 投与開始から数分間は，顔面紅潮や頸部絞扼感の有無に注意する.

8 主な副作用と患者への指導

a. 主な副作用

1) 骨髄抑制
- 発熱性好中球減少症の場合は Day 7〜10 に認める. 抗菌薬で対応する. 単に好中球減少のみであれば G-CSF は必要ない. 骨転移や胸水・腹水を有する場合，骨髄抑制が遷延することがある. 進行・再発乳がんであれば減量しても無理なく継続することを考慮する.

2) 筋肉痛・関節痛
- 点滴後，2〜3 日内に認める. NSAIDs をあらかじめ処方する.

3) 浮腫
- コース数を重ねると四肢浮腫や体液貯留が出現する. 副腎皮質ステロイドを内服する. 利尿薬を投与することもある. 胸水の出現に留意する.

4) 皮膚障害
- 顔面,四肢を中心に紅斑や皮疹が出現する.保湿剤などを使用する.

5) 間質性肺疾患
- 息切れ,呼吸困難,乾性咳嗽,発熱,全身倦怠感などが出現した場合,胸部X線,CTで肺疾患の有無を確認する.ステロイドパルス治療を行う.呼吸器内科にコンサルトする.

b. 患者への指導ポイント
- 関節痛,浮腫,皮膚障害,発熱性好中球減少症など一定の頻度で出現する主な副作用については,あらかじめ対症療法について説明しておく.

9 基本的な治療成績
- 本邦の承認投与量は75 mg/m^{2}までである.進行・再発乳がんでの至適投与量は60〜75 mg/m^{2}である[1〜3].DOC 60,75,100 mg/m^{2}の第Ⅲ相比較試験で,奏効率はそれぞれ,19.9,22.3,29.8%と用量依存性に高くなったが,腫瘍増悪までの期間および生存期間の延長は有意でなく,毒性は用量依存的に強くなっていた[2].そのため治療目的を考慮し60〜75 mg/m^{2}が推奨される.

10 私の工夫
- 進行・再発乳がんの場合,前治療の有害事象(特に浮腫や皮膚障害などの非血液毒性)が遷延したまま治療せざるを得ない場合や,ベースとなる骨髄機能が十分でない場合がある.治療の目的が症状の緩和,QOLの改善,生存期間の延長などであるため,臨機応変に減量やスケジュール管理を行う.

文献
1) Ando M et al: Efficacy of docetaxel 60 mg/m^2 in patients with metastatic breast cancer according to the status of anthracycline resistance. J Clin Oncol **19**: 336-342, 2001
2) Harvey V et al: Phase Ⅲ Trial Comparing Three Doses of Docetaxel for Second-Line Treatment of Advanced Breast Cancer. J Clin Oncol **24**: 4963-4970, 2006
3) Katsumata N et al: Phase Ⅲ trial of doxorubicin plus cyclophosphamide (AC), docetaxel, and alternating AC and docetaxel as front-line chemotherapy for metastatic breast cancer: Japan Clinical Oncology Group trial (JCOG9802). Ann Oncol **20**: 1210-1215, 2009

Ⅱ章 薬物療法の実践/B 進行・再発乳がんに対する薬物療法/b. HER2 陰性乳がん

5 nab-paclitaxel

レジメン

	Day	1	8	15	22〜
nab-paclitaxel 260 mg/m², 30 分点滴静注		↓	—	—	次コース
検査実施時期とその指標：詳細は本文の「休薬の規定」「減量・中止の基準」参照					
好中球数 1,500/mm³ 以上		○	△*	△*	○
血小板数 100,000/mm³ 以上		○	△*	△*	○
主な副作用と発現期間の目安：詳細は本文の「主な副作用と患者への指導」参照					
白血球減少						
好中球減少						
血小板減少						
脱毛						
末梢神経障害						
筋肉痛・関節痛						
悪心・嘔吐						
食欲不振						

*必要に応じて検査を検討する.

1 レジメン

① nab-paclitaxel（nab-PAC）260 mg/m² + 生食 100 mL, 30 分で点滴静注*, Day 1
② 生食 50 mL, 15 分で点滴静注, Day 1；3 週 1 コース

*制吐薬などの前投薬は必須ではない.

2 適応

- 進行・再発治療

3 1 コースの期間

- 3 週間

4 コース数の設定
- 病勢増悪あるいは忍容性がなくなるまで

5 休薬の規定
- 好中球数<1,500/mm^3:骨髄機能が回復するまで投与を延期
- 血小板数<100,000/mm^3:骨髄機能が回復するまで投与を延期
- 高度(Grade 3)な末梢神経障害:軽快または回復(Grade 1以下)するまで投与を延期
- 高度(Grade 3)な脱毛以外の非血液毒性:Grade 2以下に回復するまで投与を延期
- 皮膚障害,粘膜炎または下痢については,Grade 1以下に回復するまで投与を延期

6 減量・中止の基準[1,2)]
a. 減量基準(表1,2)
- 前コースにおいて表1の副作用などが発現した場合,減量したうえで投与する.
- 腎機能障害時は特に減量の規定はない*.
- 肝機能障害が軽度(ASTが基準値上限10倍以下かつビリルビン値が正常上限1〜1.5倍以下)では用量調整なし
- 肝機能障害が中等度(ASTが10倍以下かつビリルビン値が正常上限1.5〜3.0倍以下)では200 mg/m^{2}へ減量するが,2コースの間で忍容性があれば,260 mg/m^{2}へ増量可能
- 肝機能障害が高度①(ASTが10倍以下かつビリルビン値が正常上限3.0〜5.0倍以下)では200 mg/m^{2}へ減量するが,2コースの間で忍容性があれば,260 mg/m^{2}へ増量可能
- 肝機能障害が高度②(ASTが10倍以上またはビリルビン値が正常上限5.0倍以上)では投与は推奨されない*.

*米国FDAの添付文書に基づく.

b. 中止基準
- 腫瘍の明らかな増大,新病変など,病勢の進行が認められた場合

表1　減量，再開基準のまとめ

項目	減量基準	再開基準
好中球数	7日間以上にわたって500/mm³未満	1,500/mm³以上
発熱性好中球減少症	発現	回復
血小板数	50,000/mm³未満	100,000/mm³以上
末梢神経障害	Grade 3以上	Grade 1以下
皮膚障害	Grade 2以上	Grade 1以下
粘膜炎または下痢	Grade 3以上	Grade 1以下
非血液毒性（脱毛を除く）	Grade 3以上	Grade 2以下

表2　減量の目安

減量段階	nab PAC投与量
通常投与量	260 mg/m²
1段階減量	220 mg/m²
2段階減量	180 mg/m²

- 継続困難な有害事象を認めた場合
- 重篤な過敏症状が現れた場合
- ショックやアナフィラキシーを疑う異常が現れた場合
- 間質性肺炎，肺線維症を疑う症状が現れた場合

7 投与前の注意点

- nab-PACは，人血清アルブミンにPACを結合させた製剤であり，ポリオキシエチレンヒマシ油および無水エタノールを含有しておらず，過敏症予防のための前投薬が不要である．

a. 治療開始前の対応

- 適応患者の選択について十分検討する．
- 進行・再発乳がんの診断（胸腹部造影CTなどによる進行度の確認）
- PS 0～2
- 重篤な合併症の有無の確認
- nab-PACの禁忌の確認：重篤な骨髄抑制，感染症の合併，

PAC，アルブミンに対し過敏症の既往歴，妊婦または妊娠している可能性

b. 投与前の対応
- 減量・中止の基準を確認，副作用の発現の確認
- 懸濁液中の nab-PAC のナノ粒子が崩壊する恐れがあるため，調製後の懸濁液は生食で希釈しないように注意する．

8 投与中の注意点
- アレルギー反応の有無の確認，バイタルチェック，急性悪心・嘔吐の対応
- インラインフィルターは使用しない．

9 主な副作用と患者への指導
- 頻度は，海外第Ⅲ相比較試験での頻度を示す．

a. 骨髄抑制
- 好中球減少や血小板減少が減量規定であり，出現時には休薬や減量で対応する．特に好中球減少は Day 8（中央値）で出現，回復までの日数は 7～12 日間（中央値）であった．
- 発熱性好中球減少症の頻度は 1.7％であった．

b. 悪心・嘔吐
- nab-PAC は軽度催吐性リスクである．
- 全 Grade の悪心は 29％の頻度であり，全 Grade の嘔吐は 16％の頻度であった．

c. 化学療法誘発末梢神経障害（CIPN）
- 全 Grade の知覚性 CIPN は 71％，Grade 3 以上は 10％に認められた．通常の 3 週間ごとの PAC（全 Grade 55％，Grade 3 以上 2.2％）よりも，nab-PAC のほうが高い頻度であるが，Grade 2 以下へ回復する期間の中央値は，nab-PAC 群 22 日，PAC 群 79 日と nab-PAC のほうが有意に短かった．
- duloxetine を最初の 1 週間 30 mg，以後 4 週間 60 mg 内服で，プラセボより CIPN（PAC や docetaxel およびプラチナ抗がん剤）による疼痛を改善できることが二重盲検ランダム化比較試験で示されている[3]．

d. 脳神経，眼障害
- 脳神経麻痺（三叉神経痛，顔面神経麻痺，声帯麻痺など）が0.4％，黄斑浮腫が5％未満で報告されている．
- 投与開始から発現までの中央値は脳神経障害60～199日，黄斑浮腫は221日であった．
- 脳神経麻痺，視力低下などの患者の訴えがあれば，早めに専門の科に相談する．

e. 血管外漏出
- 本剤の有効成分はPACであり，起壊死性抗がん剤である．

10 基本的な治療成績
- 進行・再発乳がん患者を対象とした第Ⅲ相試験（CA012-0試験）において，nab-PAC単独療法（260 mg/m^2，3週ごと）229例とPAC単独療法（175 mg/m^2，3週ごと）224例を比較している．主要評価項目である奏効率は，nab-PAC群が33％，PAC群で19％と，有意にnab-PAC群が良好であった[4]．無増悪生存期間中央値はそれぞれ23.0週と16.9週（HR 0.75，p＝0.006），また，全生存期間中央値はそれぞれ65.0週と55.7週（p＝0.374）であった．
- nab-PACは，3週ごとのPACに対しては，奏効率や無増悪生存期間で優越性が示されているが，PAC毎週投与，docetaxel 3週ごと投与などのレジメンとの優劣は評価されていない．

11 私の工夫
- タキサン系薬剤のなかでnab-PACを特に検討する患者選択としては，アルコール不耐症の患者におけるタキサン系薬剤と，他のタキサン系薬剤既治療例における，再チャレンジ（10～30％の奏効率）が挙げられる．

文献

1) 大鵬薬品工業：アブラキサン適正使用ガイド「乳癌」(2016 年 6 月改訂)
2) 大鵬薬品工業：アブラキサン点滴静注用 100 mg 添付文書 (2017 年 8 月改訂)
3) Smith EM et al：Effect of duloxetine on pain, function, and quality of life among patients with chemotherapy-induced painful peripheral neuropathy：A randomized clinical trial. JAMA **309**：1359-1367, 2013
4) Gradishar WJ et al：Phase Ⅲ trial of nanoparticle albumin-bound paclitaxel compared with polyethylated castor oil-based paclitaxel in women with breast cancer. J Clin Oncol **23**：7794-7803, 2005

6 eribulin

レジメン

	Day	1	8	14	22〜
eribulin 1.4 mg/m², 2〜5分静注		↓	↓	—	次コース
検査実施時期とその指標：詳細は本文の「休薬の規定」「減量・中止の基準」参照					
好中球数 1,000/mm³ 以上		○	○	—	○
血小板数 75,000/mm³ 以上		○	○	—	○
総ビリルビン 2.0 mg/dL 以下		○	○	—	○
AST/ALT 100 IU/L 以下		○	○	—	○
主な副作用と発現期間の目安：詳細は本文の「主な副作用と患者への指導」参照					
好中球減少					
発熱性好中球減少症					
末梢神経障害					
血小板減少					
食欲不振					
悪心・嘔吐					
QT間隔延長					
倦怠感					
間質性肺炎					

1 レジメン

① eribulin* 1.4 mg/m², 2〜5分で静注, Day 1, 8
② 生食 20 mL, 数分で点滴静注, または 50 mL, 15分程度で点滴静注, Day 1, 8；3週1コース

*制吐薬などの前投薬は必須ではない.

2 適応

- 進行・再発治療

表1 減量・再開基準

項目	減量基準（前コースで以下の副作用などを認めた場合）	再開基準
好中球数	7日間以上にわたる500/mm³未満	1,500/mm³以上
発熱性好中球減少症	発現あり	回復
血小板数	25,000/mm³未満または輸血が必要な50,000/mm³未満の減少	10,000/mm³以上
非血液毒性（脱毛を除く）	Grade 3以上	Grade 2以下
その他	副作用などにより2週目に休薬した場合の次コース1週目	回復

3 1コースの期間
- 3週間

4 コース数の設定
- 病勢増悪あるいは忍容性がなくなるまで

5 休薬の規定
- 好中球数＜1,000/mm³：骨髄機能が回復するまで投与を延期
- 血小板数＜75,000/mm³：骨髄機能が回復するまで投与を延期
- 脱毛以外のGrade 3以上の非血液毒性：Grade 2以下に回復するまで投与を延期
- Day 8に投与基準を満たさなかった場合には投与を延期し，Day 15までに上記の投与開始基準を満たさない場合は休薬する．

6 減量・中止の基準[1,2)]
a. 減量基準（表1, 2）
- 前コースにおいて**表1**の副作用などが発現した場合，減量したうえで投与する．
- Ccr 50 mL/分以上の場合には，用量調整はなし．Ccr 15～

表2 減量の目安

減量段階	eribulin 投与量
通常投与量	1.4 mg/m²
1段階減量	1.1 mg/m²
2段階減量	0.7 mg/m²

49 mL/分の場合には，1.1 mg/m² で投与とし，それ以下では投与を推奨されない*．
- 肝機能障害が軽度（Child-Pugh 分類 A）では 1.1 mg/m² で投与する．肝機能障害が中等度（Child-Pugh 分類 B）では 0.7 mg/m² で投与し，肝機能障害が高度（Child-Pugh 分類 C）では投与は推奨されない*．

*米国 FDA およびカナダの添付文書に基づく．

b. 中止基準
- 腫瘍の明らかな増大，新病変など，病勢の進行が認められた場合
- 継続困難な有害事象を認めた場合

7 投与前・投与中の注意点

a. 治療開始前の対応
- 適応患者の選択について十分検討する．
- 進行・再発乳がんの診断（胸腹部造影 CT などによる進行度の確認）
- PS 0～2

b. 投与前の対応
- 減量・中止の基準を確認，副作用の発現の確認
- 5％ブ糖で希釈した場合，反応生成物が認められたという報告があり，希釈に 5％ブ糖を用いないことに注意する．

c. 投与中の対応
- 2～5 分かけて投与する．
- アレルギー反応の有無の確認，バイタルチェック，急性悪心・嘔吐の対応

8 主な副作用と患者への指導

- 頻度は 301 試験などの臨床試験での頻度である.

a. 骨髄抑制

- 白血球減少,好中球減少が減量規定となっていることから,出現時には休薬や減量で対応する.特に好中球減少は,最低値発現の中央値は Day 14,回復までの期間の中央値は投与開始から 21 日後であった.
- 発熱性好中球減少症は,1.5%の頻度であった.

b. 悪心・嘔吐

- eribulin は軽度催吐性リスクに分類されている.推奨される前投薬は特になし
- 全 Grade の悪心は 22%の頻度であり,全 Grade の嘔吐は,12%の頻度であった.

c. 末梢神経障害

- 全 Grade の知覚性末梢神経障害は 27%の頻度,Grade 3 以上は 6.4%に認められた.発現時期の中央値は投与開始 23〜39 週後であり,投与前までに回復するまでの期間の中央値は,最終投与日から 8.1 週後であった.

d. 脱毛

- 全 Grade の脱毛は,35%の頻度であった.

9 基本的な治療成績

- アンスラサイクリンおよびタキサン系薬剤を含む前治療 2〜5 レジメンの進行または再発乳がん患者 (762 例) において,全生存期間を主要評価項目として eribulin の主治医選択治療 (TPC 群;vinorelbine, gemcitabine, capecitabine など) に対する優越性の検証を目的とした第Ⅲ相比較試験 (EMBRACE 試験) が実施された[3].
- EMBRACE 試験では,主要評価項目である 1 年生存率は,eribulin 群 (503 例) が 53.9%であったのに対して TPC 群で 43.7%と,有意に eribulin 群で良好な結果 (HR 0.81, 95%CI 0.66〜0.99. p=0.041) であった[3].
- また,アンスラサイクリンおよびタキサン系薬剤を含む前治

療0～5レジメンの進行または再発乳がん患者（1,102例）において，OSとPFSを主要評価項目としてeribulinのcapecitabineに対する優越性の検証を目的とした第Ⅲ相比較試験（301試験）が実施された[4]．

- 301試験では，OS中央値は，eribulin群（554例）15.9ヵ月に対して，capecitabine群（548例）14.5ヵ月（HR 0.88, 95%CI 0.77～1.00, p=0.056），PFS中央値は，eribulin群4.1ヵ月に対してcapecitabine群4.2ヵ月であり，有意差を認めなかった．

10 私の工夫

- 添加剤として1バイアル（2 mL）中に5%無水エタノールを0.10 mL含有している．投与後の血中エタノール濃度は飲酒運転の基準（0.03%）には抵触しないと想定される．ただし，患者には，念のためアルコール含有について説明をしている．
- Day 8の発熱は薬剤熱か発熱性好中球減少症との区別がむずかしい．随伴症状の問診を積極的に行い，薬剤熱と区別がむずかしい場合には，発熱性好中球減少症を想定した対応を行う．

文献

1) エーザイ：ハラヴェン適正使用ガイド「手術不能又は再発乳癌」（2017年11月改訂）
2) エーザイ：ハラヴェン静注1 mg添付文書（2016年2月改訂）
3) Cortes J et al：Eribulin monotherapy versus treatment of physician's choice in patients with metastatic breast cancer (EMBRACE)：a phase 3 open-label randomised study. Lancet 377：914-923, 2011
4) Kaufman PA et al：Phase Ⅲ open-label randomized study of eribulin mesylate versus capecitabine in patients with locally advanced or metastatic breast cancer previously treated with an anthracycline and a taxane. J Clin Oncol 33：594-601, 2015

7 capecitabine

レジメン

	Day	1	8	14	15～21	22	29～
capecitabine 825 mg/m²/日, 1日2回		→	21日間連日内服	→		—	次コース
capecitabine 1,250 mg/m²/日, 1日2回		→	14日間連日内服	→	—	次コース	

検査実施時期とその指標：詳細は本文の「休薬の規定」「減量・中止の基準」参照

	1	8	14	15～21	22	29～
白血球数 2,000/mm³ 以上	○				○*¹	○*²
好中球数 1,500/mm³ 以上	○				○*¹	○*²
血小板数 7,500/mm³ 以上	○				○*¹	○*²
総ビリルビン 1.5 mg/dL 以下	○				○*¹	○*²
AST/ALT 正常上限値の3倍以下	○				○*¹	○*²

主な副作用と発現期間の目安：詳細は本文の「主な副作用と患者への指導」参照

- 手足症候群
- 白血球減少
- 好中球減少
- 貧血
- 血小板減少
- 食欲不振
- 悪心・嘔吐
- 下痢
- 倦怠感

■：A法，■：B法． *¹ B法の場合． *² A法の場合．

1 レジメン

- A法：capecitabine 825 mg/m²/日，1日2回，朝食後と夕食後30分以内，内服，Day 1～21；4週1コース
- B法：capecitabine 1,250 mg/m²/日，1日2回，朝食後と夕食後30分以内，内服，Day 1～14；3週1コース

2 適応
- 進行・再発治療

3 1コースの期間
- A法：4週間
- B法：3週間

4 コース数の設定
- 病勢増悪あるいは忍容性が低下するまで

5 休薬の規定
- A法：休薬規定なし
- B法：「Ⅱ-A-a-8. capecitabine（後）」の表1（p.61）に従う．

6 減量・中止の基準
a. 減量
- A法：減量基準なし
- B法：「Ⅱ-A-a-8. capecitabine（後）」の表2（p.61）に従う．

b. 中止基準
- 腫瘍の明らかな増大，新病変の出現，顕著な腫瘍マーカーの上昇など，病勢の進行がみられた場合
- 継続困難な有害事象がみられた場合

7 投与前の注意点
- PS 0～2
- 開始時のデータの実施指標は休薬の規定に準ずる．A法では臨床的な主治医の判断，B法はGrade 2未満で骨髄，肝機能，腎機能が保たれていることを確認し開始する．
- 特に骨髄抑制，腎機能障害，肝機能障害，冠動脈疾患，活動性消化管潰瘍を有する患者，高齢患者では副作用の重篤化に注意する．
- 併用薬に関して，①S-1は併用禁忌（副作用の重複・増強投与中止後少なくとも7日以上あける），②warfarinは併用注

意（血液凝固異常・出血の報告あり，凝固能検査を適宜実施），③phenytoin は併用注意（phenytoin の血中濃度上昇）

8 投与中の注意点

- 内服ゆえ患者の服薬アドヒアランス，適切なセルフケアが肝要
- 発熱などの感染徴候，下痢，嘔吐などの明らかな消化器症状で服用継続が困難になった場合の連絡先（治療施設あるいは関連の最寄り医療施設）への連絡の徹底
- 手足症候群の管理は保湿と重症部への副腎皮質ステロイド軟膏で重症化を防ぐ．

9 主な副作用と患者への指導

- 開始直後から悪心（33.2％），食欲不振（30.5％），中盤からの手足症候群（59.1％），口内炎（22.5％），検査では高ビリルビン血症（24.2％），赤血球（26.2％）・白血球（24.8％）・リンパ球減少（21.5％）に注意が必要．
- 連日分割投与による薬剤の有効血中濃度の維持が重要であることを理解していただく．
- しかし「辛い副作用を我慢してまで無理をしない」ことも指導し，有害事象などで自主休薬した場合の連絡先を把握しているかを確認する．

10 基本的な治療成績

- 進行・再発乳がん 22 例を対象にした A 法による国内前期第 II 相試験では奏効率 45.5％であった[1]．
- タキサン系薬剤の進行・再発乳がん 32 例を対象にした B 法による国内第 II 相試験では奏効率 21.9％であった[2]．
- 国外では B 法で paclitaxel 無効の進行・再発乳がん 135 例を対象にした第 II 相試験で奏効率 20.0％であった[3]．
- 最近では 2 種以下の進行・再発における前治療歴でかつアンスラサイクリンやタキサン系薬剤耐性後の eribulin と直接比較した 301 試験の標準アームで無増悪期間中央値 4.2 ヵ月，

全生存期間中央値 14.5 ヵ月と報告された[4].

11 私の工夫

- metronomic therapy と例えられるように副作用は軽めで効果発現まで時間がかかるため,治療ポジションは効果・副作用がともに緩徐なホルモン療法と,治療効果が早期にみられるが点滴と脱毛などでストレスを伴い ADL が低下しやすい静脈内投与の抗がん剤との中間に位置すると考えられる.
- 総じて副作用が軽微であり,特に脱毛がないことから脱毛に抵抗がある,ライフイベントとの兼ね合いで一定期間の脱毛を回避したい患者のニーズに対応可能である.
- 患者は病状進行の恐怖から有害事象に耐え内服を維持する傾向があるが,効果と副作用を適正に共有したうえで適時の休薬,ケモホリデーを設け QOL を維持するのがこの薬剤での特長であろう.例えるなら「短距離走ではなく,各自のスピードで長く一定スピードで走るマラソンをイメージしましょう」と説明すると理解されやすい.
- 一方経口剤と軽んじていると潜在的に貧血,肝機能障害などが進行している場合もあり,次コース開始時の定期採血でのチェックは怠ってはならない.

文献

1) Saeki T et al: A pilot phase II study of capecitabine in advanced or recurrent breast cancer. Breast Cancer 13: 49-57, 2006
2) 中外製薬: JO15155 試験 承認時評価資料
3) 中外製薬: JO16526 試験 承認時評価資料
4) Kaufman PA et al: Phase III open-label randomized study of eribulin mesylate versus capecitabine in patients with locally advanced or metastatic breast cancer previously treated with an anthracycline and a taxane. J Clin Oncol 33: 594-601, 2015

Ⅱ章 薬物療法の実践/B 進行・再発乳がんに対する薬物療法/b. HER2 陰性乳がん

8 S-1

レジメン						
Day	1	14	28	29〜42	43〜	
S-1 80〜120 mg/body/日，1日2回	← 28日間連日内服 →			—	次コース	
検査実施時期とその指標：詳細は本文の「休薬の規定」「減量・中止の基準」参照						
好中球数 1,000/mm³ 以上	○	○	—	—	○	
血小板数 75,000/mm³ 以上	○	○	—	—	○	
総ビリルビン 2.0 mg/dL 以下	○	○	—	—	○	
AST/ALT 100 IU/L 以下	○	○	—	—	○	
主な副作用と発現期間の目安：詳細は本文の「主な副作用と患者への指導」参照						
好中球減少						
血小板減少						
食欲不振						
悪心・嘔吐						
下痢						
倦怠感						
色素沈着						

1 レジメン

- S-1 は表1 の通り体表面積に応じて，1日2回，内服，Day 1〜28；6週1コース

2 適応

- 進行・再発治療

表1 体表面積別 S-1 の投与量

1.25 m² 未満	80 mg/日	1日2回
1.25 以上 1.5 m² 未満	100 mg/日	1日2回
1.5 m² 以上	120 mg/日	1日2回

3 1コースの期間
- 6週間

4 コース数の設定
- 病勢増悪あるいは忍容性がなくなるまで

5 休薬の規定
- 白血球数＜2,000/mm^3
- 好中球数＜1,000/mm^3
- 血小板数＜75,000/mm^3
- 総ビリルビン＞2.0 mg/dL
- AST/ALT＞100 IU/L（肝転移症例に関しては＜150 IU/L）
- 血清クレアチニン＞1.5 mg/dL（血清クレアチニン≦1.5 mg/dLでも Ccr 推定値≦50 mL/分の場合は休薬を考慮）
- その他 Grade 3 以上の非血液毒性を認め，医師が投与不適と判断した場合

6 減量・中止の基準
- 治療中，上記の「休薬の規定」に該当する有害事象が回復するのを確認した後，1段階減量して再開する．また投与間隔を短縮も考慮してよい．

a. 減量のレベル
- 60 mg/回の場合：1段階減量 50 mg/回，2段階減量 40 mg/回
- 50 mg/回の場合：1段階減量 40 mg/回

b. 投与間隔の短縮例
- 2週間連日内服し，その後1週間休薬する．

c. 中止基準
- 腫瘍増大，新病変の出現，明らかな臨床上の悪化
- 減量後や投与期間の短縮後も有害事象を認める場合

7 投与前の注意点
- 適応患者の選択について十分検討する．
- PS 0〜2

- life-threatening な状態か？
- patient preference は何か？（脱毛を避けたいのか？　消化器症状や色素沈着を避けたいのか？）→患者とのコミュニケーションを大切にし，何を大事にしているかを把握する．
- 重篤な臓器障害がないか？（Ccr 30 mL/分未満では投与不可）
- 併用注意薬（phenytoin，warfarin）の確認（作用が増強する可能性あり）

8 投与中の注意点
- 1コース目は Day 8，15，22，29 に臨床検査と診察を行う．
- 1コース目の有害事象が問題なければ，2コース目以降は，Day 8，22 は省略可
- 内服治療のため，有害事象発現時には無理して内服を続けないように指導する．

9 主な副作用と患者への指導
a. 骨髄抑制
- 減量・休薬で対応し，G-CSF は必要ない．
- うがい，手洗いの指導のみ行う．
- 人混みを避ける，生ものの摂取を控えるなどの指導は必要ない．日常生活の制限は不要であり，通常の生活を心がけていただく．

b. 消化器症状（悪心・下痢・食欲不振）
- domperidone（悪心），loperamide（下痢）などの頓服で対応する．Grade 3 以上の症状出現時には休薬する．
- 患者へは下痢 4 回/日以上，食事がとりにくいなどの具体的な例を挙げて頓服薬内服のタイミングを説明し，症状が軽快しないときには無理して S-1 を内服せず，休薬したうえで受診するように指導する．

c. 色素沈着
- 休薬以外に対策方法はない．患者へは皮膚の保湿と直射日光を避けるように指導し，アピアランスが気になるようであれば患者と相談のうえ休薬する．

10 基本的な治療成績

- 本邦で施行された臨床試験（SELECT BC 試験）において，HER2 陰性進行・再発乳がんに対する一次化学療法として，従来の標準治療であるタキサン系薬剤に対する S-1 の OS の非劣性が示された．また副次評価項目である EORTC QLQ C-30 を用いた QOL 調査では S-1 がタキサン系薬剤に比べて優れていた[1]．

11 私の工夫

- 一次化学療法で投与する場合は，がん性胸膜炎や多発肝転移など life-threatening な状態ではないことを適応の条件としている．
- 6 週間 1 コース（4 週内服 2 週休薬）は有害事象が出やすいため，3 週間 1 コース（2 週内服 1 週休薬）で投与することが多い．

文献

1) Takashima T et al：Taxanes versus S-1 as the first-line chemotherapy for metastatic breast cancer (SELECT BC)：an open-label, non-inferiority, randomized phase 3 trial. Lancet Oncol 17：90-98, 2016

II章 薬物療法の実践/B 進行・再発乳がんに対する薬物療法/b. HER2 陰性乳がん

9 vinorelbine

レジメン

Day	1	8	14	22〜
vinorelbine 25 mg/m², 5分点滴静注	↓	↓	—	次コース
検査実施時期とその指標：詳細は本文の「休薬の規定」「減量・中止の基準」参照				
白血球数 2,000/mm³ 以上	○	○	—	○
好中球数 1,000/mm³ 以上	○	○	—	○
血小板数 75,000/mm³ 以上	○	○	—	○
総ビリルビン 2.0 mg/dL 以下	○	○	—	○
AST/ALT 100 IU/L 以下	○	○	—	○
主な副作用と発現期間の目安：詳細は本文の「主な副作用と患者への指導」参照				
白血球減少				
好中球減少				
貧血				
血小板減少				
食欲不振				
悪心・嘔吐				
便秘				
倦怠感				
静脈炎				
末梢神経障害				

1 レジメン

① 生食 50 mL（ルート確保），Day 1, 8
② vinorelbine (VNR) 25 mg/m² + 生食 50 mL，5分以内で点滴静注，Day 1, 8
③ 生食 100 mL，15分で点滴静注，Day 1, 8；3週1コース

2 適応
- 進行・再発治療（アンスラサイクリンおよびタキサン系薬剤による化学療法後の増悪もしくは再発例）

3 1コースの期間
- 3週間

4 コース数の設定
- 病勢増悪あるいは忍容性がなくなるまで

5 休薬の規定
- 白血球数＜2,000/mm^3
- 好中球数＜1,000/mm^3
- 血小板数＜75,000/mm^3
- 総ビリルビン＞2.0 mg/dL
- AST/ALT＞100 IU/L（肝転移症例に関しては＜150 IU/L）
- 血清クレアチニン＞2.0 mg/dL
- その他 Grade 3 以上の非血液毒性を認め，医師が投与不適と判断した場合

6 減量・中止の基準
a. 減量基準
- 有害事象の発現や，上記の「休薬の規定」の投与開始基準を満たさずに，投与を延期した場合は，次回投与時より減量して投与する．
- 減量方法：1段階減量80％，2段階減量60％

b. 中止基準
- 腫瘍増大，新病変の出現，明らかな臨床上の悪化
- VNRの投与を次コース（6週間）まで延期しても有害事象の回復が認められない場合

7 投与前の注意点
- 適応患者の選択について十分検討する．

- PS 0〜2
- life-threatening な状態か？
- 重篤な合併症はないか？
- 血管の確保は可能か？
- patient preference は何か？（通院回数は許容できるのか？経口剤と静注薬に対する嗜好の違いはないか？）→患者とのコミュニケーションを大切にし，何を大事にしているかを把握する．

8 投与中の注意点
- 起壊死性抗がん剤であるために血管痛出現時には血管外露出がないことを必ず確認する．
- 基本的に非血液毒性は少ない薬剤であり，制吐薬などの予防投与は不要である．

9 主な副作用と患者への指導
a. 骨髄抑制
- 減量・休薬で対応し G-CSF は必要ない．
- うがい，手洗いの指導のみ行う．
- 人混みを避ける，生ものの摂取を控えるなどの指導は必要ない．日常生活の制限は不要であり，通常の生活を心がけるよう説明する．

b. 静脈炎
- 点滴時に血管痛が起こりうることはあらかじめ説明しておく．痛み出現時は，血管外露出の有無を至急チェックする必要があるため，すぐに知らせるように指導する．

10 基本的な治療成績
- VNR の有効性が示されたランダム化比較試験は少ない．Jones らは，アンスラサイクリン耐性の進行乳がんに対して，生存期間中央値と1年生存率のいずれも VNR が melphalan より優れていることを示した[1]．
- 本邦で施行された第Ⅱ相試験では，アンスラサイクリンお

よびタキサン系薬剤前治療歴のある50人における奏効率は20%，TTPは115日であった[2]．

> トピックス　**HER2陰性進行・再発乳がんに対する化学療法**

米国臨床腫瘍学会(American Society of Clinical Oncology：ASCO)よりガイドライン[3]が出ており，一度目を通しておくべきである．そこにも記載されているが，化学療法と並行して緩和ケアを行うことも重要である．また，適格となる患者がいれば積極的に臨床試験への登録を検討すべきである．

11 私の工夫

- 脱毛が許容できない患者にはOS延長のエビデンスがないことを十分説明したうえで，up-frontでも選択肢の1つになりうる．点滴時間が短く安価であることもメリットである．
- 静脈炎対策のため，積極的に中心静脈ポートを留置している．

文献

1) Jones S et al：Randomized comparison of vinorelbine and melphalan in anthracycline-refractory advanced breast cancer. J Clin Oncol **13**：2567-2574, 1995
2) Toi M et al：Late phase Ⅱ clinical study of vinorelbine monotherapy in advanced or recurrent breast cancer previously treated with anthracyclines and taxanes. Jpn J Clin Oncol **35**：310-315, 2005
3) Partridge AH et al：Chemotherapy and Targeted Therapy for Women With Human Epidermal Growth Factor Receptor 2-Negative (or unknown) Advanced Breast Cancer：American Society of Clinical Oncology Clinical Practice Guideline. J Clin Oncol **32**：3307-3329, 2014

10 gemcitabine

レジメン

Day	1	8	15	22〜
gemcitabine 1,250 mg/m², 30分点滴静注	↓	↓	—	↓
検査実施時期とその指標：詳細は本文の「休薬の規定」「減量・中止の基準」参照				
白血球数 2,000/mm³ 以上	○	○	—	○
好中球数 1,500/mm³ 以上	○	○	—	○
血小板数 100,000/mm³ 以上	○	○	—	○
総ビリルビン 1.5×ULN 未満	○	○	—	○
AST/ALT 2.5×ULN 未満	○	○	—	○
主な副作用と発現期間の目安：詳細は本文の「主な副作用と患者への指導」参照				
白血球減少				
好中球減少				
貧血				
血小板減少				
食欲不振				
悪心・嘔吐				
下痢				
倦怠感				
間質性肺炎				

1 レジメン

① dexamethasone 6.6 mg＋生食 50 mL，15分〜全開で点滴静注，Day 1，8
② gemcitabine（GEM）1,250 mg/m²＋生食 100 mL，30分で点滴静注，Day 1，8
③ 生食 50 mL，15分〜全開で点滴静注，Day 1，8；3週1コース

2 適応
- 進行・再発治療

3 1コースの期間
- 3週間

4 コース数の設定
- 病勢増悪あるいは忍容性がなくなるまで

5 休薬の規定
a. コース開始時
- 白血球数＜2,000/mm^3
- 好中球数＜1,500/mm^3
- 血小板数＜100,000/mm^3
- 総ビリルビン≧1.5×ULN
- AST/ALT≧2.5×ULN

b. 各コースの Day 8
- 好中球数＜1,000/mm^3
- 血小板数＜70,000/mm^3

c. その他
- 感染徴候あり（38℃以上の発熱，コントロールできない下痢など）
- Grade 3 以上の非血液毒性を認め，医師が投与不適を判断した場合

6 減量・中止の基準
a. 減量基準
- 38℃以上の発熱を伴う Grade 3 以上の好中球減少
- 血小板数＜25,000/mm^3
- 血小板減少に伴う出血のため，血小板輸血を実施した場合
- Grade 3 以上の非血液毒性（悪心・嘔吐，食欲不振を除く）
- 減量方法：1,000 mg/m^2 に減量

b. 中止基準
- 腫瘍の明らかな増大，新病変の出現など，病勢の進行が認

められた場合
- 継続困難な有害事象を認めた場合
- 間質性肺炎などの肺毒性の発症が疑われた場合
- 過敏症状が現れた場合

7 投与前の注意点

a. 投与開始前の対応
- 適応患者の選択について十分検討する．
- アンスラサイクリンとタキサン系薬剤の治療歴を有する患者
- PS 0〜2
- 重篤な合併症の有無の確認
- GEMの禁忌の確認：高度の骨髄抑制，間質性肺炎また肺線維症，胸部への放射線療法の施行，重症感染症の合併，GEMの成分に対して重篤な過敏症の既往，妊娠または妊娠している可能性のある婦人

8 投与中の注意点
- アレルギー反応の有無の確認，バイタルチェック，急性悪心・嘔吐の対応

9 主な副作用と患者への指導

a. 悪心・嘔吐
- 軽度催吐性リスクに分類される．制吐薬に dexamethasone が推奨される．

b. 骨髄抑制
- Grade 3以上の好中球減少（58.1％）[1]は休薬や減量で対応する．37.5℃以上の発熱に注意し，出現したらただちに発熱性好中球減少症の治療に準じて広域抗菌薬の内服を徹底する．
- また状態がよくないときは早めに来院を勧めるなどして重症感染症に注意する．

c. 間質性肺炎
- 息切れ，空咳，発熱，呼吸困難などの症状に注意し，間質性肺炎が疑われる場合はKL-6，SP-Dを測定，胸部CTで確認する．

- 診断後は GEM を中止し，呼吸器科に相談のうえ適切に副腎皮質ステロイド治療を開始する．

10 基本的な治療成績

- アンスラサイクリンおよびタキサン系薬剤の治療歴を有する進行・再発乳がん患者を対象とした国内第Ⅱ相試験で，GEM 単剤の奏効率は 8.1%，奏効期間の中央値は 92 日，OS 中央値は 17.8 ヵ月であった[1]．
- 海外でアンスラサイクリンとタキサン系薬剤で増悪した進行・再発乳がん患者を対象としたランダム化第Ⅱ相比較試験があり，奏効率は 20%，奏効期間の中央値は 9 ヵ月，OS 中央値は 11 ヵ月であった．また，三次治療として施行された症例での OS は 12 ヵ月，四次治療として施行された症例での OS は 7 ヵ月であった[2]．

11 私の工夫

- GEM の用量規制因子は骨髄抑制である．単剤時の発現時期はおおむね白血球減少が投与から 2〜3 週間で最低値となり回復までに約 1 週間を有する．
- 2 コース目以降は投与当日の好中球数が 1,500/mm^3 未満，血小板数が 100,000/mm^3 未満であれば，回復するまで投与を延期する．
- 血管痛（1% 前後）については太い血管を確保する，投与前や投与中に血管を温めるなどの処置で対応する．

文献

1) Suzuki Y et al : Phase Ⅱ study of gemcitabine monotherapy as a salvage treatment for Japanese metastatic breast cancer patients after anthracycline and taxane treatment. Jpn J Clin Oncol 39 : 699-706, 2009
2) Rha SY et al : Gemcitabine monotherapy as salvage chemotherapy in heavily pretreated metastatic breast cancer. Breast Cancer Res Treat 90 : 215-221, 2005

11 CPT-11

II章 薬物療法の実践/B 進行・再発乳がんに対する薬物療法/b. HER2 陰性乳がん

レジメン							
	Day	1	8	15	22	23〜42	43〜
irinotecan（CPT-11） 100 mg/m², 90 分点滴静注		↓	↓	↓	↓	―	次コース
検査実施時期とその指標：詳細は本文の「休薬の規定」「減量・中止の基準」参照							
白血球数 3,000/mm³ 以上		○	○	○	○	―	○
好中球数 1,500/mm³ 以上		○	○	○	○	―	○
ヘモグロビン 8.0 g/dL		○	○	○	○	―	○
血小板数 100,000/mm³ 以上		○	○	○	○	―	○
総ビリルビン 1.5 mg/dL 以下		○	○	○	○	―	○
AST/ALT 2.5×ULN, 1 U/L 以下		○	○	○	○	―	○
主な副作用と発現期間の目安：詳細は本文の「主な副作用と患者への指導」参照							
白血球減少							
好中球減少							
発熱性好中球減少症							
下痢							
悪心・嘔吐, 食欲不振							
脱毛							

1 レジメン

① dexamethasone 6.6 mg＋granisetron 3 mg＋生食 50 mL, 15 分〜全開で点滴静注, Day 1, 8, 15, 22
② irinotecan（CPT-11）100 mg/m²＋生食（または 5％ブ糖, 電解質維持液）500 mL 以上, 90 分で点滴静注, Day 1, 8, 15, 22
③ 生食 50 mL, 15 分〜全開で点滴静注, Day 1, 8, 15, 22；6 週 1 コース

2 適応
- 進行・再発治療

3 1コースの期間
- 6週間

4 コース数の設定
- 病勢増悪あるいは忍容性がなくなるまで

5 休薬の規定
- 白血球数<3,000/mm^3
- 好中球数<1,500/mm^3
- 血小板数<100,000/mm^3
- Grade 2以上の非血液毒性

6 減量・中止の基準
a. 減量基準
- Grade 4の血液毒性(白血球減少,好中球減少,血小板減少)
- Grade 3/4の非血液毒性
- 減量方法:1段階減量80 mg/m^2,2段階減量60 mg/m^2,3段階減量40 mg/m^2

b. 中止基準
- 投与予定日に以下の血球数に満たない場合,投与中止または延期する.
- 白血球数3,000/mm^3,または血小板数100,000/mm^3
- 投与当日の血球数が基準値以上であっても,急激な減少にあるなど骨髄抑制が疑われる場合,投与中止または延期する.

7 投与前の注意点
- *UGT1A1*6, *28* 遺伝子多型解析:これらをホモ接合体あるいはいずれもヘテロ接合体としてもつ患者では代謝が遅延することにより,好中球減少の発現リスクが高まること(オッズ比約8倍)が報告されており[1],注意を要する.ただし,胃がん患者における当該投与量での検討では忍容可能であり,事前検査は必須ではないと考えられる.

8 投与中の注意点

- アレルギー反応の有無の確認，バイタルチェック，急性悪心・嘔吐の対応
- 下痢のなかでも，投与中～投与後 24 時間以内に起こる早発性下痢の多くは一過性であり，抗コリン薬 (atropine sulfate や scopolamine butylbromide) による治療を行う．

9 主な副作用と患者への指導

a. 骨髄抑制

- Grade 3 以上の好中球減少は 10～29%，Grade 3 以上の発熱性好中球減少症は 4～5%
- 37.5℃ 以上の発熱に注意し，出現したらただちに発熱性好中球減少症の治療に準じて広域抗菌薬の内服を徹底する．
- また状態がよくないときは早めに来院を勧めるなどして重症感染症に注意する．

b. 下痢

- Grade 3 以上は 11～17%
- 投与後 24 時間以降に起こる遅発性下痢に対しては，積極的に止痢薬 (loperamide hydrochloride) を内服し，特に重症化しそうな場合には 2～3 時間おきに下痢が止まるまで止痢薬を内服し，かつ十分な飲水を促して重篤な脱水や循環不全にならないように指導する．

c. 悪心・嘔吐

- Grade 3 以上は 10% 前後．中等度催吐性リスク
- 悪心・嘔吐の管理不良時は，積極的に prochlorperazine (ノバミン) などの D_2 受容体遮断薬を内服するよう指導する．

d. 疲労

- Grade 3 以上は 6%

e. 脱毛

- Grade 2 は 53%

f. その他

- 腸管穿孔，腸閉塞や消化管出血，間質性肺炎などの発現には十分注意する．

10 基本的な治療成績

- 進行・再発乳がん，かつアンスラサイクリンあるいはタキサン系薬剤既治療患者を対象とした，CPT-11の2種類の投与方法について抗腫瘍効果と安全性を評価した海外ランダム化第Ⅱ相試験（NCCTG 96-32-55）の結果，毎週投与法（100 mg/m^2，Day 1, 8, 15, 22, 6週ごと，52例）では，主要評価項目である奏効率［完全奏効（CR）+部分奏効（PR）］は23%，副次評価項目である奏効期間中央値は4.9ヵ月，無増悪生存期間中央値は2.8ヵ月，生存期間中央値は9.7ヵ月であり，毒性は3週ごと（240 mg/m^2，Day 1, 3週ごと，51例）よりも毎週でより忍容されるものであった[2]．
- 日本人進行・再発乳がん患者を対象とした第Ⅱ相試験において，100 mg/m^2（毎週，7例），150 mg/m^2（2週ごと，2例），200 mg/m^2（3〜4週ごと，21例）の奏効率はそれぞれ14%，0%，14%であった[3]．
- CPT-11単剤療法では，上記の他に2週ごとや3週ごと投与，経口投与，長時間作用型製剤（etirinotecan pegol）でそれぞれ第Ⅱ相試験が行われており，奏効率は5〜23%である[4]．

11 私の工夫

- 下痢に対してはloperamide hydrochlorideを事前に頓用処方し，またalbumin tannateや吸着薬なども適宜併用する．CPT-11の活性代謝物SN-38が腸管内に長く留まることがないよう日頃から排便習慣を促し，便秘傾向の場合には緩下剤の併用も積極的に考慮する．

文献

1) Minami H et al：Irinotecan pharmacokinetics/pharmacodynamics and *UGT1A* genetic polymorphisms in Japanese：roles of *UGT1A1*6* and **28*. Pharmacogenet Genomics **17**：497-504, 2007
2) Perez EA et al：Randomized phase Ⅱ study of two irinotecan schedules for patients with metastatic breast cancer refractory to an anthracycline, a taxane, or both. J Clin Oncol **22**：2849-2855, 2004
3) 田口鉄男ほか：進行・再発乳癌に対するCPT-11（塩酸イリノテカン）の前期第2相臨床試験．癌と化療 **21**：83-90, 1994
4) Kümler I et al：A systematic review on topoisomerase 1 inhibition in the treatment of metastatic breast cancer. Breast Cancer Res Treat **138**：347-358, 2013

II章 薬物療法の実践/B 進行・再発乳がんに対する薬物療法/b. HER2 陰性乳がん

12 paclitaxel + gemcitabine

レジメン

	Day	1	8	15	22〜
paclitaxel 175 mg/m², 180 分点滴静注		↓	—	—	次コース
gemcitabine 1,250 mg/m², 30 分点滴静注		↓	↓	—	

検査実施時期とその指標：詳細は本文の「休薬の規定」「減量・中止の基準」参照

白血球数 4,000/mm³ 以上	○	—	—	○
2,000/mm³ 以上	—	○	—	—
好中球数 2,000/mm³ 以上	○	—	—	○
1,000/mm³ 以上	—	○	—	—
血小板数 80,000/mm³ 以上	○	○	—	○
総ビリルビン 3.0 mg/dL 以下	○	○	—	○
AST/ALT 100 IU/L 以上 (5×ULN 以下)	○	○	—	○

主な副作用と発現期間の目安：詳細は本文の「主な副作用と患者への指導」参照

| 白血球減少 |
| 好中球減少 |
| 貧血 |
| 血小板減少 |
| 食欲不振 |
| 悪心・嘔吐 |
| 便秘 |
| 口内炎 |
| 発熱 |
| 皮疹 |
| 末梢神経障害 |
| 脱毛 |

1 レジメン

① dexamethasone 6.6 mg + famotidine 20 mg + 生食 50 mL, 15 分で点滴静注, Day 1
② diphenhydramine 50 mg/日, paclitaxel (PAC) 投与 30 分前, 内服, Day 1
③ dexamethasone 6.6 mg + 生食 50 mL, 5 分で点滴静注, Day 8
④ PAC 175 mg/m^2 + 生食 500 mL, 180 分で点滴静注, Day 1；3 週 1 コース
⑤ gemcitabine (GEM) 1,250 mg/m^2 + 生食 100 mL, 30 分で点滴静注, Day 1, 8；3 週 1 コース

2 適応
- HER2 陰性乳がん 進行・再発治療

3 1 コースの期間
- 3 週間

4 コース数の設定
- 病勢増悪あるいは忍容性がなくなるまで

5 休薬の規定
a. 治療開始基準
- 治療開始前には以下の基準を満たすことが望ましい.
- PS 0〜1
- 白血球数＞3,000/mm^3
- 好中球数＞1,500/mm^3
- ヘモグロビン＞8.0 g/dL
- 血小板数＞100,000/mm^3
- 総ビリルビン＜3.0 mg/dL
- AST/ALT＞100 IU/L
- Grade 1 以下の末梢神経障害
- その他, Grade 3 以上の非血液毒性を認め, 医師が投与不適と判断した場合

b. 休薬基準
- 以下の場合，休薬（スキップや延期）を考慮する．
- 白血球数＜2,000/mm^3
- 好中球数＜1,000/mm^3
- ヘモグロビン＜8.0 g/dL
- 血小板数＜80,000/mm^3
- 総ビリルビン＞3.0 mg/dL
- AST/ALT＞100 IU/L
- 感染徴候あり（38℃以上の発熱，胆管炎，コントロールできない下痢など）
- Grade 3以上の非血液毒性を認め，医師が投与不適と判断した場合

6 減量・中止の基準
a. 減量基準
- 白血球数＜1,000/mm^3
- 好中球数＜500/mm^3
- 血小板数＜25,000/mm^3
- 減量方法：1段階減量80％，2段階減量60％

b. 中止基準
- 腫瘍の明らかな増大，新病変の出現など，病勢の進行が認められた場合
- 継続困難な有害事象を認めた場合
- 間質性肺炎などの肺毒性の発症が疑われた場合

7 投与前・投与中・投与後の対応
a. 治療開始前の対応
- 口頭だけでなく文書を用いて予想される副作用や効果について説明し，文書で同意を得る．
- 対象患者は進行・再発として化学療法未治療，PS 0～1が望ましい．
- 間質性肺炎などの重篤な合併症がない，重症感染症の合併がない，PAC，GEMに対して過敏症がないことを確認する．

b. 投与前の対応
- 減量・中止の基準を確認，副作用の発現の確認

c. 投与中の対応
- アレルギー反応の有無の確認，バイタルチェック，急性悪心・嘔吐の対応

d. 投与後の対応
- 副作用に対する対応の確認．発熱など急な症状の出現時の相談先などについて確認（発熱性好中球減少症の可能性）
- 制吐薬，解熱剤，便秘薬などの使用方法について患者に説明しておく．

8 主な副作用と患者への指導

a. 骨髄抑制
- 好中球数は Day 14 前後で最低値となり，回復に1週間を要する．投与直前には好中球数 1,500/mm^3，ヘモグロビン 8.0 g/dL，血小板数 100,000/mm^3 以上であることを確認する．この基準を満たさなければ投与を延期する．発熱性好中球減少症を経験した場合には，次コースから減量を行う．

b. 間質性肺炎
- 発現頻度は1％前後と報告されているが，咳，息切れ，発熱の出現時には聴診，経皮的動脈血酸素飽和度測定や胸部 X 線撮影を必要に応じて行う．

c. 末梢神経障害
- 2コース以降に徐々に出現する．glove and stocking 型のニューロパチーで痛みを伴う場合がある．疼痛症状の緩和に duloxetine，pregabalin などを用いる．

d. 筋肉痛・関節痛
- Day 3〜4 で経験される．NSAIDs などの鎮痛薬で対応する．

e. 発熱性好中球減少症
- 海外の試験では発熱性好中球減少症の頻度は5％程度であるが，日本人では頻度上昇が考えられる．
- 腋窩の体温が 37.5℃ 以上

9 基本的な治療成績

- PAC に GEM を併用することで，OS 中央値が 18.6 ヵ月と，PAC 単独の 15.8 ヵ月と比較して有意に延長することが報告されている（95％CI 0.67〜1.00，HR 0.82，p＝0.0489）[1]．しかし，試験で用いられている 3 週ごとの投与の PAC は標準治療としては用いられておらず，GEM＋PAC が PAC の毎週投与より優れているかどうかは不明である．
- また，GEM と PAC の併用を継続する群と，6 サイクルで stable disease（SD）以上が確認された場合に休薬する群の比較では，PFS，OS いずれも継続群が優れていた（7.5 ヵ月 vs. 3.8 ヵ月，p＝0.026，32.3 ヵ月 vs. 23.5 ヵ月，p＝0.047）[2]．

文献

1) Albain KS et al：Gemcitabine plus Paclitaxel versus Paclitaxel monotherapy in patients with metastatic breast cancer and prior anthracycline treatment. J Clin Oncol **26**：3950-3957, 2008
2) Park YH et al：Phase Ⅲ, multicenter, randomized trial of maintenance chemotherapy versus observation in patients with metastatic breast cancer after achieving disease control with six cycles of gemcitabine plus paclitaxel as first-line chemotherapy：KCSG-BR07-02. J Clin Oncol **31**：1732-1739, 2013

II章 薬物療法の実践/B 進行・再発乳がんに対する薬物療法/b. HER2陰性乳がん

13 docetaxel + capecitabine

レジメン

	Day 1	8	15	22〜
docetaxel 75 mg/m², 60分点滴静注	↓	—	—	次コース
capecitabine 1,250 mg/m²/日, 1日2回	14日間連日内服		—	

検査実施時期とその指標：詳細は本文の「休薬の規定」「減量・中止の基準」参照

白血球数 4,000/mm³ 以上	○	—	—	○
2,000/mm³ 以上	—	○	—	—
好中球数 2,000/mm³ 以上	○	—	—	○
1,000/mm³ 以上	—	○	—	—
血小板数 100,000/mm³ 以上	○	○	—	○
総ビリルビン 3.0 mg/dL 以下	○	○	—	○
AST/ALT 100 IU/L 以下 (2.5×ULN 以下)	○	○	—	○

主な副作用と発現期間の目安：詳細は本文の「主な副作用と患者への指導」参照

- 白血球減少
- 好中球減少
- 貧血
- 血小板減少
- 食欲不振
- 悪心・嘔吐
- 下痢
- 口内炎
- 発熱
- 色素沈着
- 末梢神経障害
- 脱毛
- 肝機能異常
- 浮腫
- 手足症候群

1 レジメン
① dexamethasone 6.6 mg + granisetron 3 mg + 生食 50 mL, 15 分で点滴静注, Day 1
② docetaxel (DOC) 75 mg/m² + 5%ブ糖 250 mL, 60 分で点滴静注, Day 1
③ 生食 50 mL, 15 分で点滴静注, Day 1 ; 3 週 1 コース
④ capecitabine (CAP) 1,250 mg/m²/日, 1 日 2 回, 内服, Day 1～14 ; 3 週 1 コース

2 適応
- 進行・再発治療

3 1コースの期間
- 3 週間

4 コース数の設定
- 病勢増悪あるいは忍容性がなくなるまで

5 休薬の規定
- 白血球数＜4,000/mm³ (Day 8＜2,000 mm³)
- 好中球数＜2,000/mm³ (Day 8＜1,000 mm³)
- 血小板数＜100,000/mm³
- 総ビリルビン＜3.0 mg/dL が望ましい
- AST/ALT＞2.5×ULN が望ましい
- Ccr＜60 mL/分
- 明らかな感染徴候のある場合 (38℃以上の発熱)
- Grade 3 以上の非血液毒性のある場合
- その他, 医師が投与不適と判断した場合

6 減量・中止の基準
a. 減量基準
- 減量方法：1 段階減量 60 mg/m², 2 段階減量 50 mg/m²

b. 中止基準
- 好中球数＜2,000/mm^3
- 腫瘍の明らかな増大，新病変の出現など，病勢の進行が認められた場合
- 継続困難な有害事象を認めた場合
- 間質性肺炎などの肺毒性が認められた場合

7 投与前・投与中の注意点
a. 投与前の対応
- PS 0〜1
- アルコール不耐症がないことの確認（DOC投与に対して）
- 間質性肺炎・肺線維症の診断・既往がないことの確認（DOC投与に対して）

b. 投与中の対応
- アレルギー反応の有無の確認
- バイタルチェック

8 主な副作用と患者への指導
a. 主な副作用
1) 骨髄抑制
- Grade 3/4 の白血球減少は16％で認められた[1]．同症状に関しては適切な休薬や減量で対処する．

2) 発熱性好中球減少症
- Grade 3/4 の発熱性好中球減少症は16％で認められた[1]．同症状改善にはG-CSFの使用と抗菌薬の使用で対処する．

3) 手足症候群
- Grade 3/4 の手足症候群は24.0％の症例で認められた[1]．確立した予防法・治療法がないため，支持療法として保湿剤の塗布や副腎皮質ステロイドの外用を考慮する．また，ビタミンB$_6$ 内服での症状軽減の報告があり，適時内服を考慮する[2]．

4) 口内炎
- Grade 3/4 の口内炎は17.4％の症例で認められるため，投与開始前には口腔内を清潔に保つことを心がけ，出現時には含

嗽薬（gualenate）などの考慮や，口腔用副腎皮質ステロイド軟膏の塗布を考慮する．

5) 下痢
- Grade 3/4 の下痢は 14.4％の症例で認められるため，症状が重度のときには loperamide などの止瀉薬の投与や，輸液などの対症療法を考慮する．

b. 患者への指導ポイント

- DOC に伴う間質性肺炎の出現時に，咳嗽，呼吸困難，息切れなどの症状が認められることがあるため，随時画像検査を考慮する．
- DOC に伴う末梢神経障害は投与回数により出現頻度，症状の悪化が認められ，寒冷刺激で増悪するため，寒冷曝露を避ける生活指導を行う．
- CAP との併用時に出現する口内炎予防としてクライオセラピーが効果的であるとの報告があるため，適宜考慮する[3]．

9 基本的な治療成績

- 周術期にアンスラサイクリンを投与し再発した局所再発もしくは転移性乳がん患者を対象とした DOC 単剤療法を標準治療群とし，DOC＋CAP 併用療法を試験治療群とした第Ⅲ相試験においては，奏効率，PFS，OS は，標準治療群でそれぞれ 30.0％，4.2 ヵ月，11.5 ヵ月であったが，試験治療群では 42.0％，6.1 ヵ月，14.5 ヵ月と試験治療群で有意な生存期間の延長（HR 0.78，95％CI 12.3～16.3）を認めた[1]．

10 私の工夫

- DOC に伴う浮腫総投与量が 350～400 mg/m^2 以上の投与で発現頻度が上昇することが知られており，また副腎皮質ステロイドの使用が体液貯留・浮腫の出現を遅らせることが知られているために，dexamethasone の内服を考慮する（Day 2～4）．

文献

1) O' Shaughnessy J et al：Superior survival with capecitabine plus docetaxel combination therapy in anthracycline-pretreated patients with advanced breast cancer：phase Ⅲ trial results. J Clin Oncol **20**：2812-2823, 2002
2) 山崎直也：6Capecitabine と Hand-Foot Syndrome. 癌治療と宿主 **16**：137-141, 2004
3) Sorensen JB et al：Double-blind, placebo-controlled, randomized study of chlorhexidine prophylaxis for 5-fluoroad-based chemotherapy-induced oral mucositis with nonblinded randomized comparison to oral cooling (cryotherapy) in gastrointestinal malignancies. Cancer **112**：1600-1606, 2008

II章 薬物療法の実践/B 進行・再発乳がんに対する薬物療法/b. HER2 陰性乳がん

14 XC (capecitabine + cyclophosphamide)

レジメン

Day	1	8	14	15〜21	22〜
capecitabine 1,657 mg/m²/日, 1日2回		14日間連日内服 →		—	次コース
cyclophosphamide 65 mg/m²/日, 1日2回				—	

検査実施時期とその指標：詳細は本文の「休薬の規定」「減量・中止の基準」参照

	1	8	14	15〜21	22〜
白血球数 3,000/mm³ 以上	○	—	—	—	○
好中球数 1,500/mm³ 以上	○	—	—	—	○
血小板数 75,000/mm³ 以上	○	—	—	—	○
総ビリルビン<ULN×1.5 mg/dL	○	—	—	—	○
AST/ALT<2.5×ULN	○	—	—	—	○
血清 Cr<1.5×ULN	○	—	—	—	○
BUN 25 以下	○	—	—	—	○

主な副作用と発現期間の目安：詳細は本文の「主な副作用と患者への指導」参照

白血球減少					
好中球減少					
貧血					
血小板減少					
食欲不振					
悪心・嘔吐					
下痢					
倦怠感					
手足症候群					

1 レジメン

- capecitabine 1,657 mg/m²/日，1日2回，朝・夕，内服，Day 1〜14；3週1コース
- cyclophosphamide 65 mg/m²/日，1日2回，朝・夕，内服，Day 1〜14；3週1コース

2 適応
- 進行・再発治療

3 1コースの期間
- 3週間

4 コース数の設定
- 病勢増悪あるいは忍容性がなくなるまで

5 休薬の規定
- Grade 2以上の血液毒性・非血液毒性を認めた場合
- 白血球数＜3,000/mm^3
- 好中球数＜1,500/mm^3
- 血小板数＜75,000/mm^3
- 消化器症状（下痢，悪心・嘔吐）
- 手足症候群
- 感染徴候

6 再開・減量・中止の基準
a. 再開・減量基準
- Grade 2の副作用が初回の場合，Grade 0〜1に回復後減量せず再開する．
- Grade 2の副作用が2回目以降，あるいはGrade 3の副作用が出現した場合Grade 0〜1に回復後capecitabineを1段階減量して再開する．
- 減量方法：1段階減量では1回あたりのcapecitabine内服量を300 mg減量

b. 中止基準
- Grade 4の副作用が出現時，あるいは3段階以上の減量を必要とする際は治療を中止する．
- 病勢進行の際は中止し他の治療を検討する．
- 過敏症状が現れた場合は治療を中止する．
- 膀胱炎症状が現れた際にはcyclophosphamideを中止する．

7 治療開始前・投与中の対応

a. 治療開始前の対応
- 適応患者の選択について十分検討する．
- PS 0〜2
- 主要臓器機能が保持されている（血液一般検査，肝機能検査，腎機能検査）．
- 感染症またはその疑いがない．
- 併用薬の確認（warfarinとの併用で血液凝固能異常・出血の報告例あり）
- 剤形が大きい経口剤であり，服用錠数も多いため内服可能かどうかを確認する．
- 服用スケジュールについての理解が得られるかを確認する．

b. 投与中の対応
- 感染徴候（発熱時），消化器症状（下痢，悪心・嘔吐）で経口摂取困難となった場合は処方医療機関へ連絡することを指導する．
- 手足症候群への対策のため，保湿剤使用を勧める．
- 経口療法であり医療機関への受診は次コース開始前となることが多い．
- 服用日誌の記載や副作用についての丁寧な問診（消化器症状，手足症候群，口腔粘膜炎）と血液一般採血，肝機能障害の有無を把握する．

8 基本的な治療成績

- アンスラサイクリン既治療（術前・術後治療を含む）でタキサン系薬剤治療例のない（術前・術後使用例で終了後12ヵ月以上経過した症例は除く）HER2陰性進行・再発乳がんに対する第Ⅱ相臨床試験では奏効率は35.6％，PFS中央値は199日，OS中央値は677日であった[1]．
- 化学療法1レジメンまでのHER2陰性進行・再発乳がんに対する第Ⅱ相臨床試験で奏効率は44.4％，PFS中央値は374日（ホルモン受容体陰性で326日，ホルモン受容体陽性で402日）であった[2]．

9 主な副作用と患者への指導

a. 白血球減少・好中球減少
- Grade 3 以上は 11.0～25.5％の頻度である．休薬で対応する．

b. 消化器症状（下痢，悪心・嘔吐）
- Grade 3 以上は 0～2％の頻度である．Grade 1, 2 は 20％に認める．初回からの支持療法薬の予防的処方は行わず，症状発現時に対症療法を行う．Day 15～21 の休薬期間に軽快する例が多い．

c. 手足症候群
- 2 コース目以降に発現することが多いが，治療開始前からの服薬指導が重要である．
- Grade 1 では保湿（ヘパリン類似物質など）を行い必要に応じて副腎皮質ステロイド軟膏を使用する．
- Grade 2 以上ではいったん休薬する．Grade 0/1 に改善し初回量で再開．2 回目以降の Grade 2，あるいは初回の Grade 3 の副作用発現時は capecitabine の 1 段階減量にて治療を再開する．

d. 膀胱炎症状
- capecitabine + cyclophosphamide は忍容性が高い治療であり，病勢増悪がなければ長期に治療可能である．
- 長期になると cyclophosphamide により頻尿などの膀胱炎様症状をきたすことがある．
- 重篤な場合は出血性膀胱炎に至ることがあり休薬が必要である．
- 改善後治療再開の際には cyclophosphamide をはずし，capecitabine のみでの再開も念頭に置く必要があるが，併用が必要な場合は膀胱鏡検査で膀胱粘膜の正常化を確認することが望ましい．

e. 患者への指導
- 静注化学療法に比較し有害事象は少ないが，手足症候群などのセルフケアが必要な副作用があること，その対処法を説明する．

10 私の工夫

- 経口抗がん剤による治療であり，手帳，ハンドブックを利用しコンプライアンスの確認，モニタリングを行い，チーム間の情報共有が重要である．
- 説明，相談に対しても担当医のみならず薬剤師，看護師，その他医療スタッフを含めたチームでの対応が必要である．

文献

1) Tanaka M et al：Oral combination chemotherapy with capecitabine and cyclophosphamide in patients with metastatic breast cancer：a phase Ⅱ study. Anticancer Drugs **21**：453-458, 2010
2) Yoshimoto M et al：Metronomic oral combination chemotherapy with capecitabine and cyclophosphamide：a phase Ⅱ study in patients with HER2-negative metastatic breast cancer. Cancer Chemother Pharmacol **70**：331-338, 2012

1 アロマターゼ阻害薬（ANA, LET, EXE）

レジメン	Day	1	8	14	15〜21	22〜28
anastrozole 1 mg/日，1日1回						
letrozole 2.5 mg/日，1日1回		連日内服 →				
exemestane 25 mg/日，1日1回						
検査実施時期とその指標：詳細は本文の「休薬の規定，減量・中止の基準」参照							
骨密度測定		○	—	—	—	—*1
採血（肝機能，脂質検査）		○	—	—	—	○*2
主な副作用と発現期間の目安：詳細は本文の「主な副作用」参照							
	Year	1	2	3	4	5
悪心・めまい						
肝機能異常						
関節痛						
骨塩量減少						
ほてり						
脂質異常症						
頭髪減少/体毛増加						

*1 年1回測定する．
*2 投与後1〜3ヵ月以内で採血を行う．

1 レジメン

- anastrozole（ANA）1 mg/日，1日1回，連日内服
- letrozole（LET）2.5 mg/日，1日1回，連日内服
- exemestane（EXE）25 mg/日，1日1回，連日内服

2 適応

- 閉経後ホルモン受容体陽性乳がん（閉経境界期には投与しない．エストロゲン抑制効果により FSH が増加して卵巣機能

が回復し，エストロゲン分泌の増加が起こるため）

3 1コースの期間
- 病勢増悪が確認されるまで

4 休薬の規定，減量・中止の基準
- 副作用の増悪により自覚症状の強い場合
- 病状に応じた休薬期間をとり他のホルモン療法を考慮する．
- 基本的に減量投与は行わない．

5 投与前の注意点
- CYP3A4およびCYP2A6活性を阻害する薬剤（methoxsalen，アゾール系抗真菌薬），またはCYP3A4およびCYP2A6によって代謝される薬剤（tamoxifen citrate, rifampicin）との併用に注意する．
- エストロゲン含有製剤との併用はしない．
- 閉経状況の確認を行う．12ヵ月以上の無月経，もしくはエストラジオール・FSHを測定して判定する．
- 一次ホルモン療法に使用する場合，Stage IV乳がんおよび周術期にホルモン療法未使用の再発乳がん，あるいは，術後ホルモン療法終了後時間が経過している（約12ヵ月以上）再発乳がんへの初回ホルモン療法として使用する．

6 主な副作用
- 悪心・めまい・頭痛・倦怠感・ホットフラッシュ・関節痛・神経・精神症状・セクシュアリティやアピアランスの問題は術後補助療法と同様に対処する．
- 骨塩量低下・骨粗鬆症：骨転移のある症例では，ビスホスホネートやdenosumabなどの骨修飾薬をすでに使用していることも多いと考えられる．骨転移のない症例で1年を超えて長期のホルモン療法を施行できる症例では，骨塩量の測定や骨塩量減少に対する対策が必要となる．
- 進行・再発乳がん患者では，副作用のマネジメントも当然

だが，より抗腫瘍効果が重視される傾向がある．薬剤変更のタイミングは大部分が病勢増悪によるものだが，化学療法を要しない病態であれば，アロマターゼ阻害薬以外のホルモン療法を含めた逐次投与を常に考慮することが肝要である[1]．ホルモン療法単独でも高い効果が得られる症例が比較的多数存在し，副作用が少なく比較的安価な点が患者にとって大きなメリットとなる．今後はホルモン療法と分子標的治療薬との併用療法に関する up-front のエビデンスが増加し薬剤選択肢も多様化する[2]．それらも含め適応や使用順序，費用対効果などをよく吟味していくことが必要となる．

7 基本的な治療成績

a. 一次ホルモン療法

1) tamoxifen との比較
- 22試験のメタ解析（8,504例）ではアロマターゼ阻害薬でOS改善（HR 0.87, 95%CI 0.86〜0.96）[3]．
- 4試験のメタ解析（n=2,195）でもOS改善（HR 0.89, 95%CI 0.81〜0.99）．なお，アロマターゼ阻害薬同士では差はないとされる．

2) アロマターゼ阻害薬，fulvestrant と tamoxifen の比較
- FACT+SWOG試験のメタ解析では，ANA+fulvestrant併用群とANA単独群の両群間でOS（HR 0.88, 95%CI 0.72〜1.08）に差がなく，fulvestrant の上乗せ効果はなし[4]．

b. 二次ホルモン療法

1) tamoxifen 抵抗性に対する治療
- tamoxifen 既治療後の二次治療として fulvestrant 250 mg 群と ANA 1 mg 群の第Ⅲ相比較試験（432例）では，奏効率，TTP，ともに両群間で差はなし[5]．

2) アロマターゼ阻害薬耐性後のホルモン療法
- 非ステロイド系アロマターゼ阻害薬投与後の再発乳がん患者693人に対する fulvestrant と EXE との比較試験[6]ではTTP中央値（3.7ヵ月 vs. 3.7ヵ月, HR 0.963, 95%CI 0.819〜1.133），ORR（7.4% vs. 6.7%），臨床的有用率（clinical bene-

fit rate：CBR 32.2% vs. 31.5%）で両群間に差はなし．

文献

1) Iwase H et al：Clinical benefit of sequential use of endocrine therapies for metastatic breast cancer. Int J Clin Oncol **20**：253-261, 2015
2) Yamamoto-Ibusuki M et al：Targeted therapies for ER+/HER2- metastatic breast cancer. BMC Med **13**：137, 2015
3) Mauri D et al：Survival with aromatase inhibitors and inactivators versus standard hormonal therapy in advanced breast cancer：meta-analysis. J Natl Cancer Inst **98**：1285-1291, 2006
4) Tan PS et al：A meta-analysis of anastrozole in combination with fulvestrant in the first line treatment of hormone receptor positive advanced breast cancer. Breast Cancer Res Treat **138**：961-965, 2013
5) Robertson JF et al：Fulvestrant versus anastrozole for the treatment of advanced breast carcinoma in postmenopausal women：a prospective combined analysis of two multicenter trials. Cancer **98**：229-238, 2003
6) Chia S et al：Double-blind, randomized placebo controlled trial of fulvestrant compared with exemestane after prior nonsteroidal aromatase inhibitor therapy in postmenopausal women with hormone receptor-positive, advanced breast cancer：results from EFECT. J Clin Oncol **26**：1664-1670, 2008

2 tamoxifen・toremifene

II章 薬物療法の実践/B 進行・再発乳がんに対する薬物療法/c. ホルモン陽性乳がん

レジメン						
Day	1	8	14	15〜21	22〜28	
tamoxifen 20 mg/日, 1日1回	連日内服 →					
toremifene 40 mg/日, 1日1回						
検査実施時期とその指標:詳細は本文の「休薬の規定」「減量・中止の基準」参照						
婦人科の定期検診	—	—	—	—	○	
深部静脈エコー	—	—	—	—	○	
血小板数 各施設の正常下限値	—	—	—	—	○	
主な副作用と発現期間の目安:詳細は本文の「主な副作用と患者への指導」参照						
ホットフラッシュ						
子宮内膜がん[*1]						
静脈血栓症[*2]						
視覚障害						

[*1] 不正出血などの異常な婦人科学的症状がみられた場合にはただちに検査を行うなど適切な処置を行う.
[*2] 投与中および投与終了後の患者でも生じる.

1 レジメン

- tamoxifen 20 mg/日, 1日1回, 連日内服(40 mg/日まで増量可能)[1]
- toremifene 40 mg/日, 1日1回, 連日内服[120 mg/日(高用量)まで増量可能]

2 適応

- 閉経前・閉経後ホルモン受容体陽性乳がん 進行・再発治療(閉経前ホルモン受容体陽性乳がんに対してはLH-RHアゴニストとの併用が望まれる)[1,2].

3 1コースの期間
- 病勢増悪あるいは忍容性がなくなるまで

4 コース数の設定
- 病勢増悪あるいは忍容性がなくなるまで

5 休薬の規定
- 下記に示す副作用の忍容性に応じて，症状が改善するまで休薬する．

6 減量・中止の基準[3]
- 中止基準：病勢が進行するまで，副作用の忍容性に応じて連日内服する．

7 投与前の注意点[3]
- 「Ⅱ-A-b-2. tamoxifen・toremifene（前・後）」（p.91）参照．
- tamoxifen は主に代謝酵素のシトクロム P450（CYP3A4, 2D6）で代謝されるため，薬物間相互作用のある warfarin, ritonavir, phenobarbital, phenytoin, carbamazepine, rifampicin, SSRI に注意し，その投与の有無を確認する[4]．

8 投与中の注意点
- 「Ⅱ-A-b-2. tamoxifen・toremifene（前・後）」（p.91）参照．

9 主な副作用と患者への指導
a. 主な副作用
1）ホットフラッシュ
- tamoxifen の頻度の高い副作用で，投与開始後3ヵ月以内に最も症状が強く出る．
- その対策としてSSRIが用いられることがあるが，CYP2D6を阻害するため併用は避け，その他の薬を用いる（p.92参照）．

2）その他
- 本剤投与中および投与終了後の患者は子宮内膜がんと静脈

血栓症に留意し必要に応じて検査を行うことが望ましい.
- 不正出血などの異常な婦人科的症状がみられた場合には，ただちに検査を行い適切な処置を行うことが望ましい.

b. 患者への指導ポイント
- 服用上の注意点で tamoxifen を服用するのを忘れてしまった場合には，気がついたときに，できるだけ早く服用するように指導する.
- 誤って1日に2回服用してしまっても大きな問題となることはないが，次の分の服用時間が近い場合は忘れた分の1回分は服用せずに，さらに次の分から，通常の服用時間に1回分を服用することを指導する.

10 基本的な治療成績
a. 一次ホルモン治療のエビデンス
- ホルモン受容体陽性進行・再発乳がんに対する一次ホルモン療法として tamoxifen，卵巣機能抑制（LH-RH アゴニストなど），およびその併用が挙げられる．それぞれの治療法を比較したランダム化比較試験やそれらのメタ解析が行われており，tamoxifen と LH-RH アゴニストを比較した4試験のメタ解析では，奏効率，PFS，OS で両群の差は認められなかった[2].
- LH-RH アゴニストと tamoxifen の併用と LH-RH アゴニスト単独を比較したメタ解析では，OS において両者の併用が有意に優れていた（2.5年 vs. 2.9年，HR 0.78，95%CI 0.63〜0.96）[5]．有害事象では，ほてり感や不正出血などで差を認めなかった.
- また，閉経前進行・再発乳がん患者161人に対する LH-RH アゴニスト単独，tamoxifen 単独およびその両者併用とのランダム化比較試験では，OS（2.5年，2.9年，3.7年，LH-RH アゴニスト vs. 併用 HR 1.95，95%CI 1.23〜3.10，tamoxifen vs. 併用 HR 1.63，95%CI 1.03〜2.59）において，併用療法がそれぞれの単独投与に比べ有意に優れていた[1].
- 進行・再発乳がんに対する一次ホルモン療法として卵巣機

能抑制である LH-RH アゴニストと tamoxifen の併用が強く勧められる．

11 私の工夫
- ホットフラッシュに対応するためにこまめに温度調節ができる服装，更年期障害の対応として無理のない運動を継続的に行うなどの工夫を指導する．

文献
1) Klijn JG et al：Combined treatment with buserelin and tamoxifen in premenopausal metastatic breast cancer：a randomized study. J Natl Cancer Inst **92**：903-911, 2000
2) Crump M et al：An individual patient-based meta-analysis of tamoxifen versus ovarian ablation as first line endocrine therapy for premenopausal women with metastatic breast cancer. Breast Cancer Res Treat **44**：201-210, 1997
3) Henry NL：Endocrine therapy toxicity：management options. Am Soc Clin Oncol Educ Book：e25-30, 2014
4) Jin Y et al：CYP2D6 genotype, antidepressant use, and tamoxifen metabolism during adjuvant breast cancer treatment. J Natl Cancer Inst **97**：30-39, 2005
5) Klijn JG et al：Combined tamoxifen and luteinizing hormone-releasing hormone (LHRH) agonist versus LHRH agonist alone in premenopausal advanced breast cancer：a meta-analysis of four randomized trials. J Clin Oncol **19**：343-353, 2001

3 fulvestrant

レジメン	Day	1	15	29	30〜56	57〜
fulvestrant 500 mg（2筒），筋注		↓	↓	↓	—	4週ごと
主な副作用と発現期間の目安：詳細は本文の「主な副作用と患者への指導」参照						
注射部位反応						
ほてり						
筋肉痛・関節痛						

1 レジメン
- fulvestrant 500 mg（2筒）を左右の殿部に1筒（250 mg）ずつ筋注，Day 1, 15, 29, 以後4週ごと

2 適応
- 閉経後ホルモン受容体陽性乳がん 進行・再発治療

3 1コースの期間
- 初回のみ2週ごとに投与し，4週後以降は4週ごとに投与

4 コース数の設定
- 病勢増悪あるいは忍容性がなくなるまで

5 休薬の規定
- 定まったものはない．

6 中止の基準
- 腫瘍の明らかな増大，新病変の出現など，病勢の進行が認められた場合
- 過敏症を認めた場合

- 肝機能障害（AST，ALT，ALP，ビリルビンの上昇）が重度に認められた場合
- 血栓塞栓症（肺塞栓症，深部静脈血栓症など）が認められた場合
- その他，継続困難な有害事象を認めた場合

7 投与前の注意点

- 本剤の成分である，fulvestrant，エタノール，ベンジルアルコール，安息香酸ベンジル，ヒマシ油に対するアレルギーの既往がある場合には投与しない．
- 妊婦，妊娠の可能性のある患者，授乳中の場合は投与しない（動物実験にて胎児の異常や死亡率増加が認められ，乳汁への移行が認められた．そもそも本剤の適応は閉経後のみである）．
- 肝機能障害のある患者には慎重に投与する（本剤の主な排泄経路は胆汁を介した糞中と考えられ，肝機能障害がある場合には全身クリアランスの低下が認められている．Child-Pugh分類クラスA・Bで，全身クリアランスが83％，60％に低下した．Child-Pugh分類クラスCの患者を対象とした臨床試験はない）．
- 重度の腎機能障害のある患者では安全性が確立していない（臨床試験での使用経験がない）．
- 出血傾向のある患者，血小板減少症の患者，抗凝固薬投与中の患者への投与は，注射部位の出血事象のリスクを上昇させるため注意する．

8 投与中の注意点

- 本剤2筒は左右の殿部に1筒ずつ投与する．
- 注射部位を毎回変更する（注射部位に硬結を認めることがある）．
- 注射は1～2分かけて緩徐に行う．
- 坐骨神経などの神経の損傷に注意する．

9 主な副作用と患者への指導

a. 注射部位反応（硬結，疼痛，出血，血腫，膿瘍など）

- 抗凝固薬の内服，副腎皮質ステロイドの内服など，きちんと医療者に伝えるよう説明する．

b. ほてり
- 突然ほてりが出現する可能性など，あらかじめ症状について説明しておく．

c. 筋肉痛・関節痛
- あらかじめ症状について説明しておく．

10 基本的な治療成績
- ホルモン療法後に進行または再発した ER 陽性の閉経後進行・再発乳がん患者を対象とした，fulvestrant 250 mg と 500 mg を比較した第Ⅲ相試験（CONFIRM 試験）では，PFS 中央値は 250 mg 群 5.5 ヵ月，500 mg 群 6.5 ヵ月（HR 0.80, 95％CI 0.68〜0.94）であった[1]．
- ホルモン療法未治療のホルモン受容体陽性の閉経後局所進行性または転移性乳がん患者を対象とした，fulvestrant 500 mg と anastrozole 1 mg/日を比較した第Ⅲ相試験（FALCON 試験）では，PFS 中央値は本剤投与群 16.6 ヵ月，anastrozole 群 13.8 ヵ月（HR 0.797, 95％CI 0.637〜0.999）であった[2]．

11 私の工夫
- 殿部への注射であり，男性医師が女性患者に投与する場合は，経験のある女性看護師に依頼するなどの配慮が必要である．
- 長期投与の可能性がある薬剤であり，殿部の注射部位反応（疼痛など）を含め，主な副作用についてあらかじめ患者に詳しく説明しておく．

文献
1) Di Leo A et al : Results of the CONFIRM phase Ⅲ trial comparing fulvestrant 250 mg with fulvestrant 500 mg in postmenopausal women with estrogen receptor-positive advanced breast cancer. J Clin Oncol 28 : 4594-4600, 2010
2) Robertson JFR et al : Fulvestrant 500 mg versus anastrozole 1 mg for hormone receptor-positive advanced breast cancer (FALCON) : an international, randomised, double-blind, phase 3 trial. Lancet 388 : 2997-3005, 2016

4 EXE + everolimus

レジメン						
Month	1	2	3	4	5	6〜
everolimus 10 mg/日, 1日1回	連日内服 →					
exemestane 25 mg/日, 1日1回	連日内服 →					

検査実施時期とその指標：詳細は本文の「休薬の規定」「減量・中止の基準」参照

Week	1	2	3	4	1	2	3	4	1	2	3	4	1	2	3	4	1	2	3	4	1	2	3	4
胸部X線検査				○				○				○				○				○				○
胸部CT検査				-				○				-				○				-				○
血糖チェック				○				○				○				○				○				○
口内炎のチェック				○				○				○				○				○				○
貧血, 肝機能, 高脂血症のチェック				○				○				○				○				○				○

主な副作用と発現期間の目安：詳細は本文の「主な副作用と患者への指導」参照

口内炎	
間質性肺炎	
高血糖	
皮疹	
疲労	

1 レジメン

- everolimus 10 mg/日, 1日1回, 連日内服
- exemestane（EXE）25 mg/日, 1日1回, 連日内服

2 適応

- ホルモン受容体陽性・アロマターゼ阻害薬耐性乳がん 進行・再発治療

3 1コースの期間
- 病勢増悪あるいは忍容性がなくなるまで

4 コース数の設定
- 病勢増悪あるいは忍容性がなくなるまで

5 休薬の規定
- Grade 2以上の口内炎
- Grade 2以上の間質性肺炎
- その他，Grade 3以上の非血液毒性，および医師が投与不適と判断した場合

6 減量・中止の基準
a. 減量基準
- Grade 2以上の口内炎（2回起こった場合に考慮）
- Grade 2以上の間質性肺炎
- 減量方法：1段階減量5 mg，2段階減量2.5 mg

b. 中止基準
- 腫瘍の明らかな増大，新病変の出現など，病勢の進行が認められた場合
- 継続困難な有害事象を認めた場合
- Grade 3以上の間質性肺炎を認めた場合
- 過敏症状が現れた場合

7 投与前の注意点
- 胸部CT検査を実施し，肺に間質性陰影の有無，咳嗽，呼吸困難，発熱などの臨床症状の有無と併せて，投与開始の可否を慎重に判断する．
- 免疫抑制作用があるため，感染症の有無，肝炎ウイルス，結核などの感染または既往を確認する．
- 糖尿病，肝機能障害の確認

8 投与中の注意点
- 定期的に胸部 CT 検査を実施し，肺の異常所見の有無を慎重に観察する．
- 咳嗽，呼吸困難，発熱などの臨床症状がみられた患者で，感染，腫瘍およびその他の医学的な原因が適切な検査で除外された場合には，間質性肺疾患の診断を考慮し，必要に応じて肺機能検査［肺拡散能力（DLCO），酸素飽和度など］および追加の画像検査を実施する．
- 高血糖が現れることがあるので，定期的に空腹時血糖値の測定を行う．

9 主な副作用と患者への指導
a．口内炎
- 必発であるが，副腎皮質ステロイド軟膏が著効すること，everolimus を中止すれば改善すること，内服中は軽度の口内炎が度々起こることを説明する．

b．間質性肺炎
- 咳嗽，呼吸困難，発熱などが認められ場合には，主治医に連絡することを指導する．

c．高血糖
- 糖尿病，もしくは境界型の患者には高血糖症状が起こる可能性があることを説明する．

10 基本的な治療成績
- ホルモン受容体陽性ホルモン療法耐性，不応乳がんを対象にしたランダム化第Ⅲ相試験で everolimus 併用群は EXE 単独群に比べ有意に PFS を延長した[1]．この試験で everolimus 併用群は EXE 単独群に比べ有意に PFS を延長した（HR 0.43，$p<0.001$）．PFS 中央値は 10.6 ヵ月であった．

11 私の工夫
- 口内炎は必発であり，患者のなかには食事ができなくなるような Grade 2 以上の症状が認められても，everolimus を

きちんと内服し続け，さらに悪化する場合がある．Grade 2 以上の症状が認められる場合は everolimus を中断するように指導している．
- 口内炎を投与前の口腔ケアで予防できるかの臨床試験を行っている．

> **トピックス**　　ステロイドマウスウォッシュによる口内炎予防

ステロイドマウスウォッシュを用いた口内炎の予防試験が発表され[2]，結果は口内炎の Grade 2 が 2.4％，Grade 1 が 18.5％とヒストリカルコントロールとした BOLERO2 試験の発生率に比べ 1/3 程度まで減らすことができたと報告されたが，本邦ではステロイドマウスウォッシュが販売されていない．

文献
1) Baselga J et al：Everolimus in postmenopausal hormone-receptor-positive advanced breast cancer. N Engl J Med 366：520-529, 2012
2) Rugo HS et al：Prevention of everolimus-related stomatitis in women with hormone receptor-positive, HER2-negative metastatic breast cancer using dexamethasone mouthwash (SWISH)：a single-arm, phase 2 trial. Lancet Oncol 18：654-662, 2017

Ⅱ章 薬物療法の実践/B 進行・再発乳がんに対する薬物療法/c. ホルモン陽性乳がん

5 ホルモン療法 + palbociclib

レジメン

Day	1	7	14	21	28	29〜
palbociclib 125 mg/日，1日1回	←―――連日内服―――→				―	次コース
〈ホルモン療法〉**fulvestrant** 500 mg (2筒)	↓	―	↓	―	↓	その後4週に1回
or **アロマターゼ阻害薬** 1日1回	←―――連日内服―――→					

検査実施時期とその指標：詳細は本文の「休薬の規定」「減量・中止の基準」参照

白血球数 2,000/mm³ 以上	○	―	○	―	―	○
好中球数 1,000/mm³ 以上	○	―	○	―	―	○
血小板数 50,000/mm³ 以上	○	―	○	―	―	○
ヘモグロビン 8 g/dL 以下	○	―	○	―	―	○

主な副作用と発現期間の目安：詳細は本文の「主な副作用と患者への指導」参照

Month	1	2	3	4	5	6〜
白血球減少						
好中球減少						
貧血						
血小板減少						
感染						
疲労						
脱毛						
口内炎						
皮疹						

1 レジメン

〈fulvestrant + palbociclib〉

- palbociclib 125 mg/日，1日1回，内服，Day 1〜21；4週1コース + fulvestrant 500 mg (2筒)，左右の殿部に1筒ずつ

(250 mg) 筋注, Day 1, 14, 28, その後 4 週ごとに 1 回
〈アロマターゼ阻害薬＋palbociclib〉
- palbociclib 125 mg/日, 1 日 1 回, 内服, Day 1～21；4 週 1 コース＋アロマターゼ阻害薬（letrozole 2.5 mg/日）

2 適応
- ホルモン受容体陽性乳がん 進行・再発治療

3 1 コースの期間
- 病勢増悪あるいは忍容性がなくなるまで

4 コース数の設定
- 病勢増悪あるいは忍容性がなくなるまで

5 休薬の規定
- 各コース開始時に Grade 3 以上の好中球数減少（各コース Day 14 に発現した場合は同一用量で継続）
- Grade 3 以上の血液毒性および医師が投与不適と判断した場合
- Grade 3 以上の非血液毒性および医師が投与不適と判断した場合

6 減量・中止の基準
a. 減量基準
- Grade 4 の好中球数減少, もしくは 2 コース連続で Grade 3 が起こった場合は考慮する.
- Grade 4 の発熱性好中球減少症以外の血液毒性, もしくは 2 コース連続で Grade 3 が起こった場合は考慮する.
- Grade 3 以上の非血液毒性
- 減量方法：1 段階減量 100 mg, 2 段階減量 75 mg

b. 中止基準
- 腫瘍の明らかな増大, 新病変の出現など, 病勢の進行が認められた場合
- 継続困難な有害事象を認めた場合
- 過敏症状が現れた場合

7 投与前の注意点

- 好中球減少があるため,感染症の有無,肝炎ウイルス,結核などの感染または既往を確認する.
- 投与が長期間になることが予想されるためアロマターゼ阻害薬を投与する際は骨密度などの検査も必要である.

8 投与中の注意点

- 定期的に血液検査を実施し,好中球減少などの血液毒性に注意をする.
- 発熱性好中球減少症は少ないと報告されているが,患者の感染症状に注意する.

9 主な副作用と患者への指導

a. 好中球減少症(発熱性好中球減少症)

- 咳嗽,呼吸困難,発熱などが認められた場合には,主治医に連絡することを指導する.

b. 貧血

- めまい,ふらつきが認められた場合には,主治医に連絡することを指導する.

c. 口内炎

- アジア人では高率に,口内炎が起こることを説明する.

10 基本的な治療成績

- PALOMA-2 試験[1]では,letrozole に palbociclib を追加することで,letrozole よりも PFS が有意に延長することが示された(HR 0.58, 95%CI 0.46〜0.72, p<0.001).PFS 中央値は letrozole, palbociclib 併用群で 24.8 ヵ月,letrozole 併用群で 14.5 ヵ月であった.
- アロマターゼ阻害薬耐性症例を対象に行われた PALOMA-3 試験[2]では fulvestrant 500 mg に palbociclib を追加することで,fulvestrant 500 mg よりも PFS が延長することが示された(HR 0.46, 95%CI 0.36〜0.59, p<0.0001).PFS 中央値は fulvestrant, palbociclib 併用群で 9.5 ヵ月,fulvestrant 単

独群で 4.6 ヵ月であった.

11 私の工夫
- palbociclib 125 mg 投与で日本人では 90％以上に Grade 3 の好中球減少が認められるため, 早めの 1 段階減量を行う.
- アジア人では口内炎が高率に認められることが報告がされているが, 軽度である. しかし好中球減少症を合併していることが多いため口腔内からの感染を防止するため, 口腔内のケアの重症性を説明している.

> **トピックス** 閉経前ホルモン受容体陽性進行・再発乳がんの新たな治療の選択肢

PALOMA-3 試験では閉経前の患者が LH-RH アナログを併用し, 参加可能であった. 閉経前患者でも fulvestrant 単剤に対して palbociclib の追加効果は確認されており[3], 本邦では長らく閉経前患者へのホルモン療法の選択肢は限られていたが, LH-RH アナログ併用で fulvestrant＋palbociclib という治療選択肢が追加された.

文献
1) Finn RS et al：Palbociclib and letrozole in advanced breast cancer. N Engl J Med 375：1925-1936, 2016
2) Cristofanilli M et al：Fulvestrant plus palbociclib versus fulvestrant plus placebo for treatment of hormone-receptor-positive, HER2-negative metastatic breast cancer that progressed on previous endocrine therapy (PALOMA-3)：final analysis of the multicentre, double-blind, phase 3 randomised controlled trial. Lancet Oncol 17：425-439, 2016
3) Loibl S et al：Palbociclib combined with fulvestrant in premenopausal women with advanced breast cancer and prior progression on endocrine therapy：PALOMA-3 Results. Oncologist 22：1028-1038, 2017

6 アロマターゼ阻害薬 + lapatinib (+ trastuzumab)

レジメン					
Day	1	15	28		56〜
lapatinib 1,500 mg/日, 1日1回	→連日内服				
アロマターゼ阻害薬 1日1回	連日内服				
主な副作用と発現期間の目安：詳細は本文の「主な副作用と患者への指導」参照					
下痢					
皮膚障害					

1 レジメン
- lapatinib 1,500 mg/日, 1日1回, 食事の前後1時間を避けて連日内服
- アロマターゼ阻害薬 (letrozole 2.5 mg/日, anastrozole 1 mg/日, exemestane 25 mg/日), 1日1回, 連日内服

2 適応
- 閉経後ホルモン受容体陽性 HER2 陽性乳がん 進行・再発治療

3 1コースの期間
- 病勢増悪あるいは忍容性がなくなるまで

4 コース数の設定
- 病勢増悪あるいは忍容性がなくなるまで

5 休薬の規定
- 無症候性の駆出率低下 (LVEF がベースラインから20%以上低下かつ施設基準値を下回った場合) が1〜2週間, 持続している場合 (①)
- 総ビリルビンが基準値上限の2倍以下で, ALT が基準値上

限の8倍を超えている，または症候性（肝炎，過敏症の徴候，疲労，悪心・嘔吐，右上腹部痛，発熱，発疹，好酸球増加）で基準値上限の3倍を超えている，または無症候性で2週間基準値上限の5倍を超えている場合（②）
- 好中球数<1,000/mm³（③）
- 血小板数<75,000/mm³（③）
- ヘモグロビン<9.0 g/dL（③）
- クレアチニン>1.5 mg/dL（③）
- Ccr<40 mL/分（③）
- 上記以外の Grade 3 以上の毒性（④）

6 減量・中止の基準

a. 減量基準
- 無症候性の駆出率低下により休薬（上記①の場合）し，3週以内に回復した場合，1,250 mg/日に減量して再開可能
- 肝機能検査異常により休薬（上記②の場合）したが，有効性が得られている場合，1,250 mg/日に減量して再開可能
- 好中球，血小板，ヘモグロビン，クレアチニンおよびCcr異常により休薬（上記③の場合）し，それを2～3回繰り返す場合，1,250 mg/日に減量してもよい．
- 上記以外の毒性で休薬（上記④の場合）し，Grade 1 以下に回復した場合，1,250 mg/日に減量して再開可能

b. 中止基準
- 無症候性の駆出率低下により休薬（上記①の場合）し，3週以内に回復しない場合
- 症候性の駆出率低下
- 間質性肺炎
- 総ビリルビンが基準値上限の2倍を超えている場合

7 投与前の注意点
- 心機能検査，心電図を行う．
- 心不全症状のある，または既往のある患者は悪化する恐れがあるため，慎重に投与する．

- 胸部X線または胸部CTを行う．
- 間質性肺疾患（放射線性肺臓炎を含む）のある，または既往のある患者は増悪する恐れがあるため，慎重に投与する．
- lapatinibは主に肝臓で代謝されるので，肝機能障害のある患者は血中濃度-時間曲線下面積（AUC）が増加や肝機能障害が悪化する恐れがあり，慎重に投与する．

8 投与中の注意点

- 食後にlapatinibを投与した場合，最高血中濃度（C_{max}）およびAUCが増加するとの報告があるため，食事の前後1時間以内の内服は避ける．
- lapatinibを1日2回に分割投与した場合，AUCが増加するとの報告があるので，分割投与しない．
- 重篤な肝機能障害により死亡例が報告されており，定期的に肝機能検査を行う．
- 間質性肺炎の初期症状（息切れ，呼吸困難，咳嗽，発熱など）について観察を十分に行う．
- 適宜，心機能検査を行う．
- QT間隔延長が現れることがあるため，適宜心電図検査を行う．

9 主な副作用と患者への指導

a. 下痢

- 症状について事前に十分説明し，排便回数の増加が認められた場合は早期に止瀉薬を服用し，水分を補給するよう説明する．
- 1日4〜6回以上の排便回数の増加が生じた場合は来院するよう伝える．
- 脱水症状をきたすことがあるので，異常が認められた場合には早期に止瀉薬などによる治療を考慮する．
- 4〜6回以上の排便回数の増加が生じた場合は，lapatinibの減量あるいは中止を考慮する．

b. 皮膚障害

- 発疹や瘙痒，皮膚乾燥などの皮膚症状が認められることが

あるので，事前に十分に説明する．
- 主に頭部，顔部を含む上半身での発現を認めるため，予防として保湿クリームなどにより乾燥を防ぐこと，紫外線を避けることを指導する．
- 皮膚状態の観察を十分に行い，徴候が認められた場合には全身の皮膚検査を行う．
- 重度の皮膚障害として中毒性表皮壊死融解症，皮膚粘膜眼症候群（Stevens-Johnson症候群），多形紅斑などが認められるため，観察を十分に行い，異常が認められた場合は投与の中止，皮膚科専門医への相談を行う．

c. 肝機能障害
- 投与開始前と開始後4～6週ごとなど，定期的に肝機能検査を行う．

d. 間質性肺炎
- 息切れ，呼吸困難，咳嗽，発熱などが発現した場合に，医師に連絡するよう説明する．
- 症状が出現した場合，胸部X腺，胸部CTなどの精査を行い，間質性肺疾患が疑われる場合は，迅速に呼吸器専門医に相談する．

e. 心機能障害
- 呼吸困難，動悸などがみられた場合に，医師に連絡するよう説明する．

10 基本的な治療成績
- 未治療のホルモン受容体陽性HER2陽性の閉経後進行性または転移性乳がんを対象とした，letrozole単独群と，lapatinib+letrozole併用群を比較した第Ⅲ相試験（EGF30008試験）では，PFS中央値はletrozole単独群3.0ヵ月，併用群8.2ヵ月（HR 0.71, 95%CI 0.53～0.96）であった[1]．

11 私の工夫
- 下痢は比較的頻度が高いため，あらかじめ症状につき詳しく説明し，止瀉薬を渡しておき，下痢が出現したら速やかに

内服するよう説明しておく．また，水分補給することも説明しておく．
- lapatinib 内服は，食事の前後 1 時間を避ける必要があり，通常の内服薬とは異なる服用方法となるため，服薬忘れを防ぐため，毎日決まった時間帯に服用するよう指導する．

文献
1) Johnston S：Lapatinib combined with letrozole versus letrozole and placebo as first-line therapy for postmenopausal hormone receptor-positive metastatic breast cancer. J Clin Oncol 27：5538-5546, 2009

7 medroxyprogesterone acetate (MPA)

レジメン						
Day	7	21	28	60	90〜
medroxyprogesterone acetate 600〜1,200 mg/日, 1日2〜3回	連日内服 →				
検査実施時期とその指標：詳細は本文の「休薬の規定」「減量・中止の基準」参照						
血清 Na 135 mEq/L 以下	月1回程度の血液生化学検査（肝機能，腎機能，耐糖能，凝固線溶系のチェック）				
AST/ALT 100 IU/L 以下					
体重測定	月1回程度				
主な副作用と発現期間の目安：詳細は本文の「主な副作用と患者への指導」参照						
アナフィラキシー					
肝機能障害					
血栓塞栓症					
クッシング様症状					
体重増加					

1 レジメン

- medroxyprogesterone acetate（MPA，ヒスロンH錠 200 mg）600〜1,200 mg/日，1日2〜3回，連日内服．ただし，症状により適宜増減する．

2 適応

- ホルモン受容体陽性乳がん 進行・再発治療（三次治療以降に使用される）

3 1コースの期間

- 病勢増悪あるいは忍容性がなくなるまで

4 コース数の設定
- 病勢増悪あるいは忍容性がなくなるまで

5 休薬の規定
- うっ血性心不全発症時は休薬または減量の処置をとる．他の副作用については Grade 3 以上の有害事象が発症した場合は基本的には休薬し，Grade 1 まで回復後に再開する．

6 減量・中止の基準
- Grade 3 以上の有害事象が発症した場合は基本的には休薬し，Grade 1 まで回復後に減量して再開する．ただし，重篤な副作用である血栓症，アナフィラキシーを発症した場合は投与を中止する．視力消失，眼球突出，複視，片頭痛が急に出現した場合は投与を一時中断し，眼科的検査を実施し，乳頭水腫と診断された場合は投与を中止する．

7 投与前の注意点
- 適応の確認：ホルモン受容体陽性の進行・再発乳がんであること，および，ホルモン療法治療歴とその効果と治療期間を確認し，ホルモン感受性があることを確認する．
- 病勢の診断：CT 検査や骨シンチグラフィなどを用いて病勢の診断を行う．生命にすぐには危険が及ばない程度（non-life threatening）の進行・再発乳がんであること確認する．
- 禁忌：血栓症を起こす恐れの高い患者［重篤な心疾患，他のホルモン剤を投与中（併用禁忌薬），妊婦または妊娠している可能性のある婦人，本剤に対する過敏症の既往歴，重篤な肝機能障害，高カルシウム血症の患者］
- 慎重投与：手術後 1 ヵ月以内・高血圧症・糖尿病・脂質異常症・肥満症の血栓症を起こす恐れのある場合，また，腎機能障害・心機能障害，うつ病またはその既往，てんかんまたはその既往，片頭痛，喘息，慢性の肺機能障害またはその既往，ポルフィリン症の患者である．
- 禁忌，慎重投与（上記）に該当するかどうかの確認：血液生

化学検査（肝機能，腎機能，耐糖能，凝固・線溶系の確認）や心機能（心電図や必要に応じて心エコー検査）について確認を行う．

8 投与中の注意点

- 下記の副作用チェックのため，自覚的副作用のチェックおよび血液生化学検査（肝機能，腎機能，耐糖能，凝固線溶系）を定期的（月に1回程度）に行う．また，体重増加にならないよう食生活の指導を行う．

9 主な副作用と患者への指導

- 重篤な副作用には，血栓症，うっ血性心不全，アナフィラキシー，乳頭水腫がある．他の発現頻度10％以上の副作用には，体重増加，クッシング様症状（満月様顔貌，多毛，月経異常，耐糖能異常など），性器出血，浮腫などがある．
- 患者へは上述の副作用を事前に説明し，対策を講じる．特に血栓症の疑いのある症状が出現したときはMPAの投与を中止し，すぐに受診するよう説明する．また，MPAの副次的効果として食欲増進作用があり，体重増加を招く可能性が高く，食生活の指導を行う．

10 基本的な治療成績

- MPA単剤の進行・再発乳がんに対する一次治療の奏効率は29〜44％，二次治療以降の奏効率は18〜37％である[1]．
- tamoxifen（TAM）とMPAのクロスオーバー投与では，TAM後のMPAの奏効率は14〜25％であり，一定の効果はあるが，MPA後のTAMの奏効率は0〜12％であり，効果は乏しい[2〜4]．

11 私の工夫

- 適応患者の選択：進行・再発乳がんに対する四次以降の治療薬の1つとしている．また，化学療法の前治療歴が多い患者で，経口FU剤などの投与を行う場合にMPAの化学療法

による副作用軽減作用や食欲増進作用を期待して化学療法とMPAの併用を行うこともある.

- **副作用対策**：MPAの血栓症では動脈性（58%）が多く，エビデンスは確立していないが低用量アスピリンを併用している[5]．

文献

1) Lundgren S：Progestins in breast cancer treatment. A review. Acta Oncol **31**：709-722, 1992
2) van Veelen H et al：Oral high-dose medroxyprogesterone acetate versus tamoxifen. A randomized crossover trial in postmenopausal patients with advanced breast cancer. Cancer **58**：7-13, 1986
3) Muss HB et al：Megestrol acetate versus tamoxifen in advanced breast cancer：5-year analysis—a phase Ⅲ trial of the Piedmont Oncology Association. J Clin Oncol **6**：1098-1106, 1988
4) Stuart NS et al：A randomised phase Ⅲ cross-over study of tamoxifen versus megestrol acetate in advanced and recurrent breast cancer. Eur J Cancer **32A**：1888-1892, 1996
5) 厚生省業務局安全課：乳癌，子宮内膜癌における高用量メドロキシプロゲステロン投与中の血栓症の発現．医薬品研 **23**：664-671, 1992

8 | ethinylestradiol

Ⅱ章 薬物療法の実践/B 進行・再発乳がんに対する薬物療法/c. ホルモン陽性乳がん

レジメン

Day	7	14	21	60	90〜
ethinylestradiol 1〜3 mg/日, 1日3回	連日内服					

検査実施時期とその指標：詳細は本文の「休薬の規定」「減量・中止の基準」参照

血清 Na 135 mEq/L 以下	月1回程度の血液生化学検査（肝機能, 腎機能, 耐糖能, 凝固線溶系のチェック）
AST/ALT 100 IU/L 以下	
子宮内膜肥厚	2〜3ヵ月ごとの腫瘍評価のCTに合わせてチェック

主な副作用と発現期間の目安：詳細は本文の「主な副作用と患者への指導」参照

- 悪心・嘔吐
- 倦怠感
- 筋肉痛
- 頭痛
- 乳房痛・乳房緊満感
- 乳頭・乳輪色素沈着
- 子宮内膜肥厚
- 帯下の増加
- 性器不正出血
- 下腹部痛
- 肝機能障害
- 血栓塞栓症

1 レジメン

- ethinylestradiol 1〜3 mg/日, 1日3回, 連日内服. ただし, 年齢, 症状により適宜増減する.

2 適応

- ホルモン受容体陽性乳がん 進行・再発治療
- 添付文書上, 閉経後の末期乳がん（男性ホルモン療法に抵抗

性を示す場合）である．エビデンスからは，数種類かつ長期間（例：アロマターゼ阻害薬を2年以上継続投与可能例）のホルモン療法に耐性となったホルモン受容体陽性乳がんである．

3 1コースの期間
- 病勢増悪あるいは忍容性がなくなるまで

4 コース数の設定
- 病勢増悪あるいは忍容性がなくなるまで

5 休薬の規定
- 規定はない．一般には，Grade 3以上の有害事象が発症した場合は基本的には休薬し，Grade 1まで回復後に再開する．

6 減量・中止の基準
- 一般には，Grade 3以上の有害事象が発症した場合は基本的には休薬し，Grade 1まで回復後に減量して再開する．ただし，重篤な副作用である血栓塞栓症が発症した場合は投与を中止する．

7 投与前の注意点
- 適応の確認：ホルモン受容体陽性の進行・再発乳がんであること，および，ホルモン療法治療歴とその効果と治療期間を確認する．ホルモン療法が複数回使用されており，かつ長期間の病勢進行を抑制してきた症例がよい適応である．
- 病勢の診断：CT検査や骨シンチグラフィなどを用いて病勢の診断を行う．生命にすぐには危険が及ばない程度（non-life threatening）の進行・再発乳がんであること確認する．
- 除外規定：添付文書上はないが，血栓塞栓症を有する症例などmedroxyprogesterone acetateの禁忌例（p.220参照）には投与しないほうがよい．また，肝機能障害，子宮筋腫，心疾患，腎疾患，てんかん，糖尿病を有する患者，および，心

疾患，腎疾患の既往を有する患者へは慎重投与である．
- **慎重投与に該当するかどうかの確認**：子宮筋腫，子宮内膜症，卵巣嚢腫など婦人科系疾患，てんかん，血栓塞栓症などの合併症や既往歴の有無，血液生化学検査（肝機能，腎機能，耐糖能，凝固線溶系のチェック）や心機能（心電図や必要に応じて心エコー検査）について確認を行う．

8 投与中の注意点

- 下記の副作用に注意し，対応する．
- 副作用チェックのため，血液生化学検査を定期的（月に1回程度）に行う．また，子宮内膜の肥厚はCTあるいは腹部エコー検査で検討する．CTは腫瘍評価と同時に行うのが現実的であるが，不正性器出血などがある場合は婦人科にコンサルトが必要である．
- 効果判定は，早期にはフレア現象により，一時的に増悪したようにみえる場合があり，他のホルモン療法薬と同様に，一定期間経過後に画像評価で判定する．ただし，一部にethinylestradiol 投与により急速な病勢進行を認めることがあり，病勢進行が疑われる場合は早期に画像評価し，治療法の変更を検討すべきである．

9 主な副作用と患者への指導

- 副作用には，投与早期に起きる内分泌関連症状であるフレア現象としての頭痛，ホットフラッシュ，悪心・嘔吐，倦怠感，筋肉痛，乳房痛・乳房緊満感などがある．
- また，フレア現象状以降の副作用には，乳頭・乳輪の色素沈着，子宮内膜の肥厚，帯下の増加，不正性器出血，下腹部痛などの内分泌関連症状や肝機能障害などがある．
- さらに長期投与により重大な副作用である血栓塞栓症のリスクが高くなる．
- その他の副作用として肝機能障害，血圧上昇や大量継続投与により高カルシウム血症，ナトリウムや体液の貯留がある．
- 患者へはフレア現象による上述の副作用および一過性の症

状増悪の可能性があることを他の副作用を含め事前に説明する.
- また，本療法により病勢が急速進行する危険性があることの説明も不可欠である.

10 基本的な治療成績

- ethinylestradiol のクリニカルベネフィット率は 30〜55％程度である[1〜3].エストロゲン療法によりアロマターゼ阻害薬抵抗性の一部を克服し，エストロゲン療法後に再度アロマターゼ阻害薬に反応する例も報告されている[2].一方で，エスロトゲン療法により急速増悪する例も一部にある.

11 私の工夫

- 適応患者の選択：本来，ホルモン感受性が高く，進行・再発乳がんに対する複数回および長期間のホルモン療法施行例を治療対象とする.具体的にはアロマターゼ阻害薬単剤で2年以上の治療期間が得られている症例などである.
- 副作用への対応：フレア現象に対する事前の十分な説明と予測される副作用の治療薬を事前に処方しておく.それでも副作用が強い場合は，減量なども考慮する.ethinylestradiol 3 mg/日未満のエビデンスがないが，副作用の程度や患者の状態により減量は許容されると考えられる.

文献

1) Iwase H et al：Ethinylestradiol is beneficial for postmenopausal patients with heavily pre-treated metastatic breast cancer after prior aromatase inhibitor treatment：a prospective study. Br J Cancer 109：1537-1542, 2013
2) Ellis MJ et al：Lower-dose vs high-dose oral estradiol therapy of hormone receptor-positive, aromatase inhibitor-resistant advanced breast cancer：a phase 2 randomized study. JAMA 302：774-780, 2009
3) Mahtani RL et al：High-dose estrogen as salvage hormonal therapy for highly refractory metastatic breast cancer：a retrospective chart review. Clin Ther 31 Pt 2：2371-2378, 2009

II章 薬物療法の実践／B 進行・再発乳がんに対する薬物療法／d. 骨修飾薬

1 zoledronic acid

レジメン

	Day 1	10	28〜
zoledronic acid 4 mg，15分点滴静注	↓	—	次コース
検査実施時期とその指標：詳細は本文の「休薬の規定」「減量・中止の基準」参照			
クレアチニン	○	—	○
カルシウム	○	—	○
主な副作用と発現期間の目安：詳細は本文の「主な副作用」参照			
カルシウム低下		▬	
発熱	▬		
悪心	▬		
骨痛，関節痛	▬		
倦怠感	▬		

1 レジメン
- zoledronic acid 4 mg＋生食 100 mL，15分で点滴静注，Day 1；3〜4週1コース

2 適応
- 骨転移

3 1コースの期間
- 3〜4週間

4 コース数の設定
- 骨転移の病状進行に有効と判断するまで

5 休薬の規定
- 腎機能が悪化した場合

表1 減量方法

Ccr (mL/分)	濃度調製のために抜き取る本剤の量 (mL)	濃度調製のために加える生食または5%ブ糖の量 (mL)	調製後の本剤の濃度 (mg/100 mL)
>60	調製不要	調製不要	4.0
50〜60	12.0	12.0	3.5
40〜49	18.0	18.0	3.3
30〜39	25.0	25.0	3.0

- 投与前に腎機能障害のある患者では, 血清クレアチニンが投与前値から 1.0 mg/dL 以上上昇した場合
- 腎機能が正常な患者では, 血清クレアチニンが投与前値から 0.5 mg/dL 以上上昇した場合

6 減量・中止の基準

a. 減量基準（表1）
b. 中止基準

- 腎機能が悪化した場合
- 投与前に腎機能障害のある患者では, 血清クレアチニンが投与前値から 1.0 mg/dL 以上上昇した場合
- 腎機能が正常な患者では, 血清クレアチニンが投与前値から 0.5 mg/dL 以上上昇した場合
- 過敏症

7 投与前の注意点

- 顎骨壊死・顎骨骨髄炎の予防として投与開始前に口腔内の管理状態を確認し, 必要に応じて, 適切な歯科検査を受け, 侵襲的な歯科処置をできる限り済ませておく.
- 併用注意薬としてカルシトニン製剤 (elcatonin, calcitonin salmon), アミノグリコシド系薬剤 (gentamicin など), cinacalcet がある.
- 血清カルシウムが低下し, 相互に作用を増強する.

8 投与中の注意点

- 投与は必ず15分間以上かけて行う．

9 投与後の注意点

- 低カルシウム（Day 1〜10）：リン，マグネシウム，カリウムなどの変動に注意する．
- 顎骨壊死・顎骨骨髄炎：口腔内を清潔に保つこと，定期的な歯科検査を受けること，歯科受診時に本剤の使用を歯科医師に告知して侵襲的な歯科処置はできる限り避ける．ポジションペーパーにより，治療として継続が必要と判断されれば，中止とせず，口腔内の適切な治療を行いながら継続する[1]．
- 非外傷性の大腿骨転子下および近位大腿骨骨幹部の非定型骨折：大腿部や鼠径部などにおいて前駆痛が認められた場合には，X線検査などを行い，適切な処置を行う．

10 主な副作用

- 発熱，悪心，倦怠感，頭痛，骨痛，関節痛，インフルエンザ様疾患など，多くは急性期反応で本剤投与後3日以内に発現し，通常は数日以内に回復する．
- 重大な副作用としては，腎機能障害（急性腎不全，間質性腎炎，Fanconi症候群），うっ血性心不全，低カルシウム血症，顎骨壊死・顎骨骨髄炎，大腿骨転子下および近位大腿骨骨幹部の非定型骨折などであり，多くは5％以下であるが，注意を要し適切な処置を行う．

11 基本的な治療成績

- プラセボを対照とした二重盲検比較試験において，骨関連事象（skeletal related event：SRE；病的骨折，骨病変に対する放射線治療，骨病変に対する外科的手術，脊髄圧迫）の発現割合は，zoledronic acid 4 mg群で30％を示し，プラセボ群の50％と比較して，有意（p＝0.003）に低く，zoledronic acid 4 mgはSREの発現を抑制した[2]．

12 私の工夫

- 1つのメタ解析では，骨転移の診断に対し zoledronic acid を開始し，病勢が安定しているのであれば，副作用，コスト，通院などの点から4週に1回投与を12週に1回投与に延長することも選択肢になる可能性が示されている[3]．しかし条件が限られており，今後のさらなる検討が必要である．

文献

1) 顎骨壊死検討委員会：顎骨壊死検討委員会ポジションペーパー 2016（https://www.jsoms.or.jp/medical/wp-content/uploads/2015/08/position_paper2016.pdf）（2018/11/5 参照）
2) Kohno N et al：Zoledronic acid significantly reduces skeletal complications compared with placebo in Japanese women with bone metastases from breast cancer：a randomized, placebo-controlled trial. J Clin Oncol **23**：3314-3321, 2005
3) Ibrahim MF et al：Should de-escalation of bone-targeting agents be standard of care for patients with bone metastases from breast cancer? A systematic review and meta-analysis. Ann Oncol **26**：2205-2213, 2015

2 denosumab

レジメン			
Day	1		28〜
denosumab 120 mg, 皮下注	↓		次コース
検査実施時期とその指標：詳細は本文の「休薬の規定」「減量・中止の基準」参照			
クレアチニン	○		○
カルシウム	○		○
主な副作用と発現期間の目安：詳細は本文の「主な副作用と患者への指導」参照			
カルシウム低下			
倦怠感			

1 レジメン
- denosumab 120 mg, 皮下注, Day 1；4週1コース

2 適応
- 骨転移

3 1コースの期間
- 4週間

4 コース数の設定
- 骨転移の病状進行に有効と判断するまで

5 休薬の規定
- denosumab の投与により低カルシウム血症, 倦怠感, その他, Grade 3/4 の副作用が発現した場合, Grade 1 以下に回復するまで (CTCAE の低カルシウム血症 p.317 参照).

6 減量・中止の基準

a. 減量基準
- なし

b. 中止基準
- 低カルシウム血症
- 腎機能が悪化した場合
- 過敏症

※顎骨壊死（osteonecrosis of the jaw：ONJ）は必ず休薬する必要はなく，歯科・口腔外科と相談しながら治療継続の必要性と症状とのバランスを相談して決定する．

7 主な副作用と患者への指導

a. 低カルシウム血症
- カルシウムとして 500 mg/日（デノタスチュアブル配合錠 2 錠/回，1 日 1 回），および天然型ビタミン D として 400 IU/日の投与を行う．

b. 顎骨壊死・顎骨骨髄炎
① 投与前：適切な歯科検査を受け，抜歯などの侵襲的な歯科処置を済ませておく．
② 投与中
- 歯科受診時に本剤の使用を歯科医師に告知する．
- 定期的な歯科検査を受け，口腔内を清潔に保つ．
- 歯科処置が必要になった場合には，できる限り非侵襲的な歯科処置を受ける．
- 異常が認められた場合には，ただちに歯科・口腔外科を受診する．

c. 大腿骨非定型骨折
- 転移が指摘されていなくても，長期投与中に違和感や痛みが続く場合は単純 X 線で確認する．

8 投与後の注意点
- 低カルシウム血症（5.6%）（Day 1〜10）：リン，マグネシウムなどの変動に注意する．頻回に血液検査を行い，観察を

十分に行う.
- **顎骨壊死・顎骨骨髄炎（1.8％）**：長期投与により顎骨壊死の発現率の増加が認められている．リスク因子としては，悪性腫瘍，化学療法，血管新生阻害薬，副腎皮質ステロイド，放射線療法，口腔の不衛生，歯科処置の既往などが知られている．ポジションペーパーにより，治療として継続が必要と判断されるのであれば，中止とせず，口腔内の適切な治療を行いながら継続する[1]．
- **非外傷性の大腿骨転子下および近位大腿骨骨幹部の非定型骨折**：大腿部や鼠径部などにおいて前駆痛が認められた場合には，X線検査などを行い，適切な処置を行うこと．

9 基本的な治療成績
- 骨転移を有する進行乳がん患者において，denosumab は zoledronic acid と比較し骨関連事象（SRE）の初回発現までの期間について，zoledronic acid に対し有意に延長させた（HR 0.82，95％CI 0.71～0.95）[2]．

10 私の工夫
- 乳がんの骨転移に対する第一選択は denosumab であるが，カルシウム値，腎機能に応じて zoledronic acid を選択する．

文献
1) 顎骨壊死検討委員会：顎骨壊死検討委員会ポジションペーパー 2016（https://www.jsoms.or.jp/medical/wp-content/uploads/2015/08/position_paper2016.pdf）（2018/11/5 参照）
2) Stopeck AT et al：Denosumab compared with zoledronic acid for the treatment of bone metastases in patients with advanced breast cancer：a randomized, double-blind study. J Clin Oncol 28：5132-5139, 2010

Ⅲ章 有害事象への対策

III章　有害事象への対策

1 白血球減少と発熱性好中球減少症

POINT
- 白血球減少は，多くの化学療法レジメンにおいて用量制限毒性となる，頻度の高い有害事象である．
- 発熱性好中球減少症（FN）は時として致命的となりうるだけでなく，化学療法の中止や延期により治療成績を損なう可能性もあるため，レジメン・患者側のリスク因子を十分に把握する必要がある．
- 乳がん薬物療法では，TAC，TC，FECなどのレジメンで，FNの頻度が比較的高い．

1 原因・機序
- 殺細胞性抗がん剤は分裂のさかんな細胞を標的にするため，特に骨髄細胞は影響を受けやすく，正常な白血球・好中球の減少をきたす．
- 副腎皮質ステロイドや分子標的治療薬によって，細胞性免疫も低下することが知られている．
- 好中球減少と同時に発熱が生じる状態をFNと呼ぶ．その定義を図1に示す．
- 固形がん患者のFNでは，40〜70％程度で感染症の存在が同定される．

発熱
1回の口腔内温38.3℃以上
または
口腔内温38℃が1時間以上
持続する状態
（国内では1回の腋窩37.5℃以上もしくは口腔内温38℃以上）

＋

好中球減少
好中球数500/μL未満，
もしくは
1,000/μL未満で48時間以内に500/μL未満に減少すると予測される状態

図1　IDSA，JSMOによる発熱性好中球減少症（FN）の定義

表1 主なレジメンでの FN 発症率

レジメン	Grade 3 以上の FN 発症率（%）	出典
TAC (DOC 75+ADR 50+CPA 500, 3 週ごと)	25.2 (G-CSF なし)	GEICAM9805 (N Engl J Med 363：2200-2210, 2010)
ddAC (ADR 60+CPA 600, 2 週ごと) →ddPAC (PAC 175, 2 週ごと)	2 (全例で G-CSF 一次予防投与あり)	CALGB9741 (J Clin Oncol 21：1431-1439, 2003)
TC (DOC 75/CPA 600) 4 コース	5	US Oncology 9735 (J Clin Oncol 24：5381-5387, 2006)
TC (DOC 75/CPA 600) 4〜6 コース (日本人)	68.8	Support Care Cancer 23：1137-1143, 2015
AC→wPAC 80	1 (PAC 投与中)	ECOG 1199 (N Engl J Med 358：1663-1671, 2008)
AC→3wDOC 100	16 (DOC 投与中)	
FEC (5-FU 500+EPI 100+CPA 500) →DOC 75 (日本人)	20 (FEC 投与中) 7 (DOC 投与中)	Breast Cancer Res Treat 110：531-539, 2008
eribulin	13.6	Ann Oncol 23：1441-1448, 2012

DOC：docetaxel, ADR：doxorubicin, CPA：cyclophosphamide, PAC：paclitaxel, 5-FU：fluorouracil, EPI：epirubicin.

2 症状とそれが現れやすい時期・期間

- 血球数が最低値となる nadir は, Day 7〜14 頃に現れることが多いが, 減少の程度や持続期間は, 患者の状態・レジメンによって異なる. FN が発症するのも, この時期であることが多い.
- 白血球減少による自覚症状はほとんどないが, 感染を合併した場合は感染巣に応じた症状が現れる.

3 主な原因薬剤, おおよその頻度

- TAC, TC, FEC などのレジメンで FN の頻度が高い (**表1**).
- FN 発症リスクには, 患者側の因子も関与している (**表2**).

表2 FN発症のリスク因子（NCCN，ASCOガイドラインより）

NCCN ガイドライン	・65歳以上 ・PS不良 ・化学療法/放射線療法の治療歴 ・既存の好中球減少または腫瘍の骨髄浸潤	・感染や開放創の存在 ・最近の手術歴 ・腎機能障害 ・肝機能障害
ASCO ガイドライン	・65歳以上 ・PS不良，栄養状態不良 ・進行がん ・化学療法/放射線療法の治療歴 ・FNの既往 ・治療強度 ・治療反応性（腫瘍の残存・進行性）	・消化管および口腔粘膜障害の程度と持続 ・血球減少の程度と持続 ・腫瘍の骨髄浸潤 ・感染や開放創の存在 ・最近の手術歴 ・腎機能障害 ・肝機能障害 ・重篤な合併症

4 治療法（対策）

- FNの重症化評価にMASCCスコアリングシステムが広く使用されている（表3）．
- 21点以上（最高26点中）の低リスク群は，外来での治療が可能と考えられている．

a. 低リスク患者（外来治療の場合）

- 最もエビデンスのある経口抗菌薬はciprofloxacinとamoxicillin-clavulanateの併用であるが，海外での推奨投与量は日本の保険診療の用量に比して多い．

処方例

〈NCCNガイドライン〉
- ciprofloxacin（シプロキサン）：500 mg，8時間ごと，内服
- amoxicillin-clavulanate：125/500 mg，8時間ごと，内服

〈日本の保険診療〉
- ciprofloxacin：200mg/回，1日3回，内服
- amoxicillin-clavulanate：125/250 mg/回，1日3〜4回，内服
- levofloxacin単剤の臨床試験は少ないが，ofloxacinなどの臨床試験成績から有効性が推測され，日常診療で用いられている．

表3 MASCC スコアリングシステム

項目	スコア
臨床症状	無症状または軽度の症状	5
	中等度の症状	3
低血圧（＜90 mmHg または昇圧薬を要する）がない	5
慢性閉塞性肺疾患なし	4
固形がん，または真菌感染症の既往のない造血器腫瘍	4
脱水なし	3
発熱時に外来管理下	3
60歳未満（16歳未満には適応しない）	2

b. 高リスク患者

- 抗緑膿菌活性を有する β-ラクタム系薬（cefepime, tazobactam piperacillin, カルバペネム系薬剤）が IDSA ガイドラインで有効な経験的治療薬とされている．
- vancomycin は FN 初期よりルーチンで使用する必要はない．
- 治療開始より3～5日後に評価を行う．

1) 感染臓器・病原体が明らかな場合

- 好中球数が 500/μL 以上で de-escalation を行い，それまで広域抗菌薬を継続する．

2) 感染臓器・病原体が明らかでない場合

- 全身状態が安定し，好中球数が 500/μL 以上あり，48時間以上解熱していれば，抗菌薬投与を終了可能である．
- 解熱していない場合，全身状態が安定していれば必ずしも抗菌薬の変更は必要ない（適切な治療を行っても，FN の解熱にはしばしば5～7日かかることがしばしばある）．全身状態が安定しなければ，感染源の再評価を行い，セファロスポリン系薬剤からカルバペネム系薬剤への変更や，アミノグリコシド系薬剤，フルオロキノロン系薬剤，抗 MRSA 薬の追加，および抗真菌薬の経験的投与を考慮する．
- 欧米および日本のガイドラインでは，FN が7日以上続く高リスク患者に関して，liposomal amphotericin B やエキノキャンディン系抗真菌薬の経験的投与が推奨されている．

5 予防法

- 可能であれば，化学療法施行前に，感染源となりうるう歯・歯周疾患，胆石，痔疾患などの検索・治療を行う．
- インフルエンザウイルス・肺炎球菌などの不活化ワクチンの予防接種を行う．
- 前コースまでの有害事象を評価し，減量や投与間隔をあけるなどの次コースでの治療計画を再考する．
- FN発症リスクが20%以上と考えられる際には，G-CSFの予防的投与を行う（トピックス参照）．

> **トピックス** G-CSF使用の適応
>
> G-CSFの投与方法には一次予防的投与，二次予防的投与，治療的投与がある．
> 1) 一次予防的投与（FN予防を目的とした1コース目からのG-CSF投与）は，FN発症率20%以上のレジメンや，乳がん術後療法のdose-denseレジメンなど，G-CSF使用を前提に治療強度を高める方法で有効性が認められているレジメンで推奨される．FN発症リスクが10〜20%のレジメンを使用する場合でも，リスク因子のある患者では一次予防的投与を考慮する．
> 2) 二次予防的投与（前コースでFNや遷延する好中球減少を生じた次のコース以降の予防的投与）は，治癒を目指し治療強度を下げないほうがよいと考えられる場合のみ適応となり，それ以外では抗がん剤の減量や延期を考慮する．
> 3) 治療的投与（化学療法後の好中球減少に対する治療のためのG-CSF投与）は無熱性好中球減少症およびFN低リスク群では推奨されないが，FN高リスク群では考慮してもよい．

6 私の工夫

- 外来患者で好中球減少期に発熱した場合は，あらかじめ処方しておいたlevofloxacinの内服を開始してもらい，症状が強い場合や3日間の内服で解熱しない場合には外来を受診していただく．

文献

1) NCCN guidelines (https://www.nccn.org/professionals/physician_gls/f_guidelines.asp) (2018/11/5 参照)
2) Flowers CR et al：Antimicrobial prophylaxis and outpatient management of fever and neutropenia in adults treated for malignancy：American Society of Clinical Oncology clinical practice guideline. J Clin Oncol **31**：794-810, 2013
3) Freifeld AG et al：Clinical practice guideline for the use of antimicrobial agents in neutropenic patients with cancer：2010 update by the Infectious Diseases Society of America. Clin Infect Dis **52**：e56-e93, 2011
4) 日本癌治療学会（編）：G-CSF 適正使用ガイドライン，2013 年度版 Ver. 5，金原出版，2018
5) 日本臨床腫瘍学会（編）：発熱性好中球減少症（FN）診療ガイドライン，改訂第 2 版，南江堂，東京，2017

III章 有害事象への対策

2 貧血・血小板減少

POINT
- 貧血は，全身倦怠感や息切れなどの症状をきたし，QOLや全身状態を悪化させる．血小板減少は，致死的な出血につながることがある．
- がん薬物療法による貧血・血小板減少に対しては，用量調節や赤血球・血小板輸血が必要となることがある．

1 原因・機序
- がん化学療法による影響以外の病態も考慮し，原因を検索する必要がある（表1）．

表1 担がん患者の貧血・血小板減少の原因

	貧血	血小板減少
化学療法に伴うもの	・殺細胞性抗がん剤による造血抑制 ・薬剤による血栓性微小血管症 ・治療関連ミエロイド系腫瘍*	
	・薬剤による腎機能障害	
化学療法以外の原因	・骨髄癌腫症や放射線治療による造血抑制 ・播種性血管内凝固症候群（DIC）	
	・出血　　・溶血 ・慢性炎症　・腎不全 ・鉄/ビタミンB_{12}/葉酸欠乏 ・内分泌異常（副腎不全，甲状腺機能亢進/低下）	・深部静脈血栓症 ・薬剤性（H_2受容体拮抗薬，抗痙攣薬，NSAIDs，ヘパリン） ・偽性血小板減少・慢性肝障害 ・TTP，ITP，SLEなど

*ミエロイド系腫瘍：骨髄異形成症候群，急性骨髄性白血病．TTP：血栓性血小板減少性紫斑病，ITP：特発性血小板減少性紫斑病，SLE：全身性エリテマトーデス．

2 症状とそれが現れやすい時期・期間

- 化学療法レジメンと患者の病態（出血，DIC，骨髄癌腫症，放射線治療歴など）によって出現時期・程度は異なる．

a. 貧血

- 赤血球の寿命は約 120 日と長いため，貧血は数週～数ヵ月で緩徐に発現することが多い．また，コース数を重ねるごとに徐々に進行する．
- 貧血により，全身倦怠感，めまい，動悸，息切れ，起立性低血圧などの症状を自覚する場合がある．

b. 血小板減少

- 血小板の寿命は 8～10 日程度であり，抗がん剤の投与開始後 1 週目頃から減少し始め，2～3 週で最低値となることが多い．コース数が多くなると，早期から出現し遷延する．
- 血小板減少の多くは無症状であるが，点状・斑状出血や，外傷性出血の遷延，不正出血などを認めることもある．厚生労働省「血液製剤の使用指針」[1,2]によると，血小板数が 50,000/μL 以上では重篤な出血を認めることはなく，20,000～50,000/μL では時に出血傾向を認めることがあり，10,000～20,000/μL，10,000/μL 未満と下がると，重篤な出血をきたす頻度が高くなっていく．

3 主な原因薬剤

- 核酸代謝阻害薬（fluorouracil, methotrexate）により，巨赤芽球性貧血を生じることがある．
- プラチナ製剤を含むレジメンでは，腎機能障害に伴う貧血もある．
- プラチナ製剤や gemcitabine は血小板減少の程度が強い．

4 治療法（対策）

a. 貧血

- 網状赤血球数，鉄，フェリチン，トランスフェリン飽和度［TSAT；血清鉄を総鉄結合能（TIBC）で割ったもの］は貧血の原因検索としてルーチンで測定する．また，血液塗抹標

- 本の確認，葉酸，ビタミン B_{12} の測定，便潜血検査などは適宜追加する．
- フェリチン＜30 ng/mL，TSAT＜20％であれば，絶対的鉄欠乏の状態であり，鉄剤の使用を考慮する（NCCN ガイドライン）[3]．
- 本邦では，化学療法に起因する貧血に対してエリスロポエチン製剤（erythropoiesis-stimulating agents：ESAs）の保険適用はなく，現時点では，赤血球濃厚液輸血が唯一の治療法である．症状が緩和する程度まで，下記の予測上昇 Hb 値を参考に，赤血球濃厚液輸血を行う．

> 予測上昇 Hb 値（g/dL）＝投与 Hb 量（g）/循環血液量（dL）
> - 投与 Hb 量（g）：赤血球濃厚液 2 単位（約 280 mL，Hb 値 19 g/dL）あたり，19 g/dL×280/100 dL ＝約 53 g
> - 循環血液量（dL）：体重（kg）×70 mL/kg/100
>
> 例）体重 50 kg（循環血液量 35 dL）の人は，赤血球濃厚液 2 単位の投与で，53 g/35 dL＝約 1.5 g/dL の Hb 値上昇を期待できる．

- 乳がんを含むいくつかのがん種におけるランダム化比較試験において，ESAs の使用で生存率が低下することが示唆されており[4]，NCCN ガイドラインでは，限られた場面（慢性腎不全がある場合，殺細胞性抗がん剤を使用しており，その他の貧血の原因が否定的な場合，患者の輸血拒否がある場合など）で ESAs の使用を「考慮する」としている．特に，根治が望める殺細胞性抗がん剤使用症例の場合は，ESAs の使用を「推奨しない」と付記している．

b. 血小板減少

- 現時点では，血小板輸血が唯一の治療法である．2017 年にアップデートされた血小板輸血に関する ASCO ガイドラインでは，引き続き，がん化学療法による血小板減少に対し，予防的血小板輸血を推奨している[5]．
- ASCO ガイドラインでは，10,000/μL を固形がん患者におけ

る血小板輸血の基準とし，壊死性腫瘍で局所の活動性出血がある場合は，20,000/μL で考慮すると新たに付記している．
- ただし，予防的血小板輸血の適正投与量については検討の余地がある．固形腫瘍患者のみを対象とした前向き比較試験はなく，血小板輸血の適応について単一の閾値を設定するのは困難であり，造血器腫瘍の研究から引用する形となっているのが現状である．
- 厚生労働省「血液製剤の使用指針」[1]では，強力な化学療法を行う場合には，血小板数が 20,000/μL 未満に減少し，出血傾向を認める場合には，血小板数が 10,000〜20,000/μL 以上を維持するように血小板輸血を行うとしている．

$$予測血小板増加数 (/\mu L) = \frac{投与血小板総数 \times 2/3}{循環血液量 (mL) \times 10^3}$$

- 投与血小板総数：血小板濃厚液 10 単位あたり 2.0×10^{11} 個以上
- 循環血液量 (mL)：体重 (kg) × 70 mL/kg
- 例）体重 50 kg（循環血液量 3,500 mL）の人は，血小板濃厚液 10 単位の投与で，$2.0 \times 10^{11} \times 2/3 \div (3,500 \times 10^3) ≒ 3.8 \times 10^4/\mu L$ 以上の血小板数の増加を期待できる．

5 予防法

- 貧血や血小板減少の遷延により，治療強度の維持や治療継続が困難となる恐れがある．そのため，前コースでがん化学療法による骨髄抑制に起因する貧血・血小板減少を認めた場合は，次コース以降，抗がん剤の減量・投与間隔の調整を検討する．

6 私の工夫

- がん化学療法中の貧血・血小板減少を，抗がん剤による骨髄抑制の影響と決めつけず，鑑別を行う．
- 血小板減少をきたしている場合，転倒などの注意喚起を行う．また，鼻出血や黒色便の有無などを問診し，出血傾向を

確認する.

文献

1) 厚生労働省:輸血の実施に関する指針, 2014 年(一部改正)
2) 厚生労働省:血液製剤の使用指針, 2014 年(一部改正)
3) NCCN Guidelines (https://www.nccn.org/professionals/physician_gls/f_guidelines.asp) (2018/11/5 参照)
4) Bohlius J et al:Recombinant human erythropoiesis-stimulating agents and mortality in patients with cancer:a meta-analysis of randomised trials. Lancet **373**:1532-1542, 2009
5) Schiffer CA et al:Platelet Transfusion for Patients With Cancer:American Society of Clinical Oncology Clinical Practice Guideline Update. J Clin Oncol **36**:283-299, 2018

Ⅲ章 有害事象への対策

3 悪心・嘔吐

POINT
- 予防が重要である．化学療法薬の催吐性リスク別に推奨された制吐療法を行う．
- 予防できなかった場合の科学的根拠に基づく制吐療法は今後の課題となっている．

1 原因・機序

- 化学療法誘発悪心・嘔吐（CINV）が起こるメカニズムの概略は，化学療法による刺激→小腸（エンテロクロマフィン細胞）→セロトニン→迷走神経（求心性）→嘔吐中枢→サブスタンスP→迷走神経（遠心性）→嘔吐に関わる消化管の動きの誘発になると説明されている[1]．
- 女性であること，若年であること，飲酒習慣がないことなどが，嘔吐事象誘発のリスク因子であることも報告されている．

2 症状とそれが現れやすい時期・期間（図1）

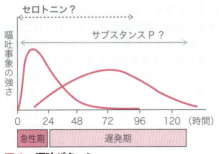

図1 嘔吐パターン

3 主な原因薬剤，おおよその頻度

- いずれのガイドラインにおいても，催吐性リスクは現在4つに分類されている．従来，静脈注射剤の単剤投与時に最初の24時間以内の嘔吐が90%以上のものを高度（highly emetogenic chemotherapy：HEC），30~90%を中等度（moderately emetogenic chemotherapy：MEC），10~30%を低度（low emetogenic chemotherapy：LEC），それ以下を最小度（minimal emetogenic chemotherapy）催吐性という．
- しかしながら，例外的にCAF，FEC，AC，EC（総称AC療法）のように抗がん剤の複合投与に関してもこの分類のなかに入っているものもある．中等度催吐性抗がん剤の代表は1,500 mg/m^{2}未満のcyclophosphamideを含むCMFである．タキサン系薬剤はLECに分類されており，eribulin, gemcitabine, mitomycin, 5-FUなど進行・再発乳がんで使用される多くの抗がん剤，T-DM1のように抗がん剤を含む分子標的治療薬，pertuzumabのような分子標的治療薬は，個々に分類されている．
- 乳がんで頻用する薬剤の分類を**表1**に示す．

4 治療法（対策）

a. 患者への指導ポイント

- 予防が重要であること，その予防法は確立されており，そのためのガイドラインがあることを説明する．
- ガイドラインでは，化学療法薬ごとに示されている悪心・嘔吐の誘発しやすさ別に，推奨されている制吐薬を用いることが示されており，患者が受ける化学療法が，どれに相当し，どのような制吐療法が適用になるのかを説明する．
- 予防がうまくいかなかった場合を考えて，レスキュー目的の制吐薬を処方し，その使い方を示し，これを使用したとしても，水分摂取ができないくらいの悪心・嘔吐を招いた場合は，医療施設に連絡をするよう指導しておく．
- 生活上の注意としては，水分は少しずつ1日の必要量をとるよう心がけ，固形物は必須ではないが，食欲がなくともに

表1 乳がんで使用される抗がん剤（静注薬，単回経口剤）

	静注薬	単回経口剤
HEC	AC療法 cyclophosphamide≧1,500 mg/m²	
MEC	carboplatin, doxorubicin, epirubicin, cyclophosphamide＜1,500 mg/m²	cyclophosphamide
LEC	docetaxel, paclitaxel, nab-paclitaxel, cabazitaxel, methotrexate, mitomycin C, eribulin, gemcitabine, 5-FU, docetaxel-loaded liposomes, T-DM1, pertuzumab	fluorouracil, capecitabine, lapatinib, everolimus
minimal emetogenic chemotherapy	vinorelbin, trastuzumab, bevacizumab	

MASCCをはじめとする制吐薬ガイドラインのなかから，乳がんで使用する可能性のある薬剤を抜粋，整理した．

[文献2, 3) などを参考に著者作成]

おいのないものを少量摂取するのが望ましいことを説明し，ゆったりした衣服で，リラックスして過ごすように指導する．

b. 予防投与

- AC療法には，3剤療法［①セロトニン受容体拮抗薬（granisetron, ondansetron, palonosetron），②NK₁受容体拮抗薬（aprepitant），③dexamethasone］が推奨されている．①，②，③をAC療法の投与前に使用する．
- MECには①＋③の2剤併用療法が推奨されている．
- 最近MECのなかのcarboplatinについて再現性のよいエビデンスが報告されたので，種々のガイドラインで新たに3剤併用療法（①＋②＋③）が推奨となった．carboplatinは，公知申請制度でタキサン系薬剤，trastuzumabとの併用（TCH療法）で乳がんにおいても使用可能となったが，保険は未承認である．
- LECは①，③，metoclopramideのうちのいずれか1つのみの推奨である．
- 最小リスクの抗がん剤には，制吐薬の予防投与は推奨されていない．

c. 予防できなかったときの制吐療法：実はエビデンスが乏しい

- 1つ上の催吐性リスクの抗がん剤投与時に習う．
- AC療法の場合は，HECのなかでもさらに催吐性が高いとされているcisplatinに習い，dexamethasoneの連日投与を数日行う．
- 以下に示すolanzapineの高齢者に対する鎮静効果に注意し導入を行う．
- 外来ではなく入院治療とし，水分・栄養補給などを行うよう指導する．
- 予期性悪心・嘔吐に対しては，最初の制吐対策が一番重要であるが，起こってしまったものに対しては，ベンゾジアゼピン系薬剤の使用が勧められる．

5 私の工夫

- 前述した3剤以外に有望な制吐薬として，NK1以外の複数の神経伝達物質受容体に拮抗するolanzapineには期待が寄せられてきたが，最近Navariらが3剤制吐薬療法への上乗せ効果を証明した[4]．国内においては，適応症として統合失調症であるが，高度催吐性抗がん剤に対する制吐薬として承認された[5]．

> - 禁忌：糖尿病患者，糖尿病の既往歴のある患者
> - 併用禁忌：アドレナリン，ボスミン
> - 転倒リスクのある患者（高齢者，衰弱，虚弱）や起立性低血圧例
> - 消失半減期：olanzapine（カプセル）の単回投与では65歳以上の被験者16例の消失半減期は非高齢者に比し53％延長した（高齢者：52時間，非高齢者：34時間）．14日間連続投与では，65歳以上の被験者8例の消失半減期は59時間であった．

- 使用上の注意に関しては，日本がんサポーティブケア学会ホームページで詳細に説明されている（http://jascc.jp/info/

471/)（2018/11/5 参照）.

文献

1) Hesketh PJ et al：Chemotherapy-induced nausea and vomiting. N Engl J Med **358**：2482-2494, 2008
2) 日本癌治療学会（編）：制吐薬適正使用ガイドライン 2015 年 10 月，第 2 版，金原出版，東京，2015
3) MASCC：MASCC/ESMO 2016 Antiemetic Guidelines（http://www.mascc.org/antiemetic-guidelines）（2018/11/5 参照）
4) Navari RM et al：Olanzapine for the Prevention of Chemotherapy-Induced Nausea and Vomiting. N Engl J Med **375**：134-142, 2016
5) 厚生労働省：公知申請に係る事前評価が終了した適応外薬の保険適用について（http://www.mhlw.go.jp/bunya/iryouhoken/topics/110202-01.html）（2018/11/5 参照）

III章 有害事象への対策

4 便秘・下痢

POINT
- 便秘は化学療法を受ける多くの患者に起こりうる症状であり，過小評価されやすい．
- 便秘には複数の要因があり，適切なアセスメントと対処が必要である．
- 下痢は重篤な症状に移行する可能性があり，オンコロジーエマージェンシーとしての対応が必要な場合がある．
- 薬剤，オピオイドの有無にかかわらず，便通異常は原因に関するアセスメントが重要である．

便秘

1 原因・機序[1]

a. 薬剤性
- 便秘は抗がん剤の有害反応としてしばしば認められる．
- 微小管阻害薬では，腸管運動をつかさどる自律神経の神経細胞，軸索，樹状突起に高密度に存在する微小管が傷害を受けることで腸管蠕動運動抑制が生じると考えられている．
- 支持療法で用いられる制吐薬や利尿薬，オピオイド鎮痛薬が原因となることもしばしばである（表1）．

b. 悪性腫瘍によるもの
- 消化管閉塞（腸管壁内の腫瘍，腹部・骨盤腫瘍からの圧排），脊髄損傷，馬尾障害，骨盤神経叢障害，高カルシウム血症

c. 二次的な影響
- 食事量の減少，低繊維食，脱水，活動性の低下などの抗がん剤の有害事象や，使用薬剤の副作用による便秘と，機械性イレウスの鑑別が需要であり，悪心や嘔吐を伴っている際には腸管閉塞を常に念頭に置く．

表1 便秘を起こしやすい化学療法時の薬剤（乳がん）

分類		一般名（商品名）	発生頻度（%）
微小管阻害薬	ビンカアルカロイド系薬剤	vinorelbine ditartrate（ナベルビン）	8.6%
	タキサン系薬剤	paclitaxel（タキソール） nab-paclitaxel（アブラキサン） docetaxel	22.1% 12.7% 3.6〜10.8%
	その他	eribulin（ハラヴェン）	11.1%
抗HER2抗体チュブリン重合阻害薬複合体		trastuzumab emtansine（カドサイラ）	14.7%
制吐薬	NK₁受容体拮抗薬	aprepitant（イメンド） fosaprepitant meglumine（プロイメンド）	10.1% 9.2%
	5-HT₃受容体拮抗薬	palonosetron（アロキシ）	16.5%
オピオイド		morphine（MSコンチン，ピーガード，オプソなど） oxycodone（オキシコンチン） fentanyl（デュロテップパッチ，フェンタニルテープ）	38.4% （予防的投与がなければ90%以上）

発生頻度は各薬剤のインタビューフォームより引用．

2 症状とそれが現れやすい時期・期間

- 便秘の発生時期・持続時期は様々である．投与翌日から起こることもあれば数週間後に発生することもある．
- 便秘の随伴症状として，腹部膨満感，食欲不振，腹痛，悪心・嘔吐，イレウス症状，不安などがある．個人差も大きいため，普段から継続的に観察し，個々の排便パターンを把握する．

3 主な原因薬剤，おおよその頻度

- 便秘を起こしやすい薬剤および頻度を表1に示す．

4 治療法（対策）

- 緩下剤はいくつかの種類に分類される．使用頻度が高いのは便軟化剤と刺激性下剤である．緩下剤を使用しても排便がなく，便が下行結腸以下に停留していると考えられる場合に

は坐剤や浣腸，摘便も検討する．腸閉塞の有無や骨髄抑制などに関するアセスメントが必要である．

> **処方例**
>
> 〈硬便の場合〉
> - magnesium oxide（酸化マグネシウム）：0.2〜0.9 g/回，1日1〜3回，内服
>
> 〈腸管蠕動運動低下の場合〉
> - sennoside（プルゼニド）：12〜24 mg/回，1日1回，就寝前，内服
> - picosulfate（ラキソベロン内用液 0.75％）：5〜15 滴/回，適宜調製

5 予防法

- 事前に食事や生活環境の調整を行い，排便コントロールが良好な状態で治療を開始する．
- また，緩下剤をあらかじめ処方しておき，予防的にあるいは便秘の徴候があれば早めに使用する．

> **トピックス　naldemedine（スインプロイク）**
>
> 2017年6月に発売されたオピオイド誘発性便秘症治療薬である．morphine や oxycodone などのオピオイド鎮痛薬は，主に中枢のμオピオイド受容体を介して鎮痛作用を発揮する一方，消化管に存在する末梢のμオピオイド受容体にも作用してしまい，便秘などを引き起こすと考えられている．naldemedine は脳内のμオピオイド受容体には作用せず，消化管の末梢性μオピオイド受容体に拮抗することで，腸の活動を維持できるため，便秘が起こらなくなる．成人には naldemedine として1回0.2 mg を1日1回経口投与する．

下痢

1 原因・機序

- 下痢は，腸管の吸収能力を超えた水分の分泌過多，蠕動運動の亢進，炎症による腸管の吸収能力低下などによって起こ

る．化学療法中の下痢の発生率は50～80％と高頻度である．

a. 薬剤性
- 抗がん剤ではフッ化ピリミジン系薬剤（fluorouracil, S-1），capecitabine などが下痢を生じやすい薬剤である．分子標的治療薬では lapatinib, pertuzumab で発生する．抗がん剤以外にも，NSAIDs，抗菌薬，プロトンポンプ阻害薬，ヒスタミン H_2 受容体拮抗薬などでも原因となる．

b. 放射線治療によるもの
- 腹部や骨盤部への放射線治療により腸粘膜が傷害され，プロスタグランジンの遊離と胆汁酸の吸収不良が生じる．治療開始から2～3週間後が最も高頻度であり，治療中止後にもしばらく持続することがある．

c. 感染症
- ウイルス性，細菌性，カンジダなど

2 症状とそれが現れやすい時期・期間
- 随伴症状として，腹痛，腹部膨満感，悪心・嘔吐，食欲不振，体重減少，脱水症状，肛門部の粘膜傷害などがある．

a. 急性下痢
- 投与直後から24時間以内に発生する．抗がん剤が副交感神経を刺激することによるコリン作動性であり，一過性で治まることが多い．

b. 遅発性下痢
- 抗がん剤やその代謝産物が腸管粘膜上皮の絨毛を萎縮・脱落させることで発現する．

3 主な原因薬剤，おおよその頻度
- 下痢を起こしやすい抗がん剤は**表2**の通りである．
- 間接的な原因として，免疫力の低下，抗菌薬使用による腸内細菌叢の変化，精神的要因，腸管への浸潤などが挙げられる．

4 治療法（対策）
- 止痢薬の種類・目的を理解し，調整する．

表2 下痢を起こしやすい抗がん剤(乳がん)

分類	一般名(商品名)	発生頻度(%)
代謝拮抗薬	fluorouracil (5-FU)	12.3%
	capecitabine (ゼローダ)	25.5%
	S-1 (ティーエスワン)	34.5%
	methotrexate (メソトレキセート)	5%以上(頻度不明)
アルキル化薬	cyclophosphamide (エンドキサン)	5%未満(詳細不明)
小分子化合物	lapatinib (タイケルブ)	65% (capecitabineと併用)
	everolimus (アフィニトール)	19.5%
抗体薬	pertuzumab (パージェタ)	58%

発生頻度は各薬剤のインタビューフォームより引用.

- コリン作動性下痢の場合には副交感神経遮断薬である抗コリン薬が有効である.
- 食事の工夫として,香辛料やアルコール類を避け,消化吸収のよい食事を少量ずつ摂取することを勧める.

処方例

〈早発性下痢〉
- butylbromide (ブスコパン):10 mg/回,頓服
- atropine (アトロピン硫酸塩注):0.5 mg,静注/皮下注/筋注

〈遅発性下痢〉
- 乳酸菌製剤(ビオフェルミン)など
- 4回/日以上の下痢を認める場合には loperamide (ロペミン) 1〜4 mg/回,頓服

- Grade 3以上の重症な下痢や,適切な治療を施行したにもかかわらず増悪を認めた場合は,入院のうえ補液,octreotide (サンドスタチン)の皮下注や点滴投与,抗菌薬の経静脈投与を行う.重篤な粘膜障害性下痢では一時的に絶食にすることもある.

5 予防法
- 早発性下痢が予測される場合は抗コリン薬の併用を考慮する.

文献
1) 大坂巌:便秘・下痢のアセスメントと治療. 月刊薬事 59:529-536, 2017

5 口内炎

> **POINT**
> ■ 口内炎は様々な薬剤によって発生する可能性があり，治療法は予防対策と対症療法が主である．

1 原因・機序

- 化学療法における口内炎の発生機序は，化学療法薬が口腔粘膜へ直接作用して障害が生じるもの（図1）と，白血球減少などに伴う骨髄抑制によって口腔内感染が発生して起こるものがある．
- 口腔粘膜下の線維芽細胞や血管内皮細胞の障害によるケラチン細胞増殖因子（KGF）の分泌の低下，炎症性サイトカイン（TNF-α，IL-1β，IL-6）の関与により，粘膜の潰瘍が形成され，二次的に細菌叢をきたす．

2 症状とそれが現れやすい時期・期間

- 主な症状は，疼痛，粘膜の紅斑，潰瘍形成の3つである．
- 抗がん剤投与後，数日後から Day 7 をピークとし，直接的なダメージは2週程度で回復する．

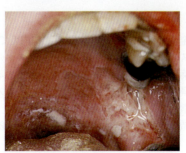

図1 methotrexate による口内炎

表1 薬剤別の口内炎発生頻度

薬剤	試験名	レジメン	Grade 1 以上	Grade 3 以上
methotrexate	ELDA	CMF	39	9
doxorubicin	AC vs. TC	AC	45	1
capecitabine	CREATE-X	capecitabine	21	0.2
S-1	SELECT BC	S-1	25	1
everolimus	BOLERO-2	everolimus +EXE	56	8

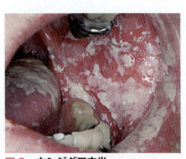

図2 カンジダ口内炎

3 主な原因薬剤，おおよその頻度

- 乳がん治療において，それぞれの薬物・レジメンの口内炎の発生頻度（％）は表1の通りである．

4 治療法（対策）

- 口内炎発症時に問題になるのはカンジダ口内炎である（図2）．副腎皮質ステロイド併用や糖尿病など，リスクの高い患者には抗真菌薬による予防や治療を考慮すべきである．
- 化学療法開始前の予防的口腔内クリーンアップと口腔内ケアの患者指導は，極めて重要である．
- 重度の歯周病患者では，化学療法前の抜歯が必要となることがある．
- 骨転移患者では，zoledronic acid や denosumab の投与を行

表2 口内炎に対する処方例

薬剤	処方例	対象
povidone-iodine	イソジンガーグル：1日2〜4回うがい	ほとんどすべての患者，口内炎の発生が予想される症例
allopurinol	ザイロック：500mgを水500mLに溶解して，口腔内に含む	口内炎で口腔粘膜に痛みがある患者
sodium gualenate hydrate	アズノールうがい薬：1日2〜4回うがい	口内炎で口腔粘膜に痛みがある患者
lidocaine	キシロカインビスカス：10〜15mL程度を2〜3時間ごとに口腔内に含む	痛みが強い患者
triamcinolone acetonide	ケナログ口腔内軟膏：1日1〜数回，粘膜炎症部に塗布	アフタ，限局した口内炎
dexamethasone	デキサルチン軟膏：1日1〜数回，粘膜炎症部に塗布	アフタ，限局した口内炎

うために，口腔外科を必ず受診させる．
- 口内炎が発生してからの治療としては，表2のものが用いられることが多い．口内炎の治療にはエビデンスの高いものはほとんどない．

5 予防法
- 口腔内清浄が重要であるが，everolimus のように高率に口内炎が発症する薬剤では，治療に難渋する場合もある．経口摂取に影響を及ぼす場合（CTCAE Grade 2 相当）は，休薬を検討すべきである．

Ⅲ章 有害事象への対策

6 手足症候群

> **POINT**
> - 手足症候群は，手掌や足底に発現する発赤や疼痛などの皮膚関連有害事象である．
> - フッ化ピリミジン系薬剤などでみられるものとチロシンキナーゼ阻害薬で起こるものがあり，臨床像に違いがみられる．

1 原因・機序

- フッ化ピリミジン系薬剤全般でみられるが，特に capecitabine で発症頻度が高い．
- 発現機序は明確ではない．皮膚基底細胞の増殖能阻害や fluorouracil 分解産物の関与が示唆されている．

2 症状とそれが現れやすい時期・期間

- 抗がん剤によって手掌や足底に好発する病変で，紅斑，腫脹，過角化，色素沈着を生じる．疼痛を生じ，爪甲の変化を伴うこともある（図1）．
- 紅斑，腫脹をきたし，色素沈着，過角化へと経過するが，重

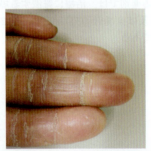

図1　capecitabine による手足症候群（Grade 2）

表1　手足症候群の対症療法

薬剤	処方例	対象
ヒルドイド（ソフト軟膏/ローション）	1日1～数回，塗布	ほとんどすべての患者，皮膚乾燥が予想される患者
ユベラ，ザーネ		
マイザー軟膏，アンテベート軟膏		痛みが強い患者，水疱形成

篤化すると，水疱，びらん，潰瘍形成をきたすこともある．
- 治療開始後比較的早期に発現する症例が多く，発症した症例の過半数は2ヵ月以内に発現する．

3 主な原因薬剤，おおよその頻度
- capecitabine 単剤では51.9%であり Grade 3 の発現は11.8%であった．

4 治療法（対策）
- 発現機序が不明であり，対症療法が基本となる．
- 手足症候群の治療法と予防法は確立していないため，確実な処置は原因薬剤の休薬である．
- 対症療法としては，局所の治療としては保湿剤や副腎皮質ステロイド外用剤が一般的である（表1）．
- 皮膚障害が強い場合，尿素配合剤は痛みが出ることがある．
- ヘパリン類似物質含有軟膏，ビタミンA含有軟膏，白色ワセリンを使用する．
- 全身療法としては，NSAIDs やビタミン B_6 製剤を投与する試みが報告されているが，有効性は明らかではない．
- capecitabine（ゼローダ）の手足症候群については，Blum の分類（表2）に従い評価し，休薬・減量を行う（図2）．いったん減量した後は増量はしない．

表2 Blumの分類

Grade	臨床領域	機能領域
1	しびれ,皮膚知覚過敏,ヒリヒリ・チクチク感,無痛性腫脹,無痛性紅斑,色素沈着,爪の変形	日常生活に制限を受けることのない症状
2	腫脹を伴う有痛性紅斑,爪甲の高度な変形・脱落	日常生活に制限を受ける症状
3	湿性痂皮・落屑,水疱,潰瘍,強い痛み	日常生活を遂行できない症状

GradeはCTCAEの手掌・足底発赤知覚不全症候群(p.322)参照.
[Blum JL et al:J Clin Oncol **17**:485-493, 1999 より引用]

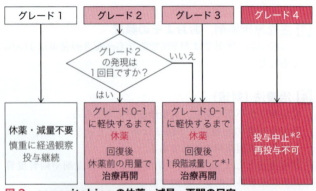

図2 capecitabineの休薬・減量・再開の目安
*1 3段階以上の減量は不可.その場合,投与中止.
*2 治療継続が患者にとって望ましいと判断された場合はグレード0-1に軽快後,減量段階2で治療再開.
[中外製薬:手術不能又は再発乳癌に用いる際に一ゼローダ錠適正使用ガイド(2016年7月改訂)より許諾を得て転載]

5 予防法と私の工夫

- capecitabine の用法・用量には，825 mg/m^2，1日2回，3週内服1週休薬と，1,250 mg/m^2，1日2回，2週内服1週休薬があるが，後者のほうが HFS のリスクは高い．
- 治療導入にあたり HFS が出る可能性が高いこと，保湿が予防には有効と考えられていること，ヒルドイドは入浴直後が効果的であること，痛みが内服期間の中盤以降で出現したら休薬すべきことをあらかじめ説明しておき，初回投与時からヒルドイドを処方している．

文献
1) 厚生労働省：重篤副作用疾患別対応マニュアル 手足症候群，2010 (https://www.pmda.go.jp/files/000143976.pdf)（2018/11/5 参照）
2) 中外製薬：ゼローダ錠適正使用ガイド（2016年7月改訂）

III章 有害事象への対策

7 浮腫

POINT
- 本項では docetaxel による浮腫を中心に説明する.
- 浮腫発生には多様な要因が関与するため,薬剤性かどうかの鑑別が必要である.

1 原因・機序
- docetaxel による浮腫の直接的な原因は,血管透過性の亢進により毛細血管外に蛋白質が漏出し,間質のうっ血とリンパ管への灌流障害が起こり,水分貯留が増加することである.
- 間接的な要因として,食嗜好の変化に伴う塩分貯留浮腫と肥満がある(docetaxel による味覚障害により,塩分やカロリーの過剰摂取が起こると,浮腫や肥満傾向が生じることがある).

2 症状とそれが現れやすい時期・期間
- 浮腫は下肢から出現し,重症度に応じ Grade 1〜3 に定義される.
- 日常生活においては,体重増加,靴下の跡が残る,靴が履きにくい,足が重い,正座ができないといった症状が起こる.
- 発症は総投与量に依存し,300〜400 mg/m^2 (60 mg/m^2 を 4 週間間隔で投与した場合,投与開始から 5〜7 ヵ月程度) となると発現頻度が増加する.
- 3 kg 以上の体重増加および体液貯留を伴う全身性浮腫となる場合がある (急性乏尿や低血圧は伴わず,呼吸困難,動悸,息切れ,腹部腫脹を認める).

3 主な原因薬剤
- docetaxel 使用時に生じ,paclitaxel 使用患者でも起こる.

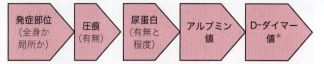

〈代表的な浮腫〉
<u>局所</u>
- 末梢へ拡大する非圧痕性浮腫（初期は圧痕性）：リンパ浮腫
- チアノーゼを伴う圧痕性浮腫：静脈性浮腫（下肢静脈瘤・深部静脈血栓症*など）

<u>全身</u>
- 圧痕性浮腫かつ尿蛋白陽性：腎疾患
- 圧痕性浮腫かつ尿蛋白陰性から軽度陽性：薬剤性・栄養性・突発性浮腫など

図1　浮腫の評価

*感度が高く（80〜95％），特異度の低い（40〜68％）検査であるため，D-ダイマー陽性のみでは深部静脈血栓症や肺血栓塞栓症と確定できず，D-ダイマー陰性をもって疾患の存在を否定する材料にする．

4 治療法（対策）

a. 対策

- 浮腫の原因により対処が異なるため，できる限り鑑別を行う（図1）[1]．
- 特に深部静脈血栓症は時に致死的となりうるので，早期の鑑別を行う．

  ※片側性，疼痛・圧痛の出現，触診上緊満があった場合，D-ダイマーや静脈エコー検査を用いた検査を行う．

- docetaxel の投与を中止すると，浮腫は徐々に軽減する．ただし，リンパ浮腫や肥満を伴う場合は，中止後も軽減が容易ではない．
- 利尿薬の投与を検討する．

  ※原疾患が局所的な問題の場合，利尿薬の効果は乏しい．

守る	流す	注意する
・スキンケア 　（保湿する） ・衣服の工夫 　（露出を避ける） ・優しく洗体 　（こすらない）	・弾性着衣 　（包帯・靴下など） ・適度な運動 ・入浴や水泳 ・徒手ドレナージ	・体重測定 　（肥満予防） ・塩分量を控える ・呼吸困難感評価 ・圧痕評価

図2　浮腫悪化予防の3ポイント
注）リンパ浮腫合併時は感染（蜂窩織炎）に注意する．

処方例

〈予防的処置を行っても浮腫が発現した場合〉
- furosemide（ラシックス）：20 mg/回，1日1〜2回，内服（適宜漸増）
- 効果が乏しい場合は spironolactone の追加投与を検討する．
- 利尿薬投与時には，血中電解質（ナトリウム，カリウムなど）濃度に注意する．

5 予防法

a. 副腎皮質ステロイドの前投与
- docetaxel の浮腫に対しては，dexamethasone を docetaxel 投与前日から投与することにより浮腫発現を遅らせ（docetaxel 投与の翌日以降の dexamethasone 投与は浮腫の予防にならないとの報告がある[2]），docetaxel 累積投与量を増加させることができる[3]．

6 私の工夫

- 浮腫悪化の予防として，保護，循環促進，早期発見が挙げられる（図2）．
- 特に docetaxel による味覚障害が生じた場合，食事の味付けが濃くなっていることがあるので注意し，塩分を摂り過ぎないように減塩食の指導を行う．
- 来院時に，看護師が患者と一緒に身体観察を行うことも効果的である．

トピックス　皮膚硬化について

　docetaxel や paclitaxel の使用後，膠原線維を代表とする細胞外基質の増加により皮膚に硬化をきたした強皮症に似た皮膚硬化症状が起こる症例が報告されている．この場合圧痕は残らない．症状は投与開始から数ヵ月後から起こり，抗がん剤投与中止および浮腫治療によっても症状が遷延することがある[4]．

文献

1) 日本臨床検査医学会（編）：浮腫．臨床検査のガイドライン JSLM2015, 宇宙堂八木書店，東京，p.14-20, 2015
2) Suh Y et al：Comparison of one-day premedication for TAC chemotherapy with three-day regimen for node-positive breast cancer patients. J Clin Oncol **26**：621, 2008
3) Piccart M J et al：Corticosteroids significantly delay the onset of docetaxel-induced fluid retention：final results of a randomized study of the European Organization for Research and Treatment of Cancer Investigational Drug Branch for Breast Cancer. J Clin Oncol **15**：3149-3155, 1997
4) Itoh M et al：Taxane - induced scleroderma. Br J Dermatol **156**：363-367, 2007

Ⅲ章　有害事象への対策

8　脱毛

POINT
- 頭髪だけでなく，まつ毛や眉毛などアピアランス全体の問題として対処する．
- 予防法として頭皮冷却のエビデンスが報告されている．

1 原因・機序
- 増殖が活発である毛囊細胞は化学療法への感受性が高く，頭髪の80～90％を占める成長期の毛包細胞において増殖分化が抑制され，脱毛が発症する．

2 症状とそれが現れやすい時期・期間
- 標準的な化学療法を受けるほぼ全員において，化学療法開始後2～3週間で脱毛が開始し，約半数は1年以内に回復するが，40％の患者に3～5年後も毛量減少が遷延する．
- 本邦の調査[1]では，化学療法終了後平均7.7ヵ月でウィッグを離脱し，髪質はくせ毛になった（66％），毛量が減った（59％），髪が細くなった（74％）との報告がある．なお眉毛についてすべて消失した患者は66％，一部消失した患者は27％，まつ毛についてすべて消失した患者は68％，一部消失した患者は20％であった．
- 重症度に応じ Grade 1～2 に定義される（p.321参照）[2]．

3 主な原因薬剤
- 主にアンスラサイクリンやタキサン系薬剤で多く出現する（表1）．

表1 脱毛の頻度

高頻度（50〜99%）	中頻度（10〜50%）	低頻度（10%未満）
doxorubicin（アドリアシン） paclitaxel（タキソール） docetaxel（タキソテール）	methotrexate（メソトレキセート） eribulin mesilate（ハラヴェン） epirubicin（エピルビシン） cyclophosphamide（エンドキサン）	cyclophosphamide（エンドキサン）（経口） fluorouracil（5-FU） capecitabine（ゼローダ）

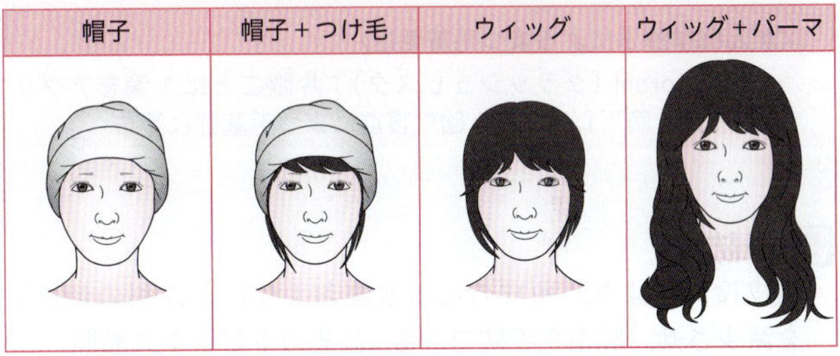

帽子	帽子＋つけ毛	ウィッグ	ウィッグ＋パーマ

図1　脱毛のカムフラージュ方法

4 治療法

a. 対策とチェックポイント

- アピアランスの変化に伴う QOL の低下を最小限に留めるために，治療開始前から患者の置かれる生活背景や社会環境に合ったものを準備できるよう支援する（図1）．

1）ウィッグ
- 化学療法期間＋約半年使用すると考えた際，価格は妥当か．
- 手触り（絡みやすさ），かぶり心地（軽さ・締めつけ・通気性）が好みに合うか．
- 見た目（地肌・光沢・濡れたときの質感）が好みに合うか．
- レンタルや試着，カットやセットが可能か．
- 頭髪のボリュームに合わせてサイズ調整はできるか（脱毛後は頭髪分小さくなることを考慮する）．
- 医療用ウィッグ JIS（日本工業規格）がついているか．

- アフターサービスがあるか（人毛・ミックスは定期的なメンテナンスが必要）．

2) 化粧品やつけまつ毛・まつ毛エクステの接着剤
- 皮膚に合っているか（使用前にパッチテストを行う）．
- 落ちにくいか［皮脂や汗が気になる場合ウォータープルーフ（防水）のものを使用する］．
- 化粧品の色はウィッグの色に合っているか．

> **処方例**
>
> **〈がん化学療法によるまつ毛貧毛症〉**
> - bimatoprost（グラッシュビスタ）：片眼ごとに1滴をアプリケータに滴下し，1日1回就寝前にまつ毛基部に塗布

5 予防法
- 頭皮冷却により，頭皮の局所血流および抗がん剤の到達量を減少させ，脱毛を予防できる（後述のトピックス参照）．

6 私の工夫

a. 頭髪について
- 短くカットしておくと脱毛後も処理しやすい．
- 脱毛が起きる際にはかゆみやピリピリ感が出現する可能性があるため，シャンプー，ヘアブラシ，ドライヤーの刺激や感染（毛嚢炎）に注意する．

b. 眉毛について
- 脱毛後は眉の位置がわかりにくいため，目の位置からバランスを考えて描く．
- ペンシルで細かく眉毛を描いた後，パウダーで仕上げると自然な風合いになる．

c. まつ毛について
- まつ毛の脱毛後は目にゴミが入りやすいので，眼鏡などで保護する．

トピックス　頭皮冷却

Paxman scalp cooling system と DigniCap scalp cooling system について，脱毛への予防効果が認められており，FDA で承認を受けている．

Paxman scalp cooling system を使用した多施設ランダム化比較試験（n=142）では，比較群で 47 人全員がウィッグを必要とする脱毛を起こした一方で，頭皮冷却を行った群では 95 人中 48 人がウィッグを必要としなかった．また，頭皮冷却に関連する頭痛・頭皮痛などの有害事象報告は 54 件であった[3]．

DigniCap scalp cooling system を使用した前向き観察研究（n=122）では，脱毛予防（50％以下の脱毛）の達成率は，頭皮冷却群で 66.3％（101 人中脱毛なし 5 人，25％以下 31 人，25～50％ 31 人），対照群で 0％（16 人中 0 人）であった．また，頭皮冷却に関連する頭痛・不快感などの有害事象報告は 7 件で，また 3 人が寒気により冷却治療を中止した[4]．

文献

1) 大島有希子：乳癌化学療法による脱毛後の再発毛に関するアンケート調査結果．癌と化療 **39**：1375-1378，2012
2) Dean JC et al：Prevention of doxorubicin-induced hair loss with scalp hypothermia. N Engl J Med **301**：1427-1429, 1979
3) Nangia Julie et al：Effect of a scalp cooling device on alopecia in women undergoing chemotherapy for breast cancer：the SCALP randomized clinical trial. JAMA **317**：596-605, 2017
4) Rugo HS et al：Association between use of a scalp cooling device and alopecia after chemotherapy for breast cancer. JAMA **317**：606-614, 2017

III章 有害事象への対策

9 infusion reaction

POINT
- 薬剤投与時の反応には，infusion reaction とアレルギー反応がある．
- infusion reaction は，trastuzumab など分子標的治療薬の初回治療時に起きやすい．
- 初期対応が適切でないとまれに重症化する場合があるため，治療前のリスク評価と治療中のバイタルサイン，臨床症状などのモニターが重要である．

1 原因・機序
- infusion reaction 発生の正確なメカニズムは解明されていないが，細胞からのサイトカイン放出により引き起こされると考えられている[1]．
- 薬剤投与時反応には，infusion reaction の他にアレルギー反応があり，両者の症状が重なり判別がむずかしい場合もある[2]．

2 症状とそれが現れやすい時期・期間
- infusion reaction の主な症状を表1に示す．
- 重症例においては，アナフィラキシー様症状，肺障害，心

表1 infusion reaction の主な症状

	主な症状
全身症状	発熱，悪寒，ほてり，血圧・脈拍の変動
消化器症状	悪心・嘔吐，下痢，腹痛
皮膚症状	蕁麻疹，搔痒症，皮疹
呼吸器症状	呼吸困難，胸部不快感
その他	頭痛，筋肉痛，背部痛

障害，血圧低下，血管浮腫，気管支痙攣，低酸素血などを認める．
- 発熱，筋肉痛はアレルギー反応ではまれで，infusion reaction に特徴的な症状である．
- 発現時期は，薬剤投与開始後 30 分〜2 時間までに発症することが多い．大多数が初回または 2 回目の投与までに発症する．
- 2 回目以降の発症頻度は低下し，trastuzumab では発症頻度が 3% まで低下するとの報告もある[3]．

3 主な原因薬剤，おおよその頻度

- 乳がんの薬物療法において，infusion reaction を起こしやすい薬剤として抗 HER2 療法薬の trastuzumab, pertuzumab, trastuzumab emtansine (T-DM1)，血管新生阻害薬の bevacizumab がある．
- trastuzumab：初回投与時で 20〜40% と報告されている．重症例は 1% 未満とされている．
- pertuzumab：全体では 10% 程度で，重症例は trastuzumab と同様 1% 未満である．
- trastuzumab emtansine (T-DM1)：発症頻度は 6.9% で，ほとんどが軽症である．
- bevacizumab：全体では 3% 未満で，重症例も 1% 未満と少ない．

4 治療法（対策）

- infusion reaction 発症時の初期対応について，重症度別にまとめたものを**表 2** に示す[1]．

〈再投与〉
- 抗 HER2 療法薬については，軽症〜中等症であれば，多くの場合再投与は可能である．bevacizumab については，再投与に関する情報は少ない．
- 中等症では，再投与に際して実地臨床で前投薬（acetaminophen, diphenhydramine など）が使用されることが多い．trastuzumab では 2 回目以降の発症頻度は低下するため，前

表2 NCI CTCAE ver.4.0に基づく重症度別の初期対応

症状	初期対応
軽症 Grade 1	①点滴速度を半分以下に減速する．投与中断，薬物治療は行わない． ②症状消失後に加速投与する．
中等症 Grade 2	①薬剤投与を中断し，抗ヒスタミン薬，NSAIDs，副腎皮質ステロイド，輸液などの治療を行う． ②症状消失後に，減速して投与を再開し，慎重にモニターしながら加速投与する．
重症 Grade 3 以上	①投与を中止し，アナフィラキシーに準じた治療を行う． ②症状が改善後に再燃する場合もあるため入院治療とする． ③再投与は原則行わない．

投薬を省略できる場合もある．
- 重症例では，再投与は基本的には避けるべきであるが，一定の条件下（アレルギー反応が除外できる，他に有効な薬剤が少ない）では，前投薬（抗ヒスタミン薬，H_2受容体拮抗薬，副腎皮質ステロイド）を使用して再投与を考慮する．

5 予防法

- 乳がん薬物療法で最も infusion reaction を起こしやすい trastuzumab においても，重症例が少ないことから，初回投与から前投薬をルーチンに実施することは推奨されていない．
- 初回投与終了後に，自宅で発熱などを発生した場合に備え，acetaminophen，NSAIDs を処方しておく．

文献

1) Chung CH：Managing premedications and the risk for reactions to infusional monoclonal antibody therapy. Oncologist 13：725-732, 2008
2) Lenz HJ：Management and preparedness for infusion and hypersensitivity reactions. Oncologist 12：601-609, 2007
3) Cobleigh MA et al：Multinational study of the efficacy and safety of humanized anti-HER2 monoclonal antibody in women who have HER2-overexpressing metastatic breast cancer that has progressed after chemotherapy for metastatic disease. J Clin Oncol 17：2639-2648, 1999

10 心臓毒性

III章 有害事象への対策

POINT
- がん薬物療法による心臓毒性は，うっ血性心不全，狭心症などの冠動脈疾患，不整脈，心膜疾患などに分類される．
- 乳がん領域ではアンスラサイクリン，capecitabine などの 5-FU 系薬，trastuzumab が心毒性のリスクが高い．
- 心毒性の発症リスクは，併用薬や患者背景（年齢，治療歴，併存症など）によっても変化するため留意が必要である．

1 原因・機序

a. アンスラサイクリン
- アンスラサイクリン投与によるフリーラジカル産生や酸化ストレスの亢進が深く関与していると考えられる．組織学的には心筋線維の崩落・壊死などの変化を起こし，不可逆性の心筋障害を引き起こす．
- リスク因子は，総投与量，年齢（65歳以上），trastuzumab などの心毒性を有する薬剤の併用，縦隔への放射線照射，心血管系疾患の併存など．

b. 5-FU 系薬
- 冠動脈攣縮が重要な要因と考えられている．用量依存性はないとされている．
- リスク因子は，放射線治療の同時併用，高用量持続点滴静注，冠動脈疾患の合併など．

c. 抗 HER2 療法薬
- HER2 シグナルを介した心筋保護作用を阻害することで発症する．アンスラサイクリンのような心筋組織の構造的な変化を伴わない心筋機能不全の状態になる[1]．
- リスク因子は，アンスラサイクリンの投与歴および同時投与，治療前の左室駆出率（LVEF）低値，年齢（50歳以上），

肥満[2]．アンスラサイクリンとの同時併用では発症頻度が27％まで増加するため，同時併用は禁忌である．

2 症状とそれが現れやすい時期・期間

a. アンスラサイクリン
- 発症時期により急性毒性，亜急性毒性，晩期毒性に分類される．
- 急性毒性は，投与後数日以内に発症する．一過性で頻度も少ないが，上室性頻拍，心膜炎，うっ血性心不全などが報告されている．
- 亜急性毒性は，最終投与から約8ヵ月までに発症し，3ヵ月前後で最も頻度が高くなる．用量依存性で，doxorubicinの総投与量が500〜550 mg/m^2 に及ぶと約4％，600 mg/m^2 を超えると36％にうっ血性心不全が発症する[3]．
- 晩期毒性は，投与後5年以上経過してから発症し，多くは小児がんの長期生存例で認められる．

b. 5-FU系薬
- 一般的な症状は胸痛で，ほとんどが初回投与から72時間以内に発症する．多くは心電図上の変化を伴うが，心筋逸脱酵素の上昇は少ない．

c. trastuzumab
- 無症候性のLVEFの低下として認められ，うっ血性心不全症状を呈することは少ない．
- 用量依存性はなく，発症時期は投与開始後数週間から数ヵ月と幅がある．

3 主な原因薬剤，おおよその頻度
- 乳がん領域の代表的な薬剤の心臓毒性と発症頻度を**表1**に示す．発症頻度は，患者背景因子（年齢，治療歴，併存症）や併用薬によって変化する．
- 使用機会の多いdocetaxel, cyclophosphamide（投与量が600 mg/m^2 の場合）においては，単剤では心毒性は極めて少ないが，アンスラサイクリンと併用した場合にリスクが高くなる．

表1 代表的な薬剤の心臓毒性と発症頻度

薬剤	頻度の高い臨床所見	発症頻度
アンスラサイクリン	うっ血性心不全	4〜36%
paclitaxel	徐脈，房室ブロック	29%
fluorouracil	狭心症	1〜19%
capecitabine	狭心症	3〜9%
eribulin	QTc 延長	5%未満
trastuzumab	LVEF 低下，うっ血性心不全	2〜7%
pertuzumab	LVEF 低下	3.8%
lapatinib	LVEF 低下	1.6〜2.5%
trastuzumab emtansine	LVEF 低下	1.7%

- QTc 延長では，心室期外収縮や Torsades de Pointes などの致死的な不整脈の発症リスクが高くなる．eribulin 以外では，分子標的治療薬でも報告されている．
- 5-FU 系薬のうち UFT, S-1 に関しては，データは乏しいものの，心毒性が少ないとされている．

4 治療法（対策）

- アンスラサイクリンでうっ血性心不全を発症した場合は，利尿薬や ACE 阻害薬などの一般的な薬物療法で対応する．かつては心不全を発症すると死亡率は約 60% に達したが，これらの治療により死亡率は低下している．
- 5-FU 系薬では，多くの場合，投与中止により速やかに改善する．また，一般的な薬物療法に対する反応も良好である．
- trastuzumab の心毒性は可逆性であり，無症候性の LVEF 低下例においては，投与中止により多くが回復する．心不全発症例においても，一般的な心不全の治療によく反応する[4]．

5 予防法

a. アンスラサイクリン

- 総投与量で doxorubicin 550 mg/m^2，epirubicin 900 mg/m^2 を超えて投与しない．epirubicin に関しては，60歳以上，心

血管系疾患の有無，縦隔照射の既往などの要因が加わると，総投与量が 900 mg/m² 以下でもうっ血性心不全を起こすリスクが高くなるため注意が必要である．
- epirubicin のほうが doxorubicin より心毒性は少ないとの報告もあるが，最近の研究では心毒性発症のリスクは同等と考えられている[5]．

> **トピックス　実地臨床へ導入が期待される予防法**
>
> - liposomal・doxorubicin（保険適用外）
>   drug delivery system の概念の１つである passive targeting（腫瘍の脈管系の特性を利用して，薬剤の選択的腫瘍集積性を高める）の理論に基づき開発された薬剤で，アンスラサイクリンのなかでは心毒性は少ない．
> - dexrazoxane（本邦未承認）
>   doxorubicin による細胞内でのフリーラジカルの産生を抑制する dexrazoxane は，心筋を保護する唯一の薬剤である．米国臨床腫瘍学会のガイドラインでは，転移性乳がんで doxorubicin の総投与量が 300 mg/m² 以上に達した時点で，dexrazoxane を併用しての治療継続を推奨している．

b. trastuzumab

- trastuzumab 投与中は，心エコーによる LVEF の定期的なモニタリングが推奨されている．術前・術後での投与では，定期的な（例：3〜4ヵ月ごと）心エコー実施が望ましい．

文献

1) Ewer MS et al：Type Ⅱ Chemotherapy-Related Cardiac Dysfunction：Time to Recognize a New Entity. J Clin Oncol **23**：2900-2902, 2005
2) Seidman A et al：Cardiac dysfunction in the trastuzumab clinical trials experience. J Clin Oncol **20**：1215-1221, 2002
3) Lefrak EA et al：A clinicopathologic analysis of adriamycin cardiotoxicity. Cancer **32**：302-314, 1973
4) Tripathy D et al：Safety of treatment of metastatic breast cancer with trastuzumab beyond disease progression. J Clin Oncol **22**：1063-1070, 2004
5) van Dalen EC et al：Different anthracycline derivates for reducing cardiotoxicity in cancer patients. Cochrane Database Syst Rev, 2010

Ⅲ章 有害事象への対策

11 間質性肺炎

POINT
- 乳がん治療中には，抗がん剤による薬剤性肺障害のほか，放射線による肺臓炎，薬剤性心不全，血栓症，併用薬による肺障害など，呼吸器症状や呼吸不全の原因が多岐にわたる．
- 発症早期の薬剤性肺障害では症状が非特異的なことも多く，鑑別診断が重要である．

1 原因・機序

- 薬剤性肺障害は薬剤を投与中に起きた呼吸障害で，薬剤と関連があるものと定義される．
- 薬剤との関連を示すには，被疑薬の中止のみで改善した場合や再投与によって再燃した場合は参考にはなるものの，多くの場合は確定することは困難で，疑いに留まることが多い．
- 機序はそのほとんどが不明であるが，肺胞上皮や気道上皮・血管内皮に対する直接毒性・または免疫系細胞の活性化によるものが考えられている．
- 薬剤性肺障害の発症率には人種間で差があるといわれており，一部の抗がん剤では欧米人よりも日本人のほうが，発症率が高く重症化しやすい[1]．肺がん治療薬の gefitinib でもアジア人で予後不良の肺障害を発症する率が欧米よりも高いが，近年，MUC4 の遺伝子多型がこの肺障害の発症に関与することが報告されている．

2 症状とそれが現れやすい時期

- 症状は非特異的な呼吸器症状であり，咳，呼吸困難感，発熱などである．身体所見上，発症早期や病型によってはラ音を聴取しないこともある．また，無症状で画像所見のみを呈することもある．定期的な問診と，胸部 X 線での評価が必

要である.
- 発症時期も様々であり，薬剤投与直後に発症する過敏反応型もあれば，蓄積用量が増加した半年から1年以上経過してから発症するものもある.
- 診断のためのフローチャートを図1に示す[2]．
- 臨床検査上，KL-6は病型や時期によっては上昇しないこともある．鑑別診断では，ニューモシスチス肺炎を含めた感染症の除外のほか，心不全の除外も重要である.
- 画像所見では，広範なすりガラス陰影を呈するものや，限局した浸潤影を呈するものもあり，症例によって様々な所見が認められる.

3 主な原因薬剤，おおよその頻度

- 薬剤性肺障害は，抗がん剤のみならず抗菌薬・漢方薬・サプリメントなどあらゆる薬剤で発症する．詳細な薬剤歴の聴取も必要である.
- 乳がんの治療に用いられる主な抗がん剤での発症頻度は以下の通りである.

a. タキサン系薬剤 (docetaxel, paclitaxel)

- 報告されている頻度は0.1～0.54％とそう多くはないが，投与から数時間以内に起こる過敏反応による肺障害や，亜急性に重篤な肺障害を発症することもある．docetaxelではしばしば重症化例も報告されている．またpaclitaxelでは，3週ごとよりweeklyのレジメンで多く肺障害は報告されている．筆者の施設でも，weeklyのpaclitaxel療法中に重篤な肺臓炎を発症した症例を数例認めている.

b. アンスラサイクリン系薬剤 (doxorubicin, epirubicin)

- 主に肺水腫や，心毒性が報告されている.
- 間質性肺炎の報告はまれではあるが，致死的であった症例が日本から数例報告されている.

c. アルキル化薬 (cyclophosphamide)

- 器質化肺炎，急性呼吸窮迫症候群 (ARDS) などが報告されており，治療の数年後に線維化を残す症例も報告されている.

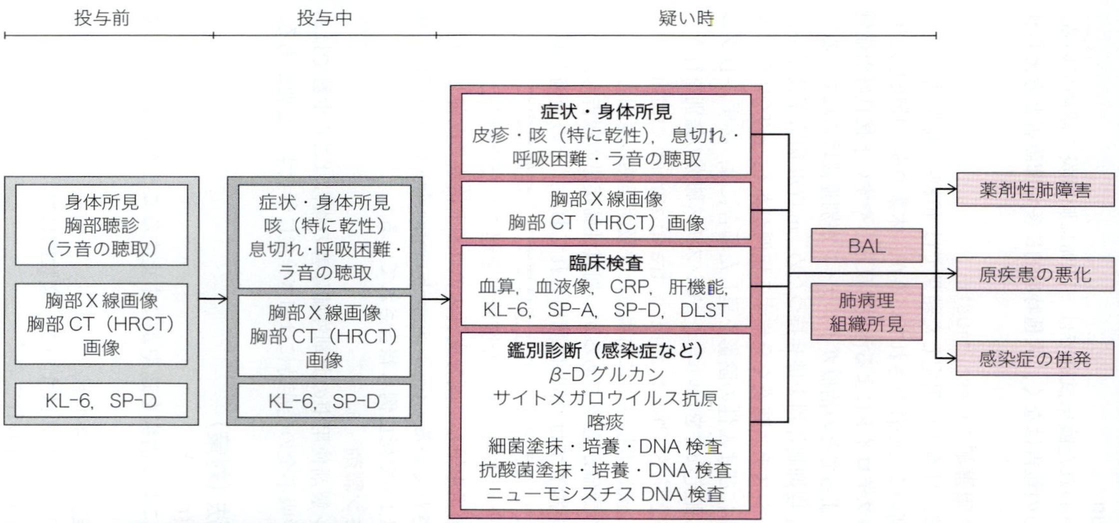

11. 間質性肺炎 **281**

Ⅲ 有害事象への対策

図1 薬剤性肺障害の診断のためのフローチャート
BAL：bronchoalveolar lavage、気管支肺胞洗浄
[日本呼吸器学会（編）：薬剤性肺障害の診断・治療の手引き、p.15、メディカルレビュー社、東京、2012より許諾を得て転載]

d. eribulin
- 国内で行われた臨床試験では，1.2％に肺臓炎を認めている．欧米からの報告はなく，人種特異的に多い肺障害と考えられている．

e. mTOR 阻害薬 (everolimus)
- 20％前後，日本人に限定した結果では40.8％と肺障害の発症頻度が高いことが注目されているが，休薬のみで軽快したり，コルチコステロイドによる治療に反応しやすい予後良好な症例が多い．よってその治療ガイドラインが別途設けられている[3]．
- 細胞性免疫抑制作用を併せ持つため，mTOR 阻害薬使用中にニューモシスチス肺炎を発症する症例がある．mTOR 阻害薬の使用中にびまん性の陰影を呈した場合には，必ずβ-D グルカン値の測定などを行いニューモシスチス肺炎の鑑別を行う．

f. 抗 HER2 抗体 (trastuzumab, trastuzumab emtansine)
- trastuzumab の投与中に出現した呼吸困難感の原因としては心不全の評価が必要であるが，間質性肺疾患の報告も国内製造販売後調査では0.5％に認められており，その全例が重篤となっているためやはり注意は要する．症例報告では，paclitaxel との併用で重篤な肺障害を起こした症例や，単剤で器質化肺炎を呈して副腎皮質ステロイド治療で改善した症例が報告されている．trastuzumab emtansine については，肺障害は1.1％で死亡例も報告されている．

g. ホルモン製剤
- ホルモン製剤使用中の薬剤性肺障害の報告はごく少数ではあるが，呼吸不全の発症時には肺塞栓症に留意する必要がある．

4 治療法（対策）

a. 被疑薬の中止
- 被疑薬による治療を速やかに中止することが治療の第一である．

b. 副腎皮質ステロイド
- 明確なエビデンスはないが，経験的にコルチコステロイドによる治療が行われている．

- prednisolone（PSL，プレドニン）換算で 0.5〜1.0 mg/kg/日を経口または経静脈投与で開始し，2〜3 ヵ月かけて漸減する．重症例では，methylprednisolone（ソル・メドロール 500〜1,000 mg/日を 3 日間投与するパルス療法を行い，その後 PSL 0.5〜1.0 mg に減量して漸減するステロイドパルス療法が行われることもある．
- 副腎皮質ステロイドの副作用としては，消化管潰瘍，易感染性，高血糖などがある．胃潰瘍の予防については定まったエビデンスはないが，プロトンポンプ阻害薬や H_2 受容体拮抗薬の内服が併用されることが多い．また，非 HIV でも免疫抑制下にある患者が PSL 換算 20 mg 以上を 1 ヵ月を超えて内服する場合には，ニューモシスチス肺炎の予防として ST 合剤（バクタ）を 1 日 1 錠または 2 錠を週 3 回内服することが推奨されている[4]．

※ mTOR 阻害薬については，適正使用ガイドラインに則った治療が推奨されている[3]．

c. 呼吸管理

- 重症例では人工呼吸器を装着しての呼吸管理を要することもあるが，担がんであることなどから do not intubation の方針である場合や，酸素マスクによる酸素投与に代わる酸素療法として high flow therapy も選択されうる[5]．

文献

1) 厚生労働科学研究補助金 医薬品・医療機器等レギュラトリーサイエンス総合研究事業：薬剤性肺障害の発現状況の国際比較に関する研究 平成 20 年度総括・分担研究報告書（研究代表者 久保惠嗣），2009
2) 日本呼吸器学会（編）：薬剤性肺障害の診断・治療の手引き，メディカルレビュー社，東京，2012
3) ノバルティスファーマ：アフィニトール®錠 適正使用ガイド（2018 年 7 月）
4) Limper AH et al：An official American Thoracic Society Statement：Treatment of fungal infections on adult pulmonary and critical care patients. Am J Respir Crit Care Med **183**：96-128, 2011
5) Flat JP et al：High-flow oxygen through nasal cannula in adult hypoxemic respiratory failure. N Engl J Med **372**：2185-2196, 2015

III章 有害事象への対策

12 末梢神経障害

POINT
- 末梢神経障害は，医療者にはみえづらい有害事象であるため，発生しやすい薬剤を把握し，患者が自ら訴えるように指導する．
- 症状が強度になると改善することがむずかしくなるため，日常生活に支障が出る前に適切な減量・休薬が必要である．

1 原因・機序
- 末梢神経障害は障害される部位によって軸索障害・神経細胞体障害・髄鞘障害に分類される．
- 乳がんの薬物療法に用いられる薬剤では，微小管阻害薬であるタキサン系薬剤・ビンカアルカロイド系薬剤で出現し，軸索内にある微小管を阻害することで神経伝達物質の伝達が障害され，症状が出現する．

2 症状とそれが現れやすい時期・期間
- 症状は，1回投与量および累積投与量に依存し，累積投与量の増加とともに症状も増強する．
- 治療回数が増すごとに症状が増強するため，発現時期は治療開始より遅れて出現する．

a. 感覚神経障害
- 手足の末梢からピリピリとしたしびれ感が出現し，症状が増悪してくると感覚異常や灼熱感が出現する．
- タキサン系薬剤では grove and stocking 型と呼ばれ，靴下・手袋を着用する部位に症状が出現する．

b. 運動神経障害
- 感覚神経障害より遅れて出現し，腱反射の低下・感覚性運動失調感覚神経障害により，物のとりづらさ，歩きづらさな

表1　末梢神経障害が起こりやすい薬剤と発生頻度

分類	一般名	発生頻度 Grade 3 以上
タキサン系薬剤	paclitaxel	8%
	nab-paclitaxel	10%
	docetaxel	4%
ビンカアルカロイド系薬剤	vinorelbine	2%

表2　主な治療薬の効果

	recom-mendation	evidence	benefit	harm
アセチルLカルニチン	不十分	低い	低い	中等度
duloxetine（サインバルタ）	やや推奨	中等度	中等度	低い
gabapentin（ガバペン）	不十分	中等度	低い	低い
nortriptyline（ノリトレン）	不十分	中等度	低い	低い

[Hershman DL et al：J Clin Oncol **32**：1941-1967, 2014 より引用]

どの症状が出現する．

3 主な原因薬剤，おおよその頻度
- タキサン系薬剤やビンカアルカロイド系薬剤が末梢神経障害を起こしやすい（表1）．

4 治療法（対策），注意ポイント
a．薬物療法
- 末梢神経障害に対する有効な薬物療法はなく，神経障害性疼痛に対する治療薬を用いることが多い．
- 神経障害性疼痛に対する治療薬の副作用として眠気・めまいなどの症状が現れるため，処方時に患者に十分説明し，ふらつきによる転倒に注意するよう指導する．
- 薬物療法の効果は，患者によって個人差があるため，処方の継続は患者と相談しながら決定する（表2）[1]．

> **処方例**
>
> - duloxetine（サインバルタ）：30〜60 mg/回，1日1回，内服[2]
> - gabapentin（ガバペン）*：300 mg/回，1日3回，内服[3]
> - pregabalin（リリカ）*：75〜150 mg/回，1日2回，内服
>
> *腎機能障害のある患者は，クレアチニンクリアランスの値によって投与量を減らす（添付文書参照）

- プラチナ製剤，タキサン系薬剤を含む化学療法を受け，感覚性末梢神経障害 Grade 1 以上，痛みスコア NRS 4/10 以上の患者を対象に，duloxetine［初回 30 mg 翌週 60 mg（分2）を5週内服］群とプラセボを比較したランダム化比較試験にて，痛みスコアが有意に減少したという報告がある[2]．duloxetine の効果は，タキサン系薬剤より oxaliplatin の化学療法を受けている患者のほうがより効果的であったことから，タキサン系薬剤を使用している患者に対しては，痛みを伴うしびれがある場合のみ duloxetine の投与を考慮してもよい．

b. 注意ポイント

- 症状が重症になると，治療を中止しても症状が改善しなくなるため，重症化する前に投与量の減量，休薬を考慮する．
- 既往症に糖尿病がある患者は，末梢神経障害が出現しやすく，治療後も長く症状が持続するという報告があるため[4]，糖尿病のある患者はより注意して症状を観察し早めに対処する．
- 休薬・減少の判断は，「日常生活にどのぐらい影響しているか」の視点で判断する．
- 治療開始時に末梢神経障害が出現する可能性があることを患者に説明し，症状出現時は我慢せず医療者に伝えることを指導する．
- 知覚鈍麻や手足の動かしづらさによってけがや熱傷などの危険性が高くなるため，症状の程度に合わせて注意するよう患者に説明する（p.319 参照）．

5 予防法

- 末梢神経障害を予防するために有効な薬物療法は示されて

いない[1].
- docetaxel 投与中に手足を冷却することで，末梢神経障害の出現を予防するという報告があるため[5]，薬剤投与中に手足を冷却することを考慮してもよい．冷却する際には，凍傷などの皮膚障害が発生しないように十分な観察を行う．

〈冷却方法[5]〉
- 使用前 3 時間に −20℃ の冷凍庫にてフローズングローブを冷却する．
- 薬剤投与 15 分前に冷却を開始し，薬剤投与終了 15 分後まで冷却する．
  （薬剤投与が 60 分の場合は，冷却開始 45 分後に交換する）

- 末梢神経障害を予防することはむずかしいため，症状が悪化しないように治療薬の休薬・減量も考慮して症状マネジメントしていく．
- Grade 1：経過観察．Grade 2：薬物療法の検討．Grade 3：治療薬の変更・減量・中止を検討

6 私の工夫

- 末梢神経障害は，客観的に評価をすることがむずかしい副作用であるため，患者の訴えをよく聞き，診察室に入ってくる歩行状態や手の動きなどを細かく観察する．
- 症状の重症度を判断する際には，具体的な日常生活動作を挙げて，どの程度生活のしづらさがあるかを確認する．

〈具体例〉
手：洋服のボタンがかけづらい，テレビのリモコンの操作がやりづらい，箸で食事が食べづらい，物をよく落とす
足：つまずきやすい，ラグに足が引っかかる，靴・スリッパが履きづらい，歩きづらい

- 日常生活指導では，患者の生活環境に合わせた指導を行うと効果的であるため，医師だけでなく，薬剤師・看護師などの医療スタッフと協力し，患者の生活に合わせた具体的な指

導を行う.

文献

1) Hershman DL et al : Prevention and management of chemotherapy-induced peripheral neuropathy in survivors of adult cancers : American Society of Clinical Oncology clinical practice guideline. J Clin Oncol 32 : 1941-1967, 2014
2) Smith EM et al : Effect of duloxetine on pain, function, and quality of life among patients with chemotherapy-induced painful peripheral neuropathy : A randomized clinical trial. JAMA 309 : 1359-1367, 2013
3) Rao RD et al : Efficacy of gabapentin in the management of chemotherapy- induced peripheral neuropathy : A phase 3 randomized, double-blind, placebo-controlled, crossovertrial (N00C3). Cancer 110 : 2110-2118, 2007
4) de la Morena Barrio P et al : Delayed recovery and increased severity of Paclitaxel-induced peripheral neuropathy in patients with diabetes. J Natl Compr Canc Netw 13 : 417-423, 2015
5) Eckhoff L et al : Risk of docetaxel-induced peripheral neuropathy among 1,725 Danish patients with early stage breast cancer. Breast Cancer Res Treat 142 : 109-118, 2013

III章 有害事象への対策

13 B型肝炎の再活性化対策

POINT
- HBs抗原陽性の患者や，HBs抗原陰性でHBc抗体またはHBs抗体陽性の患者に，化学療法を施行する際に，B型肝炎ウイルス（HBV）が再活性化し，重症肝炎や劇症肝炎を起こし，生命が脅かされることもある．
- 化学療法を施行する場合，HBs抗原陽性の患者にはentecavirまたはtenofovirなどの核酸アナログの予防投与，HBc抗体またはHBs抗体陽性の患者にはHBV DNAの1～3ヵ月ごとの経過観察が必要である．
- HBV再活性のガイドラインに従ってきちんと対応することで，多くの場合，重篤な肝機能障害を起こさせずに管理することが可能である．

1 原因・機序
- HBVは，いったん感染すると，肝細胞内の増幅中間体である完全閉環二重鎖DNA（covalently closed circular DNA：cccDNA）が核内にできる．
- このcccDNAは化学的に安定で細胞内に残り，新たなウイルス増幅が可能である．
- 化学療法を行っていなければ，HBVの複製が繰り返されても，自分の免疫力によってある程度，抑え込むことが可能である．
- しかし，化学療法が施行され，免疫力が低下すると，HBVの増殖を抑え込めなくなり，再活性化が起こるといわれている．したがって，HBs抗原陽性のみならず，HBs抗原陰性で，HBc抗体またはHBs抗体陽性の患者にも再活性化は起こりうる．
- 免疫抑制効果が強い化学療法ほど，HBVの再活性化は起こ

- りやすい.
- HBVのウイルス量(HBV DNA量)の多い患者ほど再活性化による肝機能障害が起こりやすい.

a. HBV再活性化の定義
1) HBs抗原陽性例
① HBV DNAが10倍以上の上昇
② HBe抗原陰性例で,HBe抗原が陽性化
2) HBs抗原陰性で,HBc抗体またはHBs抗体陽性例
① HBs抗原が陽性化
② HBV DNA検出感度以下の例でHBV DNAの陽性化

- 本邦では,HBs抗原陽性の割合は1〜3%,HBs抗体またはHBc抗体の陽性の割合は20〜30%前後と報告されている.

2 症状とそれが現れやすい時期・期間

- HBVの再活性化は,一般に化学療法終了後の免疫力が回復する時期に生じやすいといわれるが,実際化学療法中にも発症している.
- HBVの再活性化による肝機能障害を併発した症例の予後は不良と報告されており,肝機能障害を起こす前に対処することが重要である.

3 主な原因薬剤,おおよその頻度

- 再活性化のリスク因子として,アンスラサイクリンの使用や副腎皮質ステロイドの併用などが挙げられている.
- 本邦では,HBVキャリアの割合は1〜3%であり,HBVキャリアからおよそ20〜50%前後の頻度で再活性化が起こるといわれている.

4 治療法(対策)

- 免疫抑制・化学療法により発症するB型肝炎対策のガイドラインが発表されている(図1).
- 化学療法を施行する場合,全例にスクリーニング検査として,HBs抗原を測定し,HBV再活性化の高リスク群を同定する.

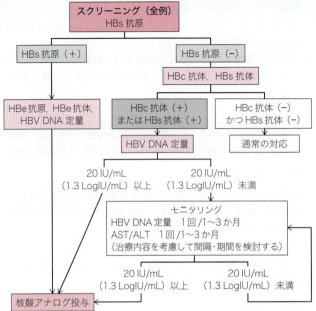

図1　免疫抑制・化学療法により発症するB型肝炎対策ガイドライン
日本肝臓学会の許可を得て転載．ただし補・注釈が省略されている．使用する際には必ず原版を参照すること．
[日本肝臓学会（編）：B型肝炎治療ガイドライン，第3版，p.78, 2017 (https://www.jsh.or.jp/medical/guidelines/jsh_guidlines/hepatitis_b)（2018/12/5参照）より許諾を得て転載]

- HBs抗原陽性の場合：HBe抗原・HBe抗体・HBV DNA定量を測定し，治療前の状態を確認する．再活性化のリスクが高いので，原則，核酸アナログの予防投与を行う．
- HBs抗原陰性の場合：HBc抗体とHBs抗体を測定し，どちらかが陽性であれば，再活性化のリスクがあると判断し，HBV DNAの定量を行う．HBV DNAが陽性であれば，核酸アナログの予防投与を行う．陰性（検出感度以下）であれば，HBV DNAを定期的にモニタリングしながら，HBV DNAが20 IU/mL（1.3 LogIU/mL）以上になれば，ただちに

核酸アナログの投与を開始する.
- 予防投与すべき核酸アナログとしては, entecavir または tenofovir が推奨されている.
- 予防的な核酸アナログの投与の終了は, 肝臓専門医と相談のうえ, 核酸アナログの投与終了基準に従い, 投与を終了する.

> **処方例**
> - entecavir (バラクルード) 0.5 mg/回, 1日1回, 空腹時, 内服
> - tenofovir disoproxil (テノゼット) 300 mg/回, 1日1回, 内服
> - tenofovir alafenamide (ベムリディ) 25 mg/回, 1日1回, 内服

〈患者への指導ポイント〉
- 核酸アナログは, 症状もない患者に予防的に内服させているため, 軽視されがちである. 毎日忘れずにきちんと内服するように指導する.
- 核酸アナログは, 服用を中止することで, HBV が増殖 (再活性化) し, 肝機能障害が起こることがあるので, 自己判断で中止しないように説明する.

5 私の工夫

- HBV キャリアにおける HBV DNA は, 核酸アナログを内服していても, 10倍以上の変動をきたし, HBV 再活性化の定義を満たすこともある. そのような上昇は一過性の上昇のことが多く, 再検査すると改善していることも多い. ただし, HBV DNA が漸増する場合は要注意であり, 肝臓専門医との相談が必要である.
- 服用開始した核酸アナログは核酸アナログ中止基準に従って中止することが可能な場合もあるが, 実際は中止してもすぐに再燃し, なかなか中止しにくいことが多いことを治療開始前に説明している.

文献
1) Ikeda M: Reactivation of hepatitis B virus in patients receiving chemotherapy. Jpn J Clin Oncol 43: 8-16, 2013
2) 日本肝臓学会 (編): B型肝炎治療ガイドライン, 第3版, 2017

14 妊孕性低下

POINT
- 乳がんの薬物療法は生命予後を改善するが，一方で化学療法による卵巣機能障害や長期間のホルモン療法により生殖可能な時期を逸すると妊孕性の低下につながる可能性がある．
- 患者の将来の挙児希望の有無について治療前から理解しておく．
- 挙児希望のある患者の治療方針の決定には，個々の再発リスク・薬物療法の必要性・妊孕性温存の方法とそのメリットとデメリットを理解し，患者本人の意志決定を尊重する．

1 原因・機序
- 細胞分裂が活発な顆粒膜細胞は，多くの抗がん剤により影響を受けるため，女性ホルモンの産生を担う成熟した卵胞の発育は障害される．このため女性ホルモンの産生が一時的に減少することにより無月経となる．
- 長期間のホルモン療法により，最善な生殖時期を逃し自然妊娠が困難になる場合もある（図1）．

2 症状とそれが現れやすい時期・期間
- 使用薬剤やレジメンにより卵巣機能に与える影響は異なるが，化学療法開始後2〜3ヵ月のうちに卵巣機能が抑制されることが多く，1年以内に20〜100％の患者で月経が停止するとの報告がある．
- 化学療法の終了後，年齢が高いほど月経の再開までに時間がかかり，再開が困難になる．

3 主な原因薬剤（表1）
- cyclophosphamide などのアルキル化薬は，卵巣機能に影響

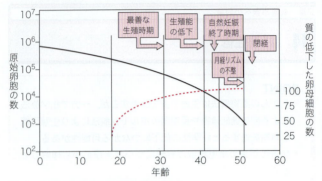

図1 加齢に伴う卵子の数と質の低下
―― 原始卵胞の数, ……質の低下した卵母細胞の数
[Lambalk CB et al:Maturitas **63**:280-291, 2009 より引用]

表1 各レジメンの性腺毒性のリスク分類(米国臨床腫瘍学会 ASCO2013)

リスク	治療プロトコール	患者および投与量などの因子
高リスク (>70%)	cyclophosphamide 総量	5 g/m² (>40歳), 7.5 g/m² (<20歳)
中間リスク (30〜70%)	cyclophosphamide 総量	5 g/m² (30〜40歳)
	AC療法	×4サイクル+paclitaxel/docetaxel (<40歳)
	bevacizumab	
低リスク (<30%)	cyclophosphamide を含むレジメン	CMF, CEF, CAF (<30歳)
不明	モノクローナル抗体 (trastuzumab)	

し, 累積投与量が増加するほど原始卵胞数が減少する. また, 治療を受けた年齢によっても異なり, 年齢が高いほど無月経の頻度が高くなる.

4 治療法(対策)

a. 乳がん治療

- 薬物療法は腫瘍の生物学的特性, 病期, 合併症の有無など

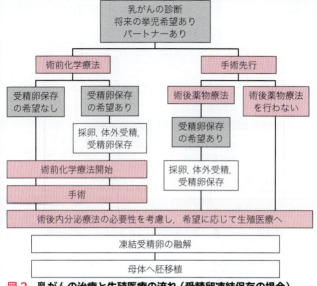

図2 乳がんの治療と生殖医療の流れ(受精卵凍結保存の場合)
■:乳がんの治療, ■:患者の意志, □:生殖補助医療
[厚生労働省(監):乳がん治療にあたり将来の出産をご希望の患者さんへ, p.15, (http://j-sfp.org/public_patient/map_breastcancer.html)(2018/11/5参照)より許諾を得て転載]

を考慮したうえで,挙児希望を含めた患者の希望や価値観を尊重し方針を決定する.若年というだけで over-treatment をすべきではなく,また妊孕性温存のためだけの under-treatment も避けるべきである.

- 妊孕性温存に伴う術後化学療法の開始遅延は術後12週までは容認されるが,可及的速やかに妊孕性温存対策を実施すべきである.
- ホルモン療法の中断が予後に与える影響は明らかではなく,ホルモン療法の中断を考慮する場合は,再発のリスク上昇と妊娠・出産の可能性を比較して判断する.患者自身がホルモン療法の中断もしくは早期終了を選択するのであれば,その判断は尊重されるべきである.

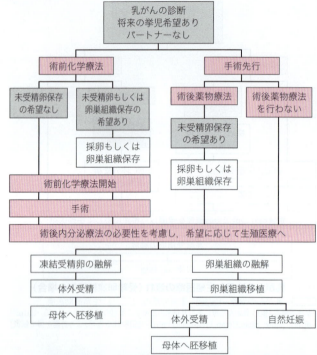

図3 乳がんの治療と生殖医療の流れ（未受精卵・卵巣組織凍結保存の場合）

■:乳がんの治療, ■:患者の意志, □:生殖補助医療
[厚生労働省（監）:乳がん治療にあたり将来の出産をご希望の患者さんへ, p.16, (http://j-sfp.org/public_patient/map_breastcancer.html)（2018/11/5参照）より許諾を得て転載]

- 乳がん治療により絶対的な不妊になることはなく，治療後に自然妊娠が可能となるケースもあるため，妊娠・出産の時期については患者との対話が必要である．

b. **生殖補助医療**（図2, 3）

- 乳がん患者に対する生殖補助医療の有効性や乳がんの予後に与える影響に関するエビデンスは十分とはいえず，生殖医

表2　妊孕性温存に関するガイドライン

乳がん治療の専門医は少なくとも以下の点は治療決定前に、乳がん治療医により情報提供されるべきであると考えられる．
- 乳がん診断時の一般的な妊孕性評価（年齢、不妊治療歴など）
- 化学療法による妊孕性の低下、恒久的な妊孕性の喪失の可能性
- 至適治療期間後における妊孕性の低下、喪失の可能性
- 妊孕性温存方法の概要と原疾患の治療に与える影響
- 妊孕性温存の時間的許容度
- がん・生殖医療専門医へのアクセス方法

[日本がん・生殖医療学会（編）：乳がん患者の妊娠・出産と生殖医療に関する診療の手引き 2017年版，第2版，p.13，金原出版，東京，2017より許諾を得て転載]

療を含めた妊孕性温存の安全性や有効性に関するデータの蓄積が求められる．
- 生殖補助医療を実施する場合，パートナーがいれば胚（受精卵）の凍結保存が勧められる．パートナーがいない場合には，未受精卵子の凍結保存が考慮される．
- 卵巣組織の凍結保存は研究段階であるものの，胚（受精卵）または未受精卵子の凍結保存までの時間的猶予がない場合には施行可能な施設において考慮される．

c. 他職種との連携

- 妊孕性温存を考慮する場合，妊孕能は年齢と卵巣機能に依存し，個別性が高いため，生殖医療専門医へコンサルトし，卵巣機能評価と妊孕性温存に関するカウンセリングを勧める．
- 妊孕性温存を実施する場合には倫理的・法的・社会的基盤を配慮したうえで，乳がん治療医と生殖医療専門医の連携および看護師や心理カウンセラーなどの他職種による支援が必要である．

文献

1) 日本がん・生殖医療学会（編）：乳がん患者の妊娠・出産と生殖医療に関する診療の手引き 2017年版，第2版，金原出版，東京，2017
2) 日本癌治療学会（編）：小児，思春期・若年がん患者の妊孕性温存に関する診療ガイドライン 2017年版，金原出版，東京，2017

IV章 症状緩和のための支持療法

IV章 症状緩和のための支持療法

1 疼痛に対するオピオイドや支持薬の使い方

- がん患者の疼痛は，原因や性質などにより分類される（表1，2）[1]．
- 治療は，原則「WHO方式がん疼痛治療法」にて行う[2]．
- WHO方式の詳細はガイドラインや成書に譲り，本項では乳がん診療で遭遇する注意しておきたい疼痛とその薬物治療について述べる．

1 乳房切除後疼痛症候群

- 術直後の急性炎症性疼痛と，炎症が沈静化し急性痛が消失した後，末梢神経や腕神経叢の障害によって起こる慢性の神

表1 がん疼痛の分類

侵害受容性疼痛	内臓痛	腹部腫瘍の痛みなど局在があいまいで鈍い痛み，ズーンと重い	オピオイドが効きやすい
	体性痛	骨転移など局在がはっきりした明確な痛み，ズキッとする	突出痛に対するレスキューの使用が重要になる
神経障害性疼痛		神経叢浸潤，脊髄浸潤など，ビリビリ電気が走るような・しびれる・ジンジンする痛み	難治性で鎮痛補助薬を必要とすることが多い

表2 がん疼痛の性状

throbbing	ズキズキ	heavy	重苦しい
shooting	電撃痛	tender	触ると痛い
stabbing	刺すように	splitting	割れるように
sharp	鋭く切るような	tiring-exhausting	疲れる，疲弊する
cramping	締めつける	sickening	うんざりする
gnawing	かじるような	fearful	ぞっとするような
hot-burning	灼熱感	cruel-punishing	むごくこらしめるような
aching	うずくような		

経障害性疼痛がある.
- 前者に対しては，硬膜外 morphine 投与で対応可能であり，通常は，ほぼ1週間以内で消失すると考えられている．問題となるのはほとんど後者であり，後述する鎮痛補助薬を用いることが多い[3]．

2 化学療法関連疼痛

- 主として，アルキル化薬（cyclophosphamide），代謝拮抗薬（S-1, capecitabine, gemcitabine），抗腫瘍性抗生物質（epirubicin, doxorubicin）などによる口内炎の疼痛と，植物アルカロイド（paclitaxel, docetaxel, vinorelbine, eribulin）などによる末梢神経障害が問題となる.
- 化学療法中は，骨髄抑制による血小板減少を伴うこともあり，WHO STEP Ⅰ非オピオイドのうち，NSAIDs は血小板減少のリスクがあることから，acetaminophen の定期使用が推奨される.
- 疼痛が強く，経口投与困難な場合は，WHO STEP Ⅲ強オピオイドの morphine 持続静注が有効である．臨床現場では，患者自らレスキューを投与できる PCA（patient controlled analgesia：自己調節鎮痛法）がよく用いられる.
- 末梢神経障害に関しては，抗悪性腫瘍薬の用量に依存した，難治性末梢神経障害性疼痛が多い．特徴として，四肢の手指，足趾の持続的で灼けるような痛みや電撃痛などが多く（glove and stocking 型），感覚低下，筋力低下，腱反射低下，自律神経障害を伴うことがある.
- 治療は主に鎮痛補助薬を使用するが，疼痛の程度は化学療法関連薬剤の投与前後，時間経過で変化するので，漫然と薬物療法を行わない[3]．

3 放射線照射後疼痛症候群

- 急性と慢性があり，急性はほとんどが炎症性の疼痛である．慢性は，放射線治療の晩期障害（組織の線維化など）によるもので，照射後月～年単位で発生，徐々に進行し，回復はむ

表3 主な神経障害性疼痛治療薬

分類	薬剤
抗痙攣薬	gabapentin, pregabalin, carbamazepine, sodium valproate
抗不整脈薬	lidocaine
三環系抗うつ薬 SSRI SNRI	amitriptyline, amoxapine, paroxetine, fluvoxamine, milnacipran, duloxetine
NMDA受容体拮抗薬	ketamine
オピオイド	tramadol, oxycodone, tapentadol, methadone

ずかしいことが多い．
- 薬物療法としては，WHO STEP Ⅰ非ステロイド鎮痛薬（NSAIDs，acetaminophen）を使用するが，コントロール不良時は，WHO STEP Ⅱ弱オピオイド（tramadol）かⅢ強オピオイド（morphine，oxycodone）を使用する．また，過敏症状に対しては，鎮痛補助薬を併用するほうが鎮痛効果は高い[3]．

4 神経障害性疼痛の発生機序と治療薬

- 神経伝達路での神経細胞の過敏化（感作）の持続が本態である．
- 現場でよく用いられる治療薬として，①過敏化した一次神経細胞の興奮を抑える抗痙攣薬または抗不整脈薬，②上位中枢（中脳，橋，延髄）からの下行抑制系を活性化する抗うつ薬，③二次神経細胞の過敏化を抑えるNMDA受容体拮抗薬，④②，③の効果も併せ持つオピオイドがある（表3）．
- 乳がん患者の神経障害性疼痛に，不安，BMI，教育歴，リンパ浮腫，喫煙歴，腋窩リンパ節切除，化学療法，放射線療法が影響するという最新の報告もある[4,5]．コントロール不良な状況の長期化は，患者のQOLを著しく低下させてしまうため，術直後早期から医療者間の連携による集学的アプローチが不可欠である（図1）．

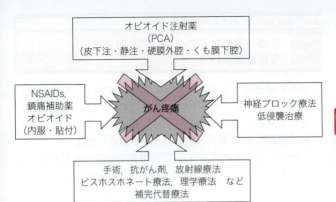

図 1 がん疼痛の集学的アプローチ

文献

1) 鈴木正寛：がん患者の痛み．痛みのマネジメント update，日本医師会（編），メジカルビュー社，東京，p.327-328, 2014
2) 長美鈴ほか：WHO 方式がん疼痛治療法．がん疼痛の薬物療法に関するガイドライン 2014 年版，第 2 版，日本緩和医療学会（編），金原出版，東京，p.37-41, 2014
3) 北條美能留ほか：痛みの臨床的症候群．がん疼痛の薬物療法に関するガイドライン 2014 年版，第 2 版，日本緩和医療学会（編），金原出版，東京，p.25-28, 2014
4) Pereira S et al：Neuropathic pain after breast cancer treatment：characterization and risk factors. J Pain Symptom Manage 54：877-888, 2017
5) Leysen L et al：Risk factors of pain in breast cancer survivors：a systematic review and meta-analysis. Support Care Cancer 25：3607-3643, 2017

IV章　症状緩和のための支持療法

2　うつ・不眠などの心理反応に対する支持薬の使い方

- がんの罹患はストレスのかかる出来事であり、精神疾患の原因となりうる。治療中がん患者の調査では約半数に精神疾患の診断がつき、病名としては適応障害とうつ病が多い[1]。がん患者の2〜4割に不安・抑うつが認められる。
- わが国のがん患者には45%に向精神薬の投与が行われているため[2]、症状の理解と適切な投薬は必ず理解しておかなければならない。

1 併存疾患の基本的病態（うつや不眠などの心理反応）

- 治療中がん患者では2〜4割の患者が不安、うつ、そして不眠などの症状を呈する。その際に考えられる疾患として代表的なものはうつ病と適応障害である。

a. うつ病

- うつ病は①抑うつ気分、②興味や喜びの低下を主症状として様々な精神・身体症状（③食欲不振、④睡眠障害、⑤制止または焦燥、⑥全身倦怠感、⑦集中困難、⑧自責感、⑨希死念慮）を伴う症候群であり、がん患者では6%程度に認められる。
- 診断は①、②のどちらかは必須で、9つの症状のうち5つが2週間同時に認められ、かつ他の原因が認められない場合に診断する。
- うつ病は非常に苦しい病気であり、病状が進むと自殺率も高くなるので早期発見と治療が欠かせない。
- がん医療の現場において、身体疾患の治療に従事する医師、看護師ともにうつ病を見落とすことが多いので注意が必要である[3]。
- その理由として、うつ病患者は7割近くが身体症状を訴え、かつ患者自身が精神科疾患を否定する場合が1割ほどあり、患者、家族、医療スタッフもうつ病を「当然たどる経過」とみな

表1　精神症状が患者，家族に及ぼす影響

患者に生じる影響
精神症状（うつ，不安，せん妄）そのものによる苦痛，QOLの低下，意思決定障害，入院期間延長，自殺率上昇

家族に生じる影響
（家族の）精神的苦痛

し，治療に結びつかないと考えていることも多いためである．
- 不眠，食欲不振などの症状を呈するがん患者は多いが，うつ病でも同様の症状が生じるため鑑別が必要である．
- 治療は精神療法に薬物療法を合わせて行う．抗うつ薬での治療が主体となるが，乳がん治療に影響の出ない薬剤選択が求められる．

b. 適応障害
- 適応障害は強い心理的ストレスにより，予想されるよりも強い不安や抑うつ反応を呈し，日常生活に支障（家事が手につかない，眠れない，仕事の能率が下がるなど）をきたすような病態である．
- 不安は抑うつを呈する点ではうつ病と共通しているが，うつ病の診断基準は満たさない．
- がん医療の現場では，告知や再発など治療の節目で生じることが多い．治療は精神療法が主体である．

2 がん治療への影響（表1）
- 精神症状がある場合，その精神症状に苦しむのみならず，意思決定障害，入院期間延長，自殺，そして家族の苦痛などとも関連し，治療に負の影響を及ぼすことが知られている．

3 抗不安薬，抗うつ薬の使い方
a. 投薬前に確認すべきこと（表2）
1) 意識障害の有無
- 診察時には必ず確認すべき項目である．抑うつ治療の依頼での併診患者のうち4割はせん妄との論文がある[4]．特に活

表2 投薬前に確認すべきこと

- 意識障害の有無
- 薬物相互作用
- 全身状態
- うつ病か不安障害か
- 躁状態の既往はないか
- 副作用対策

動性が少ない場合(低活動せん妄)に見落としが多い.せん妄に気づかずに抗不安薬を投与すると,せん妄の悪化につながる.

2) 薬物相互作用
- がん医療では多数の薬剤が投与されるため,薬物相互作用に注意すべきである.例として,paroxetineはCYP2D6の阻害薬であり,活性代謝物であるエンドキシフェンへの転換を阻害する.

3) 全身状態
- 全身状態が悪いときに向精神薬を投与すると,せん妄を誘発することがあるので採血などで全身状態を確認しておくべきである.

4) うつ病か不安障害か
- 不安感が強いようにみえて,実はうつ病の焦燥感のことがある.鑑別のためにはうつ病の診断基準に沿って問診を行うことが重要である.

5) 躁状態の既往はないか
- 躁状態の確認も行うべきである.うつ病と躁うつ病では治療が異なるため,不用意な抗うつ薬の投与は躁転(うつ状態から躁状態になること)を招く可能性があるので注意すべきである.鑑別には「今まで,睡眠時間が少なくても活動的だった時期がありますか」などと聞いてみるのがよい.

6) 副作用対策
- 抗精神病薬および抗うつ薬ではアカシジア,悪性症候群,そしてactivation syndromeなどの副作用の生じることがある[5].したがって,これら疾患に関する知識と対応が必要である.
- ベンゾジアゼピン系抗不安薬,睡眠薬に上記副作用はほとんど認められないが,転倒,常用量依存および離脱症状が生じるので注意すべきである.

b. 投薬の実際

1) 睡眠薬・抗不安薬の投与

- 単剤投与が基本である．投与は転倒，せん妄のリスクを考えながら，少量から行うべきである．
- 薬剤の選択も，体内に蓄積しないように半減期の短い薬物を使用すべきである．
- alprazolam は不安と抑うつに対して有効である．長期使用による身体的依存に注意すべきである．

2) 抗うつ薬の投与

- 単剤投与が基本である．がん患者では代謝が低下している患者がいるので，臨床の現場では1錠ではなく半錠から投与して副作用がでないかを確認することもある．
- 抗うつ薬は効果が発現するまでに2週間程度かかるので，1週間で効果が出ないから中止とするべきではなく，少なくとも2週間は経過をみるべきである．
- ベンゾジアゼピン系薬剤との併用は4週までは脱落率を減らすなどの有用性があるが長期使用が有用とのエビデンスはないので，漫然と使用すべきでない．

- ここまでうつ・不眠などの症状に対する薬物療法のあり方について述べた．大切なことは，正確な病態把握とそれに応じた向精神薬の処方に尽きる．

文献

1) Derogatis LR et al：The prevalence of psychiatric disorders among cancer patients. JAMA 249：751-757, 1983
2) Sato I et al：Prevalence and initial prescription of psychotropics in patients with common cancers in Japan, based on a nationwide health insurance claims database. Psychooncology 27：450-457, 2018
3) Passik SD et al：Oncologists' recognition of depression in their patients with cancer. J Clin Oncol 16：1594-1600, 1998
4) Farrell KR et al：Misdiagnosing delirium as depression in medically ill elderly patients. Arch Intern Med 155：2459-2464, 1995
5) Onishi H et al：Diagnosis and treatment of akathisia in a cancer patient who cannot stand up or sit down, because of poor performance status：factors that make the diagnosis of akathisia difficult, and diagnosis clues. Palliat Support Care 8：477-480, 2010

付録 有害事象共通用語規準（CTCAE）

有害事象	Grade 1	Grade 2	Grade 3	Grade 4	Grade 5
血液およびリンパ系障害					
貧血	ヘモグロビン<LLN～10.0 g/dL；<LLN～6.2 mmol/L；<LLN～100 g/L	ヘモグロビン<10.0～8.0 g/dL；<6.2～4.9 mmol/L；<100～80 g/L	ヘモグロビン<8.0 g/dL；<4.9 mmol/L；<80 g/L；輸血を要する	生命を脅かす；緊急処置を要する	死亡
発熱性好中球減少症	—	—	ANC<1,000/mm³ で、かつ、1回でも38.3℃(101°F)を超える、または1時間を超えて持続する38℃以上(100.4°F)の発熱	生命を脅かす；緊急処置を要する	死亡
心臓障害					
胸痛(心臓性)	軽度の疼痛	中等度の疼痛；労作時の疼痛；身の回り以外の日常生活動作の制限；循環動態は安定	安静時の疼痛；身の回りの日常生活動作の制限；心臓カテーテル検査を要する；心臓性胸痛の新規発症；不安定狭心症	—	
心不全	症状はないが、検査値(例：BNP[脳性ナトリウム利尿ペプチド])や画像検査にて心臓の異常がある	中等度の活動や労作で症状がある	安静時またはわずかな活動や労作でも症状がある；入院を要する；症状の新規発症	生命を脅かす；緊急処置を要する(例：持続的静注療法や機械的な循環動態の補助)	死亡
左室収縮機能障害	—	—	心拍出量の低下により症状があるが治療に反応する	心拍出量の低下による心不全が治療に反応しないまたはコントロール不良；心室補助装置や静脈内昇圧剤のサポートまたは心臓移植を要する	死亡
耳および迷路障害					
回転性めまい	軽度の症状	中等度の症状；身の回り以外の日常生活動作の制限	高度の症状；身の回りの日常生活動作の制限	—	

(つづく)

有害事象共通用語規準(CTCAE)

有害事象	Grade 1	Grade 2	Grade 3	Grade 4	Grade 5
前庭障害	—	症状がある；身の回り以外の日常生活動作の制限	高度の症状；身の回りの日常生活動作の制限	—	—

眼障害

有害事象	Grade 1	Grade 2	Grade 3	Grade 4	Grade 5
視覚低下	—	中等度の視力の低下(最高矯正視力 0.5 以上またはベースラインから3段階以下の視力低下)	顕著な視力の低下(最高矯正視力 0.5 未満、0.1 を超える、または既知のベースラインから3段階を超える視力低下)	罹患眼の最高矯正視力 0.1 以下	—

胃腸障害

有害事象	Grade 1	Grade 2	Grade 3	Grade 4	Grade 5
腹痛	軽度の疼痛	中等度の疼痛；身の回り以外の日常生活動作の制限	高度の疼痛；身の回りの日常生活動作の制限	—	—
便秘	不定期または間欠的な症状；便軟化薬/緩下薬/食事の工夫/浣腸を不定期に使用	緩下薬または浣腸の定期的使用を要する持続的症状；身の回り以外の日常生活動作の制限	摘便を要する頑固な便秘；身の回りの日常生活動作の制限	生命を脅かす；緊急処置を要する	死亡
下痢	ベースラインと比べて<4回/日の排便回数増加；ベースラインと比べて人工肛門からの排泄量が軽度に増加	ベースラインと比べて4〜6回/日の排便回数増加；ベースラインと比べて人工肛門からの排泄量の中等度増加；身の回り以外の日常生活動作の制限	ベースラインと比べて7回以上/日の排便回数増加；入院を要する；ベースラインと比べて人工肛門からの排泄量の高度増加；身の回りの日常生活動作の制限	生命を脅かす；緊急処置を要する	死亡
十二指腸出血	軽度の症状；治療を要さない	中等度の症状；治療を要する	輸血を要する；侵襲的治療を要する；入院を要する	生命を脅かす；緊急処置を要する	死亡
胃出血	軽度の症状；治療を要さない	中等度の症状；治療を要する	輸血を要する；侵襲的治療を要する；入院を要する	生命を脅かす；緊急処置を要する	死亡

(つづく)

有害事象	Grade 1	Grade 2	Grade 3	Grade 4	Grade 5
胃穿孔	—	侵襲的治療を要さない	侵襲的治療を要する	生命を脅かす;緊急の外科的処置を要する	死亡
消化器痛	軽度の疼痛	中等度の疼痛;身の回り以外の日常生活動作の制限	高度の疼痛;身の回りの日常生活動作の制限	—	—
下部消化管出血	軽度の症状;治療を要さない	中等度の症状;治療を要する	輸血を要する;侵襲的治療を要する;入院を要する	生命を脅かす;緊急処置を要する	死亡
口腔粘膜炎	症状がない、または軽度の症状;治療を要さない	経口摂取に支障がない中等度の疼痛または潰瘍;食事の変更を要する	高度の疼痛;経口摂取に支障がある	生命を脅かす;緊急処置を要する	死亡
悪心	摂食習慣に影響のない食欲低下	顕著な体重減少、脱水または栄養失調を伴わない経口摂取量の減少	カロリーや水分の経口摂取が不十分;経管栄養/TPN/入院を要する	—	—
口腔内痛	軽度の疼痛	中等度の疼痛;身の回り以外の日常生活動作の制限	高度の疼痛;身の回りの日常生活動作の制限	—	—
直腸出血	軽度の症状;治療を要さない	中等度の症状;治療を要する	輸血を要する;侵襲的治療を要する;入院を要する	生命を脅かす;緊急処置を要する	死亡
小腸閉塞	症状がない;臨床所見または検査所見のみ;治療を要さない	症状がある;消化管機能の変化;身の回り以外の日常生活動作の制限	入院を要する;侵襲的治療を要する;身の回りの日常生活動作の制限	生命を脅かす;緊急の外科的処置を要する	死亡
小腸穿孔	—	侵襲的治療を要さない	侵襲的治療を要する	生命を脅かす;緊急の外科的処置を要する	死亡
胃痛	軽度の疼痛	中等度の疼痛;身の回り以外の日常生活動作の制限	高度の疼痛;身の回りの日常生活動作の制限	—	—

(つづく)

有害事象共通用語規準(CTCAE)

有害事象	Grade 1	Grade 2	Grade 3	Grade 4	Grade 5
上部消化管出血	軽度の症状;治療を要さない	中等度の症状;治療を要する	輸血を要する;侵襲的治療を要する;入院を要する	生命を脅かす;緊急処置を要する	死亡
嘔吐	治療を要さない	外来での静脈内輸液を要する;内科的治療を要する	経管栄養/TPN/入院を要する	生命を脅かす	死亡

一般・全身障害および投与部位の状態

有害事象	Grade 1	Grade 2	Grade 3	Grade 4	Grade 5
悪寒	軽度の寒さ;震え;歯がガチガチなる	中等度の全身の震え;麻薬性薬剤を要する	高度または持続的で,麻薬性薬剤が無効	—	—
顔面浮腫	顔面に限局する浮腫	顔面に限局する中等度の浮腫;身の回り以外の日常生活動作の制限	高度の腫脹;身の回りの日常生活動作の制限	—	—
四肢浮腫	四肢間の差が最も大きく見える部分で,体積または周長の差が5〜10%;腫脹または四肢の解剖学的構造が不明瞭になっていることが注意深い診察でわかる	四肢間の差が最も大きく見える部分で,体積または周長の差が>10〜30%;腫脹または四肢の解剖学的構造が不明瞭になっていることが診察で容易にわかる;皮膚の皺の消失;解剖学的な輪郭の異常が容易にわかる;身の回り以外の日常生活動作の制限	四肢間の体積の差が>30%;解剖学的な輪郭の異常が著明である;身の回りの日常生活動作の制限	—	—
体幹浮腫	腫脹または解剖学的構造が不明瞭になっていることが注意深い診察でわかる	解剖学的構造が不明瞭になっていることが診察で容易にわかる;皮膚の皺の消失;解剖学的な輪郭の異常が容易にわかる;身の回り以外の日常生活動作の制限	解剖学的な輪郭の異常が著明である;身の回りの日常生活動作の制限	—	—

(つづく)

有害事象	Grade 1	Grade 2	Grade 3	Grade 4	Grade 5
疲労	休息により軽快する疲労	休息によって軽快しない疲労；身の回り以外の日常生活動作の制限	休息によって軽快しない疲労；身の回りの日常生活動作の制限を要する	—	—
発熱	38.0〜39.0℃ (100.4〜102.2°F)	>39.0〜40.0℃ (102.3〜104.0°F)	>40.0℃ (>104.0°F) が≤24時間持続	>40.0℃ (>104.0°F) が>24時間持続	死亡
インフルエンザ様症状	軽度のインフルエンザ様症状	中等度の症状；身の回り以外の日常生活動作の制限	高度の症状；身の回りの日常生活動作の制限	—	—
全身性浮腫	診察で明らか；1+の圧痕浮腫	身の回り以外の日常生活動作に支障がある；内服治療を要する	身の回りの日常生活動作に支障がある；静脈内投与による治療を要する；皮膚の離開	生命を脅かす	—
注射部位反応	関連症状（例：熱感，紅斑，そう痒）を伴う/伴わない圧痛	疼痛；脂肪変性；浮腫；静脈炎	潰瘍または壊死；高度の組織損傷；外科的処置を要する	生命を脅かす；緊急処置を要す	死亡
限局性浮腫	限局性で障害や機能低下を伴わない	中等度の限局性浮腫で治療を要する；身の回り以外の日常生活動作の制限	高度の限局性浮腫で治療を要する；身の回りの日常生活動作の制限	—	—
倦怠感	だるさがある，または元気がない	身の回り以外の日常生活動作を制限するだるさがある，または元気がない状態	身の回りの日常生活動作を制限するだるさがある，または元気がない状態	—	—
疼痛	軽度の疼痛	中等度の疼痛；身の回り以外の日常生活動作の制限	高度の疼痛；身の回りの日常生活動作の制限	—	—
肝胆道系障害					
肝不全	—	—	羽ばたき振戦；軽度の脳症；薬物性肝障害；身の回りの日常生活動作の制限	生命を脅かす；中等度から高度の脳症；昏睡	死亡

(つづく)

有害事象共通用語規準（CTCAE） 315

有害事象	Grade 1	Grade 2	Grade 3	Grade 4	Grade 5
肝臓痛	軽度の疼痛	中等度の疼痛；身の回り以外の日常生活動作の制限	高度の疼痛；身の回りの日常生活動作の制限	—	—
免疫系障害					
アレルギー反応	全身的治療を要さない	内服治療を要する	気管支痙攣；続発症により入院を要する；静脈内投与による治療を要する	生命を脅かす；緊急処置を要する	死亡
アナフィラキシー	—	—	蕁麻疹の有無によらず症状のある気管支痙攣；非経口的治療を要する；アレルギーによる浮腫/血管性浮腫；血圧低下	生命を脅かす；緊急処置を要する	死亡
サイトカイン放出症候群	全身症状の有無は問わない発熱	輸液に反応する低血圧；<40%の酸素投与に反応する低酸素症	昇圧剤単剤で管理できる低血圧；≥40%の酸素投与を要する低酸素症	生命を脅かす；緊急処置を要する	死亡
感染症および寄生虫症					
B型肝炎再活性化	症状がない，または軽度の症状；臨床所見または検査所見のみ；治療を要さない	中等度の症状；内科的治療を要する	重症または医学的に重大であるが，ただちに生命を脅かすものではない；入院または入院期間の延長を要する；静脈内投与による治療を要する	生命を脅かす；緊急処置を要する；重症の非代償性肝硬変（例：凝固能異常，脳症，昏睡）	死亡
爪囲炎	爪襞の浮腫や紅斑；角質の剥脱	局所的治療を要する；内服治療を要する（例：抗菌薬/抗真菌薬/抗ウイルス薬）；疼痛を伴う爪襞の浮腫や紅斑；滲出液や爪の分離を伴う；身の回り以外の日常生活動作の制限	外科的処置を要する；抗菌薬の静脈内投与を要する；身の回りの日常生活動作の制限	—	—

（つづく）

有害事象	Grade 1	Grade 2	Grade 3	Grade 4	Grade 5
膿疱性皮疹	—	限局性；局所的治療を要する（例：外用の抗菌薬/抗真菌薬/抗ウイルス薬）	抗菌薬/抗真菌薬/抗ウイルス薬の静脈内投与による治療を要する；侵襲的治療を要する		
尿道感染	—	限局性；内服治療を要する（例：抗菌薬/抗真菌薬/抗ウイルス薬）	抗菌薬/抗真菌薬/抗ウイルス薬の静脈内投与による治療を要する；侵襲的治療を要する	生命を脅かす；緊急処置を要する	死亡
尿路感染	—	限局性；内服治療を要する（例：抗菌薬/抗真菌薬/抗ウイルス薬）	抗菌薬/抗真菌薬/抗ウイルス薬の静脈内投与による治療を要する；侵襲的治療を要する	生命を脅かす；緊急処置を要する	死亡
傷害，中毒および処置合併症					
骨折	症状がない；臨床所見または検査所見のみ；治療を要さない	症状があるが変位はない；固定を要する	高度の症状；変位または開放骨折がある；身の回りの日常生活動作の制限；外科的処置を要する	生命を脅かす；緊急処置を要する	死亡
臨床検査					
コレステロール高値	>ULN～300 mg/dL；>ULN～7.75 mmol/L	>300～400 mg/dL；>7.75～10.34 mmol/L	>400～500 mg/dL；>10.34～12.92 mmol/L	>500 mg/dL；>12.92 mmol/L	
駆出率減少	—	安静時駆出率(EF)が50～40％；ベースラインから10～<20%低下	安静時駆出率(EF)が<40～20％；ベースラインから≧20%低下	安静時駆出率(EF)<20%	
好中球数減少	<LLN～1,500/mm³；<LLN～1.5×10⁹/L	<1,500～1,000/mm³；<1.5～1.0×10⁹/L	<1,000～500/mm³；<1.0～0.5×10⁹/L	<500/mm³；<0.5×10⁹/L	
血小板数減少	<LLN～75,000/mm³；<LLN～75.0×10⁹/L	<75,000～50,000/mm³；<75.0～50.0×10⁹/L	<50,000～25,000/mm³；<50.0～25.0×10⁹/L	<25,000/mm³；<25.0×10⁹/L	
体重増加	ベースラインより5～<10%増加	ベースラインより10～<20%増加	ベースラインより≧20%増加	—	

（つづく）

有害事象共通用語規準(CTCAE)

有害事象	Grade 1	Grade 2	Grade 3	Grade 4	5
白血球減少	<LLN～3,000/mm³；<LLN～3.0×10e⁹/L	<3,000～2,000/mm³；<3.0～2.0×10e⁹/L	<2,000～1,000/mm³；<2.0～1.0×10e⁹/L	<1,000/mm³；<1.0×10e⁹/L	―

代謝および栄養障害

有害事象	Grade 1	Grade 2	Grade 3	Grade 4	5
食欲不振	節食習慣の変化を伴わない食欲低下	顕著な体重減少や栄養失調を伴わない摂食量の変化；経口栄養剤による補充を要する	顕著な体重減少または栄養失調を伴う(例：カロリーや水分の経口摂取が不十分)；静脈内輸液/経管栄養/TPNを要する	生命を脅かす；緊急処置を要する	死亡
高カルシウム血症	補正血清カルシウム>ULN～11.5 mg/dL；>ULN～2.9 mmol/L；イオン化カルシウム>ULN～1.5 mmol/L	補正血清カルシウム>11.5～12.5 mg/dL；>2.9～3.1 mmol/L；イオン化カルシウム>1.5～1.6 mmol/L；症状がある	補正血清カルシウム>12.5～13.5 mg/dL；>3.1～3.4 mmol/L；イオン化カルシウム>1.6～1.8 mmol/L；入院を要する	補正血清カルシウム>13.5 mg/dL；>3.4 mmol/L；イオン化カルシウム>1.8 mmol/L；生命を脅かす	死亡
高血糖	血糖値がベースラインを超える，内科的治療を要さない	糖尿病に対する日常管理の変更を要する；経口血糖降下薬を要する；糖尿病の精密検査を要する	インスリン療法を要する；入院を要する	生命を脅かす；緊急処置を要する	死亡
高脂血症	食事の変更を要する	薬物療法を要する	入院を要する；膵炎	生命を脅かす	死亡
高ナトリウム血症	>ULN～150 mmol/L	>150～155 mmol/L；治療を要する	>155～160 mmol/L；入院を要する	>160 mmol/L；生命を脅かす	死亡
低カルシウム血症	補正血清カルシウム<LLN～8.0 mg/dL；<LLN～2.0 mmol/L；イオン化カルシウム<LLN～1.0 mmol/L	補正血清カルシウム<8.0～7.0 mg/dL；<2.0～1.75 mmol/L；イオン化カルシウム<1.0～0.9 mmol/L；症状がある	補正血清カルシウム<7.0～6.0 mg/dL；<1.75～1.5 mmol/L；イオン化カルシウム<0.9～0.8 mmol/L；入院を要する	補正血清カルシウム<6.0 mg/dL；<1.5 mmol/L；イオン化カルシウム<0.8 mmol/L；生命を脅かす	死亡

筋骨格系および結合組織障害

有害事象	Grade 1	Grade 2	Grade 3	Grade 4	5
関節痛	軽度の疼痛	中等度の疼痛；身の回り以外の日常生活動作の制限	高度の疼痛；身の回りの日常生活動作の制限	―	―

(つづく)

有害事象	Grade 1	Grade 2	Grade 3	Grade 4	Grade 5
背部痛	軽度の疼痛	中等度の疼痛；身の回り以外の日常生活動作の制限	高度の疼痛；身の回りの日常生活動作の制限	—	—
骨痛	軽度の疼痛	中等度の疼痛；身の回り以外の日常生活動作の制限	高度の疼痛；身の回りの日常生活動作の制限	—	—
筋肉痛	軽度の疼痛	中等度の疼痛；身の回り以外の日常生活動作の制限	高度の疼痛；身の回りの日常生活動作の制限	—	—
顎骨壊死	症状がない；臨床所見または検査所見のみ；治療を要さない	症状がある；内科的治療を要する（例：外用薬）；身の回り以外の日常生活動作の制限	高度の症状；身の回りの日常生活動作の制限；待機的外科的処置を要する	生命を脅かす；緊急処置を要する	死亡
骨粗鬆症	成人：画像で骨粗鬆症の所見あり、または骨塩密度（BMD）tスコア-1から-2.5（骨量減少） 小児：画像でzスコア≦-2.0を伴うBMD低値があり、明らかな骨折の既往がない	成人：BMD tスコア<-2.5；身長低下が<2cm；BMDを改善する治療を要する；身の回り以外の日常生活動作の制限 小児：BMD低値（zスコア≦-2.0）で、明らかな骨折の既往がある（下肢の長骨骨折、脊椎圧迫、上肢の長骨の2か所以上の骨折）；BMDを改善する治療を要する	成人：身長低下が≧2cm；入院を要する；身の回りの日常生活動作の制限 小児：身の回りの日常生活動作の制限	—	—
神経系障害					
浮動性めまい	軽度の浮遊感または身体が動く感覚	中等度の浮遊感または身体が動く感覚；身の回り以外の日常生活動作の制限	高度の浮遊感または身体が動く感覚；身の回りの日常生活動作の制限	—	—

（つづく）

有害事象共通用語規準(CTCAE)

有害事象	Grade 1	Grade 2	Grade 3	Grade 4	Grade 5
味覚異常	食生活の変化を伴わない味覚変化	食生活の変化を伴う味覚変化(例:経口サプリメント);不快な味;味の消失	—	—	—
頭痛	軽度の疼痛	中等度の疼痛;身の回り以外の日常生活動作の制限	高度の疼痛;身の回りの日常生活動作の制限	—	—
末梢性運動ニューロパチー	症状がない;臨床所見または検査所見のみ	中等度の症状;身の回り以外の日常生活動作の制限	高度の症状;身の回りの日常生活動作の制限	生命を脅かす;緊急処置を要する	死亡
末梢性感覚ニューロパチー	症状がない	中等度の症状;身の回り以外の日常生活動作の制限	高度の症状;身の回りの日常生活動作の制限	生命を脅かす;緊急処置を要する	—
精神障害					
うつ病	軽度のうつ症状	中等度のうつ症状;身の回り以外の日常生活動作の制限	高度のうつ症状;身の回りの日常生活動作の制限;入院を要さない	生命を脅かす;自傷他害の危険がある;入院を要する	死亡
リビドー減退	性欲の低下,ただしパートナーとの関係には影響がない	性欲が低下しパートナーとの関係に悪影響	—	—	—
精神障害,その他(具体的に記載)	症状がない,または軽度の症状;臨床所見または検査所見のみ;治療を要さない	中等症;最小限/局所的/非侵襲的治療を要する;年齢相応の身の回り以外の日常生活動作の制限	重症または医学的に重大であるが,ただちに生命を脅かすものではない;身の回りの日常生活動作の制限	生命を脅かす;入院を要する;緊急処置を要する	死亡
腎および尿路障害					
急性腎障害	—	—	入院を要する	生命を脅かす;人工透析を要する	死亡

(つづく)

有害事象	Grade				
	1	2	3	4	5
非感染性膀胱炎	顕微鏡的血尿；排尿回数/尿意切迫/排尿困難/夜間排尿の回数の軽微な増加；失禁の新規発症	中等度の血尿；排尿回数/尿意切迫/排尿困難/夜間排尿または失禁の回数の中等度の増加；尿路カテーテル留置/膀胱洗浄を要する；身の回り以外の日常生活動作の制限	肉眼的血尿；輸血/薬剤の静脈内投与/入院を要する；待機的侵襲的治療を要する	生命を脅かす；緊急の侵襲的治療を要する	死亡
血尿	症状がない；臨床所見または検査所見のみ；治療を要さない	症状がある；尿路カテーテル留置/膀胱洗浄を要する；身の回り以外の日常生活動作の制限	肉眼的血尿；輸血/薬剤の静脈内投与/入院を要する；待機的侵襲的治療を要する；身の回りの日常生活動作の制限	生命を脅かす；緊急の侵襲的治療を要する	死亡
蛋白尿	蛋白尿 1+；尿蛋白≥ULN〜<1.0 g/24 時間	成人：蛋白尿 2+〜3+；尿蛋白 1.0〜<3.5 g/24 時間 小児：尿蛋白/クレアチニン比 0.5〜1.9	成人：尿蛋白≥3.5 g/24 時間；蛋白尿 4+ 小児：尿蛋白/クレアチニン比>1.9	—	—
尿変色	あり	—	—	—	—
生殖系および乳房障害					
無月経	—	あり	—	—	—
乳房痛	軽度の疼痛	中等度の疼痛；身の回り以外の日常生活動作の制限	高度の疼痛；身の回りの日常生活動作の制限	—	—
腟乾燥	性機能障害のない軽度の腟乾燥	性機能障害/頻繁な不快感を伴う中等度の腟乾燥	性交疼痛/高度の不快感をもたらす高度の腟乾燥	—	—
腟の炎症	軽度の不快感/疼痛/浮腫/発赤	中等度の不快感/疼痛/浮腫/発赤；身の回り以外の日常生活動作の制限	高度の不快感/疼痛/浮腫/発赤；身の回りの日常生活動作の制限；狭い範囲の粘膜の潰瘍	生命を脅かす；広範囲に及ぶ粘膜潰瘍；緊急処置を要する	—

(つづく)

有害事象共通用語規準(CTCAE) 321

有害事象	Grade 1	Grade 2	Grade 3	Grade 4	Grade 5
呼吸器, 胸郭および縦隔障害					
咳嗽	軽度の症状；市販の医薬品を要する	中等度の症状；内科的治療を要する；身の回り以外の日常生活動作の制限	高度の症状；身の回りの日常生活動作の制限	—	—
呼吸困難	中等度の労作に伴う息切れ	極めて軽度の労作に伴う息切れ；身の回りの日常生活動作以外の日常生活動作の制限	安静時の息切れ；身の回りの日常生活動作の制限	生命を脅かす；緊急処置を要する	死亡
鼻出血	軽度の症状；治療を要さない	中等度の症状；内科的治療を要する (例：鼻タンポン, 焼灼術, 外用血管収縮薬)	輸血を要する；侵襲的治療を要する (例：出血部位の止血)	生命を脅かす；緊急処置を要する	死亡
肺臓炎	症状がない；臨床所見または検査所見のみ；治療を要さない	症状がある；内科的治療を要する；身の回り以外の日常生活動作の制限	高度の症状；身の回りの日常生活動作の制限；酸素投与を要する	生命を脅かす；緊急処置を要する (例：気管切開や気管内挿管)	死亡
呼吸不全	—	—	—	生命を脅かす；緊急処置/気管内挿管/人工呼吸を要する	死亡
皮膚および皮下組織障害					
脱毛症	遠くからではわからないが近くで見るとわかる50%未満の脱毛；脱毛を隠すために, かつらやヘアピースは必要ないが, 通常と異なる髪形が必要となる	他人にも容易にわかる50%以上の脱毛；患者が脱毛を完全に隠したいと望めば, かつらやヘアピースが必要；社会心理学的な影響を伴う	—	—	—
皮膚乾燥	体表面積のく10%を占め, 紅斑やそう痒は伴わない	体表面積の10〜30%を占め, 紅斑またはそう痒を伴う；身の回り以外の日常生活動作の制限	体表面積の>30%を占め, そう痒を伴う；身の回りの日常生活動作の制限	—	—

(つづく)

有害事象	Grade 1	Grade 2	Grade 3	Grade 4	Grade 5
湿疹	症状がない、または軽度の症状；ベースラインを超える内科的治療の追加を要さない	中等度；外用薬または内服治療を要する；ベースラインを超える内科的治療の追加を要する	重症または医学的に重大であるが、ただちに生命を脅かすものではない；静脈内投与による治療を要する	—	
多毛症	体毛の長さ、太さ、密度の増加で、定期的なシェービングや脱毛で隠すことができる、または何らかの脱毛処理を行うほどではない	少なくとも通常露出する身体の部位（顔のあごひげ、口ひげ、腕に限らない）の体毛の長さ、太さ、密度の増加で、隠すために頻回のシェービングや永久脱毛が必要；社会心理学的な影響を伴う	—	—	
爪の変化	あり	—	—	—	
手掌・足底発赤知覚不全症候群	疼痛を伴わない軽微な皮膚の変化または皮膚炎（例：紅斑、浮腫、角質増殖症）	疼痛を伴う皮膚の変化（例：角層剥離、水疱、出血、亀裂、浮腫、角質増殖症）；身の回り以外の日常生活動作の制限	疼痛を伴う高度の皮膚の変化（例：角層剥離、水疱、出血、亀裂、浮腫、角質増殖症）；身の回りの日常生活動作の制限	—	
光線過敏症	疼痛を伴わない紅斑が体表面積の<10%を占める	体表面積の10〜30%を占める圧痛を伴う紅斑	体表面積の>30%を占める落屑を伴う紅斑；光線過敏症；経口副腎皮質ステロイドを要する；疼痛コントロールを要する（例：麻薬性薬剤、NSAIDs）	生命を脅かす；緊急処置を要する	死亡

（つづく）

有害事象共通用語規準(CTCAE)

有害事象	Grade 1	Grade 2	Grade 3	Grade 4	Grade 5
そう痒症	軽度または限局性；局所的治療を要する	広範囲かつ間欠性；掻破による皮膚の変化(例：浮腫，丘疹形成，擦過，苔癬化，滲出/痂皮)；内服治療を要する；身の回り以外の日常生活動作の制限	広範囲かつ常時；身の回りの日常生活動作や睡眠の制限；副腎皮質ステロイドの全身投与または免疫抑制療法を要する	—	—
ざ瘡様皮疹	体表面積の<10%を占める紅色丘疹および/または膿疱で，そう痒や圧痛の有無は問わない	体表面積の10〜30%を占める紅色丘疹および/または膿疱で，そう痒や圧痛の有無は問わない；社会心理学的な影響を伴う；身の回り以外の日常生活動作の制限；体表面積の>30%を占める紅色丘疹および/または膿疱で，軽度の症状の有無は問わない	体表面積の>30%を占める紅色丘疹および/または膿疱で，中等度または高度の症状を伴う；身の回りの日常生活動作の制限；経口抗菌薬を要する局所の重複感染	生命を脅かす；紅色丘疹および/または膿疱が体表のどの程度の面積を占めるかによらず，そう痒や圧痛の有無も問わないが，抗菌薬の静脈内投与を要する広範囲の局所の二次感染を伴う	死亡
斑状丘疹状皮疹	症状の有無は問わない(例：そう痒，熱感，ひきつれ)，体表面積の<10%を占める斑状疹/丘疹	症状の有無は問わない(例：そう痒，熱感，ひきつれ)，体表面積の10〜30%を占める斑状疹/丘疹；身の回り以外の日常生活動作の制限；軽度の症状の有無は問わない，体表面積の>30%を占める皮疹	中等度または高度の症状を伴う，体表面積の>30%を占める斑状疹/丘疹；身の回りの日常生活動作の制限	—	—
皮膚色素過剰	体表面積の≤10%を占める色素沈着；社会心理学的な影響はない	体表面積の>10%を占める色素沈着；社会心理学的な影響を伴う	—	—	—

(つづく)

有害事象	Grade 1	Grade 2	Grade 3	Grade 4	Grade 5
蕁麻疹	体表面積の<10%を占める蕁麻疹；局所治療を要する	体表面積の10〜30%を占める蕁麻疹；内服治療を要する	体表面積の>30%を占める蕁麻疹；静脈内投与による治療を要する	—	—
血管障害					
ほてり	軽度の症状；治療を要さない	中等度の症状；身の回り以外の日常生活動作の制限	高度の症状；身の回りの日常生活動作の制限	—	—
高血圧	成人：収縮期血圧120〜139 mmHgまたは拡張期血圧80〜89 mmHg 小児：収縮期/拡張期血圧>90パーセンタイルかつ<95パーセンタイル 青年：<95パーセンタイルであっても，血圧≧120/80	成人：ベースラインが正常範囲の場合は収縮期血圧140〜159mmHgまたは拡張期血圧90〜99mmHg）；ベースラインで行っていた内科的治療の変更を要する；再発性または持続性(≧24時間)症状を伴う>20 mmHg(拡張期圧)の上昇または以前正常であった場合は>140/90 mmHgへの上昇；単剤の薬物治療を要する 小児および青年：再発性または持続性(≧24時間)の>ULNの血圧上昇；単剤の薬物治療を要する；収縮期/拡張期血圧が>95パーセンタイルと99パーセンタイルの5 mmHg上の間 青年：<95パーセンタイルであっても，収縮期血圧130〜139 mmHgまたは拡張期血圧80〜89 mmHg	成人：収縮期血圧≧160 mmHgまたは拡張期血圧≧100 mmHg）；内科的治療を要する；2種類以上の薬物治療または以前よりも強い治療を要する 小児および青年：収縮期/拡張期血圧が99パーセンタイルより5 mmHg上回る	成人および小児：生命を脅かす(例：悪性高血圧，一過性または恒久的な神経障害，高血圧クリーゼ)；緊急処置を要する	死亡

(つづく)

有害事象	Grade 1	Grade 2	Grade 3	Grade 4	Grade 5
リンパ浮腫	わずかな肥厚またはわずかな褪色	顕著な褪色；革のような皮膚の質感；乳頭様隆起の形成；身の回り以外の日常生活動作の制限	高度の症状；身の回りの日常生活動作の制限	—	—
静脈炎	—	あり	—	—	—
表在性血栓性静脈炎	—	あり	—	—	—
血栓塞栓症	内科的治療を要さない（例：表在性血栓症）	内科的治療を要する	緊急の内科的治療を要する（例：肺塞栓症または心臓内血栓）	循環動態が不安定または神経学的に不安定で生命を脅かす	死亡
血管炎	症状がなく，治療を要さない	中等度の症状；内科的治療を要する	高度の症状；内科的治療を要する（例：副腎皮質ステロイド）	生命を脅かす；末梢または内臓の虚血；緊急処置を要する	死亡

［有害事象共通用語規準 v5.0 日本語訳 JCOG 版より引用，改変（JCOG ホームページ http://www.jcog.jp/）］

索引

レジメン名をゴシック体で示す.
ページ数のゴシック体は項目タイトルのページを示す.
(前)は術前療法,(後)は術後療法を表す.

欧　文

301 試験　159

A
AC(前・後)　22
ACETBC 試験　57
ACOSOGZ1031　89
activation syndrome　306
alprazolam　307
ALTTO 試験　121
APT 試験　69
ATLAS 試験　92

B
BCIRG 006 試験　74, 79
Blum の分類　261
B 型肝炎　289
　——ウイルス　289
　——再活性化　290

C
CA012-0 試験　153
capecitabine　19, 123, 160, 260
　——(後)　59
capecitabine+cyclophosphamide　190
capecitabine+lapatinib　112
CEREBEL/EGF111438 試験　123
classical CMF(後)　51
CLEOPATRA 試験　106, 123
CONFIRM 試験　205
CPT-11　176
CREATE-X 試験　63
CUBC 試験　57

D
ddAC-ddPAC(後)　45
denosumab　231
dexrazoxane　47
(3-weekly) docetaxel　145
　——(前・後)　35
(3-weekly) docetaxel+3-weekly trastuzumab(前・後)　70
docetaxel+capecitabine　185
docetaxel+carboplatin+trastuzumab　76
docetaxel+trastuzumab+pertuzumab　103

E
EC/AC　128
EC(前・後)　22
ECOG 1199 試験　34
ECOG2100 試験　137, 142
EGF100151 試験　117
EGF104900 試験　121
EGF30008 試験　217
EMBRACE 試験　158
EMILIA 試験　110
eribulin　19, 126, 155
ER 陽性 HER2 陰性乳がん　6
ethinylestradiol　223
EXE+everolimus　206

F
FACT+SWOG 試験　197
FALCON 試験　205
FEC(前)　22
fulvestrant　17, 203
fulvestrant+palbociclib　210

G
- G-CSF　240
- GBG 26/BIG 03-05 試験　123
- gemcitabine　19, 126, 172
- GENT (A)-1 試験　80
- grove and stocking　284

H
- HER2　14
- HER2 陽性乳がん　4
- HERA 試験　84
- HERNATA 試験　125
- highly emetogenic chemotherapy (HEC)　248

I
- infusion reaction　272

J
- JO19901 試験　142

L
- lapatinib　19
- LH-RH アゴニスト　15
- LH-RH アナログ（前・後）　94
- low emetogenic chemotherapy (LEC)　248

M
- MASCC スコアリングシステム　238
- medroxyprogesterone acetate (MPA)　219
- MERiDiAN 試験　143
- methotrexate　257
- minimal emetogenic chemotherapy　248
- moderately emetogenic chemotherapy (MEC)　248
- modified CMF　54

N
- nab-paclitaxel　149
- naldemedine　254
- NCCTG N9831 試験　68
- NCT00433420 試験　28
- NEO ALTTO 試験　121
- NSABP B-31/N9831 試験　84
- NSABP B-31 試験　68
- NSABP B-36 試験　28
- NSAS-BC01 試験　57
- N-SAS BC 02 試験　75

O
- Oncotype DX®　16

P
- paclitaxel+gemcitabine　180
- paclitaxel+trastuzumab+pertuzumab　99
- palbociclib　17
- PALOMA-2 試験　212
- PALOMA-3 試験　212
- pertuzumab　19
- PHEREXA 試験　125

R
- RIBBON-2 試験　142

S
- S-1　18, 164
- SELECT BC 試験　167
- skeletal related event (SRE)　229

T
- tamoxifen　14
- tamoxifen・toremifene　199
- ──（前・後）　90
- TC（後）　40
- tegafur・uracil（後）　55
- TH3RESA 試験　111

trastuzumab 14
―――（後） 82
trastuzumab emtansine 19, 107
trastuzumab+lapatinib 118
TRAVIOTA 試験 125

▶ U
US Oncology9735 43

▶ V
VELVET 試験 125
vinorelbine 19, 125, 168

▶ W
weekly paclitaxel 134
―――（前・後） 30
weekly paclitaxel+bevacizumab 139
weekly paclitaxel+weekly trastuzumab（前・後） 64
WJOG6110B/ELTOP 試験 124

▶ Z
zoledronic acid 227

和　文

▶ あ
アカシジア 306
悪性症候群 306
アロマターゼ阻害薬 14, 17, 195
―――（前・後） 86
アロマターゼ阻害薬+lapatinib（+trastuzumab） 214
アロマターゼ阻害薬+palbociclib 211
アンスラサイクリン 18

▶ い
意識障害 305

▶
一次化学療法 18
一次抗 HER2 療法 19
一次ホルモン療法 17

▶ う
ウィッグ 269
うつ病 304

▶ お
嘔吐 247
悪心 247
オピオイド誘発性便秘症 254

▶ か
化学療法関連疼痛 301
化学療法誘発卵巣機能不全 98
カンジダ口内炎 258
間質性肺炎 279
がん疼痛 300

▶ き
局所進行・再発乳がん 9

▶ け
血小板減少 242
血小板輸血 245
下痢 252
原発性乳がん 3

▶ こ
抗うつ薬 305
口内炎 257
抗不安薬 305
骨関連事象（SRE） 229

▶ し
術後薬物療法 15
術前薬物療法 14
常用量依存 306
神経障害性疼痛 302
浸潤がん 2
心臓毒性 275

▶ せ
生殖補助医療　296
赤血球濃厚液輸血　244
せん妄　305

▶ そ
躁状態　306

▶ た
多遺伝子アッセイ　16
タキサン系薬剤　18
脱毛　268

▶ て
手足症候群　260
適応障害　305

▶ と
トリプルネガティブ乳がん　6, 16

▶ に
二次抗 HER2 療法　19
二次ホルモン療法　18
乳房切除後疼痛症候群　300
妊孕性温存　295
妊孕性低下　293

▶ ね
粘膜障害性下痢　256

▶ は
肺障害　279
白血球減少　236
発熱性好中球減少症　236

▶ ひ
非浸潤がん　2
貧血　242

▶ ふ
不安障害　306
浮腫　264

▶ へ
便秘　252

▶ ほ
放射線照射後疼痛症候群　301
ホルモン療法＋palbociclib　210

▶ ま
まつ毛貧毛症　270
末梢神経障害　284

▶ や
薬剤性肺障害　279

乳がん薬物療法ハンドブック

2019年1月31日　発行

編集者　佐治重衡
発行者　小立鉦彦
発行所　株式会社　南 江 堂
〒113-8410 東京都文京区本郷三丁目42番6号
☎(出版)03-3811-7236　(営業)03-3811-7239
ホームページ https://www.nankodo.co.jp/

印刷・製本　永和印刷
装丁　永田早苗

Handbook of Chemotherapy for Breast Cancer
© Nankodo Co., Ltd., 2019

Printed and Bound in Japan
ISBN978-4-524-24147-7

定価は表紙に表示してあります.
落丁・乱丁の場合はお取り替えいたします.
ご意見・お問い合わせはホームページまでお寄せください.

本書の無断複写を禁じます.
JCOPY 〈出版者著作権管理機構　委託出版物〉
本書の無断複写は,著作権法上での例外を除き,禁じられています.複写される場合は,そのつど事前に,出版者著作権管理機構(TEL 03-5244-5088, FAX 03-5244-5089, e-mail: info@jcopy.or.jp)の許諾を得てください.

本書をスキャン,デジタルデータ化するなどの複製を無許諾で行う行為は,著作権法上での限られた例外(「私的使用のための複製」など)を除き禁じられています.大学,病院,企業などにおいて,内部的に業務上使用する目的で上記の行為を行うことは私的使用には該当せず違法です.また私的使用のためであっても,代行業者等の第三者に依頼して上記の行為を行うことは違法です.

〈関連図書のご案内〉

＊詳細は弊社ホームページをご覧下さい《www.nankodo.co.jp》

超音波による乳がん検診の手引き 精度管理マニュアル

日本乳癌検診学会超音波検診精度管理委員会　編

B5判・70頁　定価(本体2,500円＋税)　2016.7.

乳房超音波診断ガイドライン〈改訂第3版〉

日本乳腺甲状腺超音波医学会　編

A4判・188頁　定価(本体3,600円＋税)　2014.5.

各領域専門医にきく乳癌薬物療法ケースファイル

佐伯俊昭　編

B5判・278頁　定価(本体6,200円＋税)　2014.12.

がん薬物療法 現場のルール
一般臨床で役立つポケットマニュアル

弦間昭彦　総編集　　新書判・304頁　定価(本体3,800円＋税)　2016.9.

新臨床腫瘍学 がん薬物療法専門医のために〈改訂第5版〉

日本臨床腫瘍学会　編　　B5判・872頁　定価(本体15,000円＋税)　2018.7.

白血病・リンパ腫薬物療法ハンドブック

松村 到　編

新書判・382頁　定価(本体4,500円＋税)　2016.6.

膵がん・胆道がん薬物療法ハンドブック

古瀬純司・奥坂拓志　編

新書判・220頁　定価(本体4,000円＋税)　2014.7.

胃がん・大腸がん薬物療法ハンドブック

室 圭　編

新書判・352頁　定価(本体4,200円＋税)　2016.8.

がん看護2017年9-10月号 特集:
乳がん患者へのエキスパートケア

A4変・94頁　定価(本体1,600円＋税)　2017.9.

定価は消費税率の変更によって変動いたします．消費税は別途加算されます．